改訂新版

学校検診《がっこうけんしん》の
歯列《しれつ》・咬合《こうごう》・
顎関節《がくかんせつ》の指摘《してき》は
ここにあった
！
コンピュータを
駆使《くし》した
最新《さいしん》の歯列矯正《しれつきょうせい》

抜《ぬ》かずに治《なお》す「歯並《はなら》び」

現在一般に行われている矯正治療の中には、
健全な小臼歯を便宜的に抜いて隙間をつくり、
歯並びを整えるという方法がとられています。
治療を受ける患者さんは、それしか方法がないのだろうと思い、
それを当然のこととして受け入れていることでしょう。
しかし、じつは根本的な原因除去による治療によって、
健全な歯を抜かずに歯並びをきれいに治すことは可能なのです。

歯学博士《しがくはかせ》 岸本雅吉《きしもとまさよし》

現代書林

本書《ほんしょ》は、できるだけ多《おお》くの方《かた》に読《よ》んでいただけるように、漢字《かんじ》に読《よ》みがなをつけました。

症例 1 叢生（乱ぐい歯）

矯正治療前

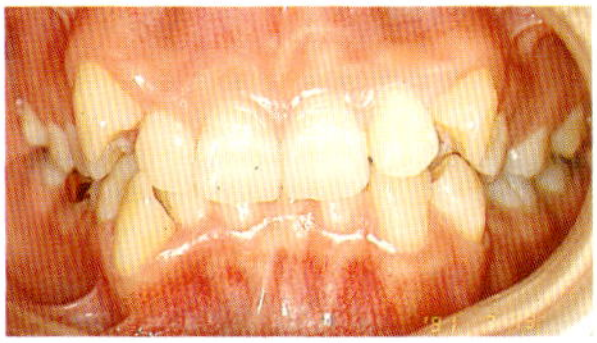

正面

主訴………八重歯
診断………アングルⅡ級 ディープバイト
治療方針…小臼歯（中間歯）を抜かず28本矯正
治療方法…マルチブラケット法＋ゴム＋拡大法
治療期間…30ヵ月 開始年齢…24歳

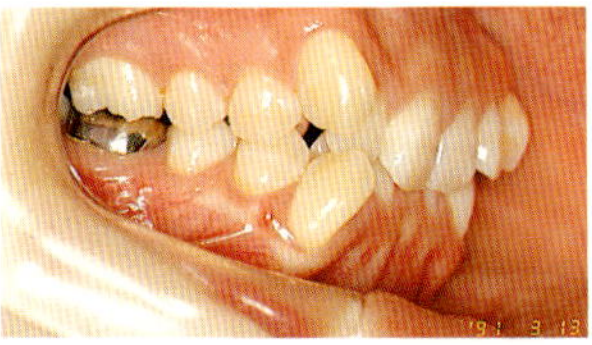

右

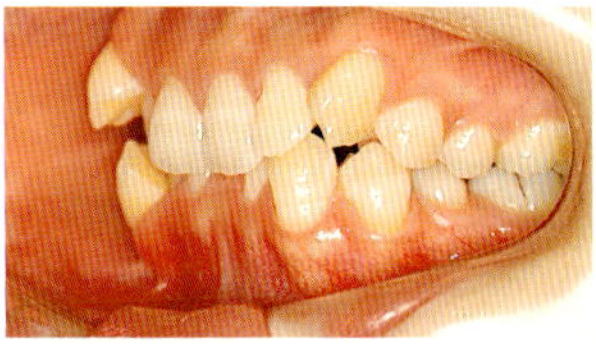

左

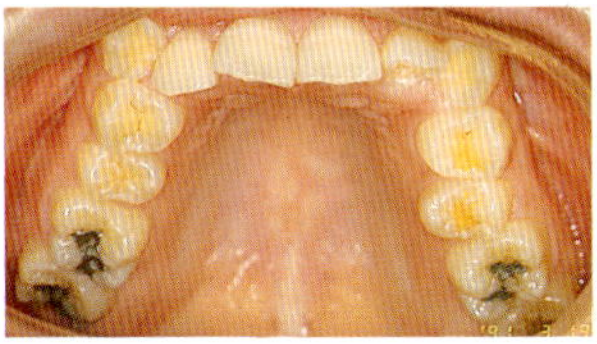

上

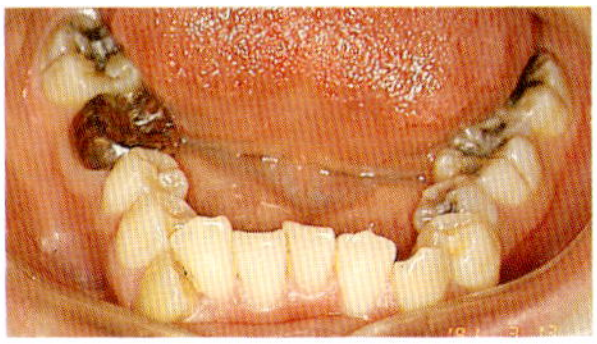

下

矯正治療後

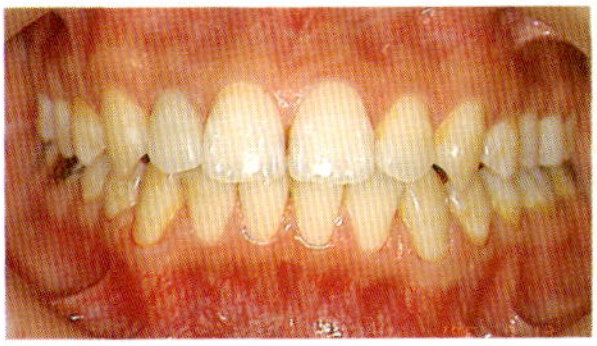

正面

コメント

上下の飛び出した八重歯もすっきり治り、笑顔がとてもチャーミングになりました。矯正後は顎機能も改善し、頭痛、肩こりがなくなりました。

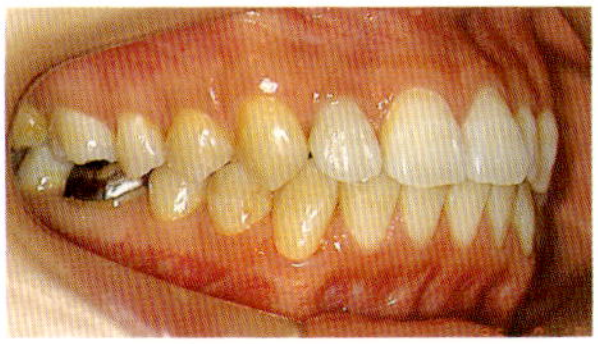

右

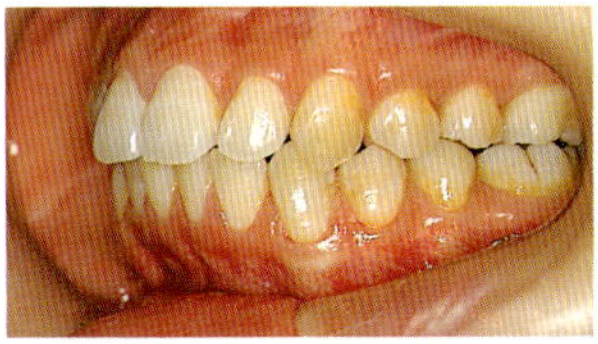

左

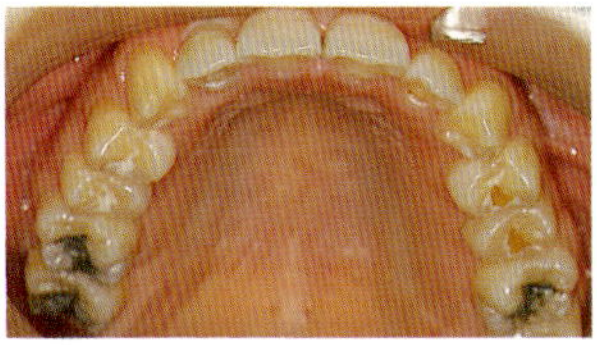

上

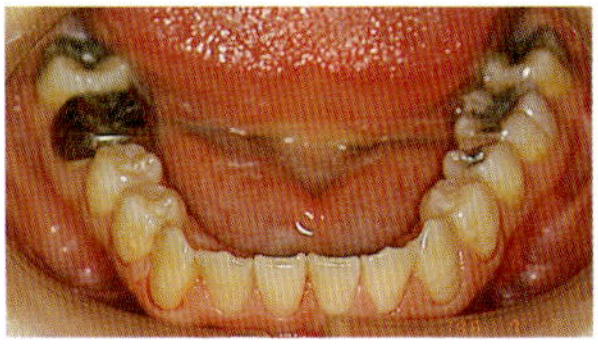

下

症例 2

叢生（乱ぐい歯）

矯正治療前

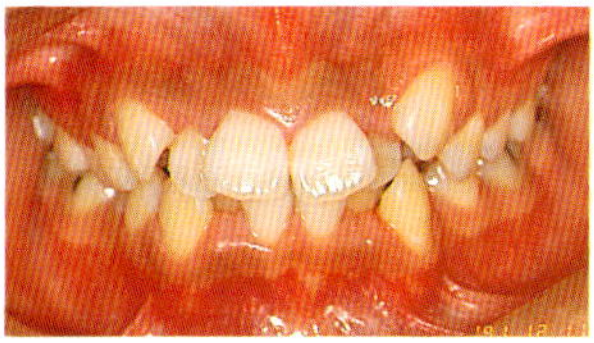

正面

主訴………乱ぐい歯
診断………アングルⅡ級 第3大臼歯による不正咬合
治療方針…小臼歯（中間歯）を抜かず8488咬合にするため28本矯正
治療方法…マルチブラケット法＋ゴム
治療期間…35ヵ月 開始年齢…15歳

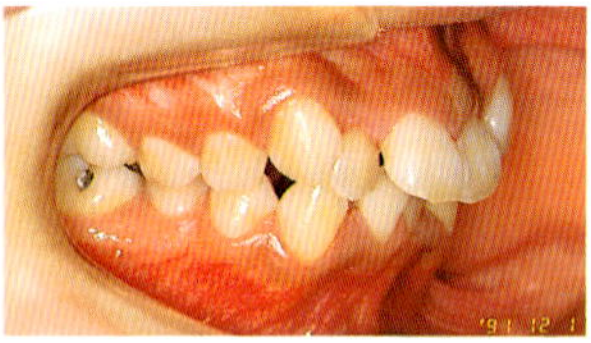

右

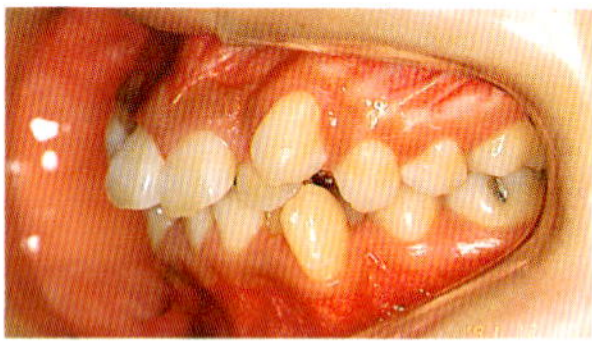

左

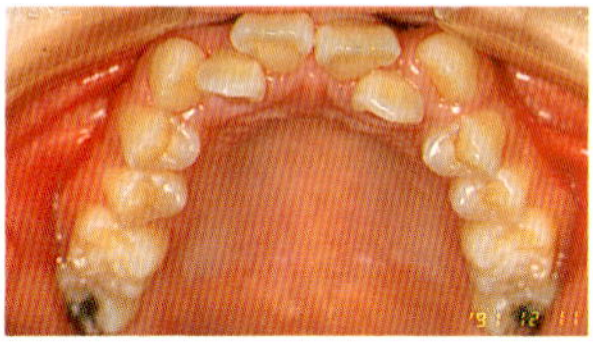

上

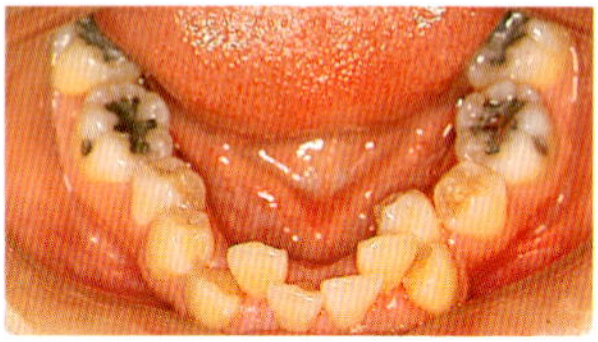

下

矯正治療後

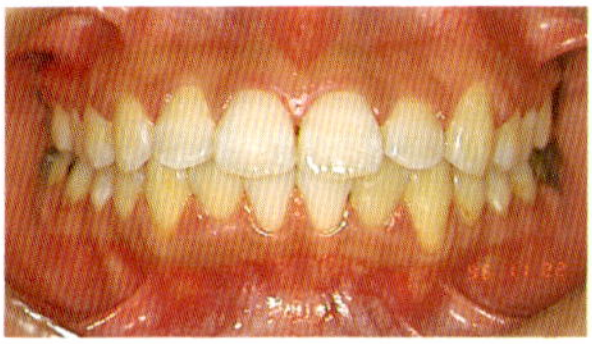

正面

コメント

すごい乱ぐい歯で、笑うのをとてもいやがっていましたが、現在は、ステキな笑顔で笑えるようになりました。これだけの乱ぐい歯で28本すべての歯がきれいに並んだのですから、驚異です。

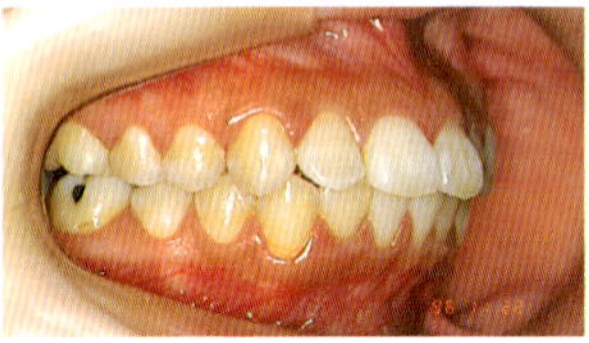

右

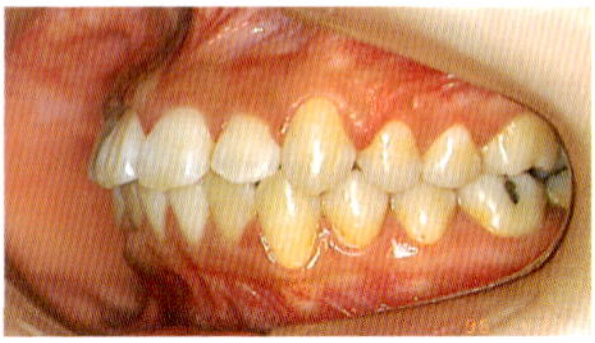

左

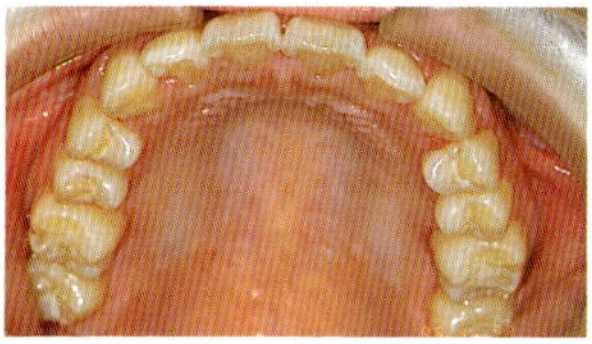

上

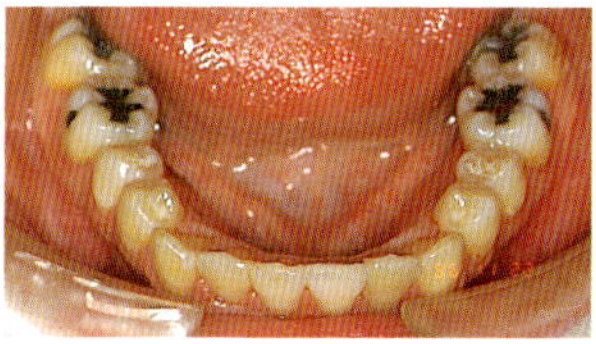

下

改訂新版《かいていしんぱん》　抜《ぬ》かずに治《なお》す「歯並《はなら》び」

推薦《すいせん》のことば

神奈川《かながわ》歯科《しか》大学《だいがく》成長《せいちょう》発達《はったつ》歯科学《しかがく》講座《こうざ》教授《きょうじゅ》
ドナウ大学《だいがく》（オーストリア）客員教授《きゃくいんきょうじゅ》
佐藤貞雄《さとうさだお》

戦後《せんご》五〇年を経《へ》て、日本の歯科医療《しかいりょう》は大きく変《か》わろうとしている。すなわち、むし歯や歯《し》槽《そう》のうろうが最《もっと》も大きな課題《かだい》であった時代から咬合《こうごう》（咬《か》み合《あ》わせ）の健康維持《けんこういじ》という時代への変化《へんか》である。今から三〇～四〇年前は、ほとんどの歯科医はむし歯の治療《ちりょう》に追われていた。くる日もくる日も歯を削《けず》って、欠損部《けっそんぶ》を充填《じゅうてん》するという作業のくり返しであった。

欧米《おうべい》では、すでに二〇年も前に口の中からむし歯はほとんど姿《すがた》を消してしまった。むし歯予防《よぼう》の効果《こうか》である。日本でも徐々《じょじょ》に欧米《おうべい》の状況《じょうきょう》に近づきつつあるといえる。国民《こくみん》の口腔《こうくう》からむし歯がなくなり、歯が欠損《けっそん》することなく残《のこ》るようになると、歯が残《のこ》っていることによる問題が浮《う》き彫《ぼ》りになってきた。それが咬《か》み合《あ》わせの問題である。正しい咬《か》み合《あ》わせとはどのような状態《じょうたい》をいうのか、実は、この答えはなかなか難《むずか》しい。一見、よく咬《か》み合《あ》わさっているように見えても、実際《じっさい》には、筋肉《きんにく》や顎関節《がくかんせつ》さらには頭頸部《とうけいぶ》に問題を持っている人が極《きわ》めて多いのである。

ホモサピエンスの咬《か》み合《あ》わせは、体幹《たいかん》の直立《ちょくりつ》および脳《のう》の進化発達《しんかはったつ》と密接《みっせつ》に関連《かんれん》しながら変《へん》化《か》してきた。とくにストレス社会の中で生活している現代人《げんだいじん》にとって咬《か》み合《あ》わせは、ストレス発散《はっさん》のために重要《じゅうよう》な役割《やくわり》を果《は》たしている。悪い咬《か》み合《あ》わせはなぜよくないのかという質問《しつもん》に対する答えは、見た目が悪いとか物がよく咬《か》めないからということもあるが、実はもっと重要《じゅうよう》な理由として、ストレスの発散《はっさん》がうまくいかないということを挙《あ》げなければならない。現代人《げんだいじん》にとって、咬《か》みしめることによるストレスの発散《はっさん》（歯ぎしり）は、全身の健康《けんこう》を守るため極《きわ》めて重要《じゅうよう》な役割《やくわり》を果《は》たしているのである。咬《か》み合《あ》わせを正しくする理由もそこにあると考えねばならない。そのためにはどのような咬《か》み合《あ》わせにするべきか、あるいはどのような咬《か》み合《あ》わせが人間にとって正しいのかをまず理解《りかい》せねばならない。

歯科矯正《しかきょうせい》の技術《ぎじゅつ》の進歩は、矯正装置《きょうせいそうち》の開発改良《かいりょう》あるいは歯の移動《いどう》のための方法《ほうほう》の発達《はったつ》に依《よ》るところが大きい。しかし、肝心《かんじん》のどのような咬《か》み合《あ》わせを作るべきかという点についての研究は遅《おく》れていると言わざるを得《え》ない。本書が読者に語《かた》りかけているのは、まさにこの点にある。著者《ちょしゃ》が実践《じっせん》している、歯はなるべく抜《ぬ》かないで、あるいは抜《ぬ》くとしても咬《か》み合《あ》わせを悪くする原因《げんいん》と考えられる奥《おく》の歯（親知《おやし》らず）などを抜歯《ばっし》して治療《ちりょう》しようという考え方の根《こん》底《てい》には、人間にとっての咬《か》み合《あ》わせの重要性《じゅうようせい》を尊重《そんちょう》し、全身の健康《けんこう》を維持《いじ》しようとする概念《がいねん》が流れている。また本書で紹介《しょうかい》されている患者《かんじゃ》さんの治療《ちりょう》の実例《じつれい》は、著者《ちょしゃ》が長年研究、実践《じっせん》してきた治療法《ちりょうほう》の効果《こうか》を的確《てきかく》に示《しめ》している。

二一世紀《せいき》の歯科医療《いりょう》は明らかにむし歯の治療《ちりょう》ではなく咬《か》み合《あ》わせの治療《ちりょう》に発展《はってん》する。国民《こくみん》の多くが自分の咬《か》み合《あ》わせをより健康《けんこう》にという希望《きぼう》をもつ時代になると、歯科矯正治療《しかきょうせいちりょう》を受ける人も増加《ぞうか》することになる。本書が新しい時代に多くの患者《かんじゃ》さん、あるいは歯科医にとって指針《ししん》になることを願《ねが》っている。

一九九八年六月

改訂新版出版《かいていしんぱんしゅっぱん》にあたって

一九九八年に「抜《ぬ》かずに治《なお》す歯並《はなら》び」を出版《しゅっぱん》し、悪い歯並《はなら》びでも健全《けんぜん》な小臼歯《しょうきゅうし》は「抜《ぬ》かずに治《なお》せる」こと、そして「抜《ぬ》いてはいけない」し「抜《ぬ》く必要《ひつよう》がない」ことをみなさんに知っていただくことができました。

このことはいままでの矯正治療《きょうせいちりょう》の常識《じょうしき》を覆《くつがえ》すものとして、最初は驚《おどろ》きを持《も》って受《う》け止《と》められたと思います。しかし悪い歯並《はなら》びの根本原因《こんぽんげんいん》を考《かんが》えれば、けっして驚《おどろ》くに値《あたい》しない、当《あ》たり前《まえ》の治療《ちりょう》であることを理解《りかい》していただけたのではないでしょうか。

初版本《しょはんぼん》を出してから六年がたち、歯科矯正《しかきょうせい》の世界《せかい》にもさまざまな動《うご》きが出てきました。「抜《ぬ》かない矯正治療《きょうせいちりょう》」が新しい常識《じょうしき》として定着《ていちゃく》し、その手法《しゅほう》を受け継《つ》いだ矯正歯科医《きょうせいしかい》が増《ふ》えている一方《いっぽう》で、従来《じゅうらい》の治療《ちりょう》を行っている矯正歯科医《きょうせいしかい》からはご批判《ひはん》もいただきました。また同じように「抜《ぬ》かない矯正《きょうせい》」を標榜《ひょうぼう》しながら、私とはまったく違《ちが》う手法《しゅほう》の矯正治療《きょうせいちりょう》も登場《とうじょう》しました。

こうしたさまざまな動きが出てきたことは、矯正治療《きょうせいちりょう》の必要性《ひつようせい》が認知《にんち》され、需要《じゅよう》が増えたことの現れかもしれません。矯正医《きょうせいい》として喜《よろこ》ばしいことと受《う》け止《と》めていますが、問題《もんだい》があることも指摘《してき》しておかねばなりません。「キレイ」だけを目的《もくてき》にした矯正治療《きょうせいちりょう》には、必《かなら》ず落《お》とし穴《あな》があります。

また、歯を抜かない治療《ちりょう》でも、すべてがいいわけではありません。顎関節《がくかんせつ》を無視《むし》して、簡《かん》単《たん》に安《やす》いと安易《あんい》にあごを広《ひろ》げてキレイに並《なら》べるだけの治療《ちりょう》も行われています。のちのちに問《もん》題《だい》が残《のこ》ることが多いので、よく考えて治療《ちりょう》を受けて欲《ほ》しいと思います。

小臼歯《しょうきゅうし》を抜《ぬ》かなくても、また無理《むり》にあごだけを広げなくても、「奥歯《おくば》が倒《たお》れている」という根本原因《こんぽんげんいん》を取《と》り除《のぞ》けば治《なお》せるのです。

小臼歯《しょうきゅうし》を抜《ぬ》いて縮《ちぢ》める前後的《ぜんごてき》な移動《いどう》や、あごを広げるという左右《さゆう》への拡大《かくだい》だけでなく、立《りっ》体的《たいてき》に歯をコントロールし、顎関節《がくかんせつ》の動《うご》きに調和《ちょうわ》させて、倒《たお》れた奥歯《おくば》を三次元的《さんじげんてき》に起《お》こし、その人の本来《ほんらい》のかみ合わせの位置《いち》に戻《もど》せば、結果《けっか》、健康《けんこう》で美《うつく》しい歯並《はなら》びになるのです。つまり美《うつく》しい歯並《はなら》びは結果《けっか》であるということです。

改訂本《かいていぼん》を出すにあたって、最近《さいきん》の矯正歯科《きょうせいしか》の動向《どうこう》に対《たい》する私の意見《いけん》や、矯正治療《きょうせいちりょう》に対《たい》する考《かんが》え方をプロローグに書かせていただきました。本文《ほんぶん》に入る前に、ぜひお読みください。

矯正治療《きょうせいちりょう》の目的《もくてき》は、患者《かんじゃ》さんの健康《けんこう》を守《まも》ることです。そのためにはどんな治療《ちりょう》を受けたらいいのか、本書《ほんしょ》を読めばおのずとわかっていただけると思います。

長い一生《いっしょう》を、ご自分のきれいな歯で健康《けんこう》に生きるために、ぜひ価値《かち》ある矯正治療《きょうせいちりょう》を受けてください。
本書《ほんしょ》がその道《みち》しるべになることを、願《ねが》っています。

二〇〇四年四月

岸本雅吉《きしもとまさよし》

まえがき

最近《さいきん》の医療技術《いりょうぎじゅつ》の進歩には目を見張《みは》るものがあります。歯科矯正《しかきょうせい》の分野でも材料《ざいりょう》・技術《ぎじゅつ》のめざましい発達《はったつ》で、歯並《はなら》びがとてもきれいに治《なお》るようになりました。そして、非常《ひじょう》にたくさんの人が矯正治療《きょうせいちりょう》を受けるようになり、それに伴《ともな》って、熟練《じゅくれん》した矯正専門医《きょうせいせんもんい》だけでなく一般《いっぱん》の歯科医や大学を卒業《そつぎょう》したての若《わか》い歯科医までもが治療《ちりょう》を行うようになりました。

こうして、矯正治療《きょうせいちりょう》に興味《きょうみ》がもたれ、広がっていくことは、とても喜《よろこ》ばしいことだとは思います。しかし、一方で、技術《ぎじゅつ》が発達《はったつ》し材料《ざいりょう》が進歩した分だけ、それらに頼《たよ》り過《す》ぎ、精密検査《せいみつけんさ》もせず、表面的《ひょうめんてき》に歯だけを見て安易《あんい》に装置《そうち》を付《つ》け、矯正《きょうせい》を行う歯科医も残念《ざんねん》ながら増《ふ》えているようです。歯の状態《じょうたい》やそのまわりの状況《じょうきょう》をよく調べ、精密検査《せいみつけんさ》で不正咬合《ふせいこうごう》の原因《げんいん》を確認《かくにん》したうえで行うのが、本来の矯正治療《きょうせいちりょう》の在《あ》り方《かた》のはずです。しかし、精密検査《せいみつけんさ》を行っても、治療《ちりょう》に対する考え方や方法《ほうほう》の違《ちが》いが、多くの矛盾《むじゅん》や疑問《ぎもん》を生み出していることも事実で、私《わたし》のところにも数多くの問い合わせをいただいています。

本書は、見た目の美しさだけではなく、体にやさしい本当に体の健康《けんこう》を考えた歯科矯正治療《きょうせいちりょう》はどうあるべきかをテーマに、私《わたし》の矯正治療医《きょうせいちりょうい》としての経験《けいけん》から書き下ろしたものです。

現在《げんざい》、一般《いっぱん》に行われている矯正治療《きょうせいちりょう》の中には、健全《けんぜん》な小臼歯《しょうきゅうし》を便宜的《べんぎてき》に抜《ぬ》いて隙間《すきま》をつくり、歯並《はなら》びを整えるという方法《ほうほう》がとられています。治療《ちりょう》を受ける患者《かんじゃ》さんは、それしか方法《ほうほう》がないのだろうと思い、それを当然《とうぜん》のこととして受け入れていることでしょう。

しかし、今まであまり追求《ついきゅう》されなかった根本的《こんぽんてき》な原因除去《げんいんじょきょ》による治療《ちりょう》によって、健全《けんぜん》な歯を抜《ぬ》かずに歯並《はなら》びをきれいに治《なお》すことは可能《かのう》なのです。そして、この歯を抜《ぬ》かない治療《ちりょう》こそが、真に体の健康《けんこう》を考えた治療法《ちりょうほう》であることを私《わたし》は確信《かくしん》し、実践《じっせん》してきました。本書は、その治療《ちりょう》レポートでもあります。

なお、本文の中には難《むずか》しい言葉も出てきますが、脚注を参考《さんこう》にして読んでください。より豊《ゆた》かでよりよい人生を送るためには健康《けんこう》が重要《じゅうよう》な鍵《かぎ》を握《にぎ》っていることは間違《まちが》いありません。健康《けんこう》の大切さは失《うしな》ってみて初《はじ》めて分かるもので、失《うしな》ってからではなかなか元にもどりません。

本書が読者の皆様《みなさま》の「転《ころ》ばぬ先の杖《つえ》」となり、読者の方々の、また、将来《しょうらい》ある子供《こども》たちの健康《けんこう》に役立てば幸いです。

一九九八年六月

岸本雅吉《きしもとまさよし》

CONTENTS

抜《ぬ》かずに治《なお》す「歯並《はなら》び」

PART 1
なぜ現代人《げんだいじん》の歯並《はなら》びは悪くなってしまったのか

PART 2

歯並《はなら》びの異常《いじょう》の原因《げんいん》は奥歯《おくば》にあった

PART 3

矯正治療《きょうせいちりょう》の常識《じょうしき》をくつがえす〝非抜歯《ひばっし》〟矯正法《きょうせいほう》

PART 4

ここが違《ちが》う！　岸本式《きしもとしき》〝非抜歯《ひばっし》〟矯正《きょうせい》の実際《じっさい》

プロローグ

■なぜ小臼歯《しょうきゅうし》を抜《ぬ》いてはいけないのか

現在行《げんざいおこな》われている矯正治療《きょうせいちりょう》は、多くの場合小臼歯《しょうきゅうし》を抜《ぬ》きます。抜《ぬ》かれる歯は犬歯《けんし》の後ろにある第一小臼歯《だいいちしょうきゅうし》で、上下左右に一本ずつで、合計四本あります。たいていの場合この四本を抜《ぬ》きますが、ひどい場合はその隣奥《となりおく》にある第一大臼歯《だいいちだいきゅうし》まで含《ふく》めて、八本抜《はっぽんぬ》くこともあります。

しかしみなさん、人間のからだに無駄《むだ》なものはないはずなのです。歯も、無駄《むだ》な歯は一本もないはずと思います。人間咬合学《にんげんこうごうがく》が発達《はったつ》してきて、歯の一本一本の役割《やくわり》や、本来《ほんらい》どのように並《なら》ぶべきかなど、いろいろなことがわかってきました。歯は順番《じゅんばん》に、それぞれの角度《かくど》を作りながら、あるべき位置《いち》に生《は》えてきます。そしてどの歯にも重要《じゅうよう》な役割《やくわり》があり、無駄《むだ》な歯やあまっている歯は一本もありません。第一小臼歯《だいいちしょうきゅうし》も、顎関節《がくかんせつ》を守《まも》るという、ほかの歯には代《か》えられない役目《やくめ》を持《も》っており、あるべき位置《いち》に並《なら》んでいるのです。

■矯正治療（きょうせいちりょう）
歯並《はなら》びを正常《せいじょう》に治《なお》す治療《ちりょう》

■顎関節（がくかんせつ）
顎《あご》の関節《かんせつ》。顎《あご》のちょうつがい

唯一例外《ゆいいつれいがい》なのは第三大臼歯《だいさんだいきゅうし》、すなわち親知《おやし》らずです。進化《しんか》の結果《けっか》、盲腸《もうちょう》がいらない臓器《ぞうき》になったように、歯では親知《おやし》らずがあまってしまい、役目《やくめ》を果《は》たさなくなりました。また、逆に弊害《へいがい》を起《お》こすようになりました。大人になってから、わざわざ抜《ぬ》く人も多いでしょう。そのため私は、歯を抜《ぬ》く必要《ひつよう》があるときはこの問題《もんだい》のある親知《おやし》らずを抜《ぬ》いて治療《ちりょう》します。しかし現役《げんえき》で働《はたら》いている必要《ひつよう》な歯（小臼歯《しょうきゅうし》）を、抜《ぬ》いていいわけがありません。

では、なぜ一般的《いっぱんてき》な矯正治療《きょうせいちりょう》では、第一小臼歯《だいいちしょうきゅうし》を抜《ぬ》くのでしょうか。それは、第一小臼歯《だいいちしょうきゅうし》を抜《ぬ》けば簡単《かんたん》に前歯《まえば》が並《なら》ぶスペースができ、歯並《はなら》びの悪い前歯《まえば》が劇的《げきてき》にきれいになるからです。つまりきれいになることの代償《だいしょう》に、健康《けんこう》な歯を四本も抜《ぬ》くわけです。このことを、みなさんはおかしいとは思いませんか。歯を抜《ぬ》かなくても、歯の矯正《きょうせい》はできるのです。実際《じっさい》に私のところでは、一〇〇パーセントに近い患者《かんじゃ》さんが、第一小臼歯《だいいちしょうきゅうし》を抜《ぬ》かずにきれいな歯並《はなら》びになっています。

悪い歯並《はなら》びは抜《ぬ》かなくても治《なお》るし、健康《けんこう》な小臼歯《しょうきゅうし》を無理《むり》してまで抜《ぬ》いてはいけないのです。

■親知らず（おやしらず）
第三大臼歯《だいさんだいきゅうし》のこと。昔《むかし》、親《おや》が亡くなる頃《ころ》に生えてきたことからこの名《な》がある

■歯は臓器《ぞうき》であり、モノではない

このように私が書くと、次のようなたとえ話を持《も》ち出《だ》す矯正歯科医《きょうせいしかい》がいます。

「六人がけのベンチがあります。ここに八人来たら、どうしますか」
当然《とうぜん》、腰掛《こしか》けられない人が二人出てきます。その二人にはご遠慮《えんりょ》いただくしかありません。歯も同じで、六本しか入らないスペースに八本あったら、入らない歯を二本抜《ぬ》く。こういう理屈《りくつ》です。

六人がけのベンチに八人の人がいたら、腰掛《こしか》けられない二人には遠慮《えんりょ》してもらう。ここまでは私にも異論《いろん》はありません。しかし、その先はまったく違《ちが》います。口が小さいから、入らない歯を抜《ぬ》いてもいいなど、とんでもない話です。

なぜかといえば、ベンチは物体《ぶったい》であって、人数以上の人が腰掛《こしか》けようとしても無理《むり》ですが、口は物体《ぶったい》ではないからです。口は消化器官《しょうかきかん》という立派《りっぱ》な臓器《ぞうき》です。臓器《ぞうき》は、大きくなったり小さくなったり、状況《じょうきょう》に合わせて形《かたち》を変えられる柔軟《じゅうなん》なものなのです。

同じ消化器官《しょうかきかん》である胃《い》を考《かんが》えてみてください。ふだんごはんを一膳《いちぜん》しか食べない人が、大好《だいす》きなステーキが出てくるとごはんをお代《か》わりしたりします。もし胃《い》が同じ容量《ようりょう》しか入らない物体《ぶったい》なら、ごはんは半分《はんぶん》も入らないはずです。しかし胃《い》はそのときの状況《じょうきょう》に応《おう》じて、大きくなったり小さくなったりできるのです。

心臓《しんぞう》もそうです。小さいときからマラソンをしている子どもは、心臓《しんぞう》が鍛《きた》えられて少しずつ大きくなっていきます。しかしだからといって、その分肺《ぶんはい》が小さくなることはありません。

肺《はい》も同じ大きさと機能《きのう》を保《たも》って共存《きょうぞん》しています。臓器《ぞうき》はその環境《かんきょう》に適応《てきおう》しながら、共生《きょうせい》しているのです。それが生きている臓器《ぞうき》というものでしょう。

口や歯も同じです。臓器《ぞうき》ですから柔軟《じゅうなん》に状況《じょうきょう》に合わせて適応《てきおう》できるし、使《つか》っているうちに鍛《きた》えられ、大きくなっていきます。大きさが決《き》まっていて、容量《ようりょう》に限度《げんど》のある物体《ぶったい》とは根本《こんぽん》的《てき》に違《ちが》うのです。

歯科医《しかい》が小臼歯《しょうきゅうし》を抜《ぬ》いてもいいと考《かんが》えるのは、口や歯やあごを物体《ぶったい》と見ているからではないでしょうか。歯科医《しかい》では石膏《せっこう》の模型《もけい》で患者《かんじゃ》さんの歯並《はなら》びを考えます。石膏《せっこう》は、ベンチと同じように物体《ぶったい》です。だから、そこに飛び出した歯は入らないのです。

しかし患者《かんじゃ》さんのからだを直接《ちょくせつ》見《み》て、生体《せいたい》としてとらえたら、そういう発想《はっそう》にはならないはずです。人間《にんげん》は生きていて、つねに変化《へんか》し、環境《かんきょう》に適応《てきおう》しながら生きているのです。

歯の一本一本は、生命体《せいめいたい》に必要《ひつよう》なものとして備《そな》わっています。それは進化論《しんかろん》や生物《せいぶつ》の発生《はっせい》学《がく》、人間咬合学《にんげんこうごうがく》などを学べばわかることです。安易《あんい》に抜《ぬ》いていいわけがありません。歯を抜《ぬ》かなくても、歯の大きさと口腔《こうこう》のバランスを取れば、いまあるお口の中ににピタリとおさまるはずです。それをするのが、私たち矯正医《きょうせいい》の技術（わざ）であり、仕事《しごと》なのです。

■**発生学**（はっせいがく）
生物《せいぶつ》の固体《こたい》の発生《はっせい》を研究《けんきゅう》する学問《がくもん》

■簡単《かんたん》に見える「床矯正装置《しょうきょうせいそうち》」や「拡大装置《かくだいそうち》」のみの落《お》とし穴《あな》

歯を抜《ぬ》かずに矯正《きょうせい》するという当《あ》たり前《まえ》の治療《ちりょう》がようやく認知《にんち》され、抜《ぬ》かない治療《ちりょう》を行う矯《きょう》正医《せいい》も増《ふ》えてきました。しかし、歯を抜《ぬ》かなければいいというわけではありません。そこには新たな問題《もんだい》も発生《はっせい》しています。

たとえば、あごを広げて歯を並べる「床矯正《しょうきょうせい》」という治療《ちりょう》が行われていることです。歯並《はなら》びが悪い人はあごが萎縮《いしゅく》して歯が並ぶスペースがないために歯がデコボコになってしまう。だからあごを横に広げてスペースを作り、きれいに並《なら》べる、という考《かん》え方《かた》です。

なるほどこれなら、歯を抜《ぬ》く必要《ひつよう》はありません。あごが広がるので、前歯《まえば》はきれいに並《なら》びます。しかし歯は、きれいに並《なら》んでいればいいというわけではありません。顎関節機能《がくかんせつきのう》に調《ちょう》和《わ》して一本一本の歯には、あるべき正しいポジションがあります。この床矯正《しょうきょうせい》では三次元的《さんじげんてき》なコントロールをしていないため後々《のちのち》に、顎関節機能《がくかんせつきのう》から見て歯のポジションが狂《くる》ってしまうのです。つまり、左右《さゆう》の直立《ちょくりつ》はされても後方《こうほう》の、つまり奥歯《おくば》の直立《ちょくりつ》はされていないからです。

さらに、あごを横に広げて歯を並《なら》べるためには、本来《ほんらい》の正しい幅《はば》よりもっと広く広げなければなりません。なぜかといえば、歯が倒《たお》れたままだからです。本文《ほんぶん》にも詳《くわ》しく書きましたが、歯並《はなら》びが悪くなる大きな原因《げんいん》は歯が奥歯《おくば》から押《お》されて倒《たお》れてしまうからです。その結果《けっか》、前歯が影響《えいきょう》を受けて、ガタガタになるのです。そうした倒《たお》れたままの歯をきれいに並べるには、本来《ほんらい》のあごの位置《いち》よりも広く広げなければならないのです。

つまり歯はきれいに並《なら》んでも、顎関節《がくかんせつ》や頭蓋《ずがい》、全身《ぜんしん》から見て、三次元的《さんじげんてき》に本来《ほんらい》の正しい位置《いち》ではないのです。しかも倒《たお》れたまま並《なら》んでいますから、しっかり噛《か》めません。また上下のあごを別々《べつべつ》に広げるために、上下のかみ合わせが狂《くる》ってしまうこともあります。

こうした状態《じょうたい》で毎日《まいにち》噛《か》んでいると、しだいに体調《たいちょう》が悪くなってきます。なぜかといえば、歯並《はなら》びを悪くする根本原因《こんぽんげんいん》を解決《かいけつ》せずに、前歯をきれいに並《なら》べるだけの対症療法《たいしょうりょうほう》だからです。

私は、床矯正《しょうきょうせい》をすべて否定《ひてい》するわけではありません。歯を抜《ぬ》かないで矯正《きょうせい》するという基本《きほん》的《てき》な考え方は同じで、歯を保在する立場から考えたら、すばらしいものだと思います。また床矯正自体《しょうきょうせいじたい》は歴史《れきし》のある治療《ちりょう》で、きちんとした矯正技術《きょうせいぎじゅつ》を持《も》つ歯科医《しかい》が早期《そうき》に一時的《いちじてき》に症状《しょうじょう》を緩和《かんわ》する目的《もくてき》で使うなら効果的でしょう。実際《じっさい》に私も、顎関節機能検査《がくかんせつきのうけんさ》のもとで必要《ひつよう》に応《おう》じて使うことがあります。しかし、あまり技術《ぎじゅつ》のない歯科医《しかい》が短期《たんき》の講習《こうしゅう》を受けただけで床《しょう》矯正《きょうせい》だけで治療《ちりょう》し、本格的矯正をせずに放置されると、あとで問題《もんだい》が起《お》きることがあり、その後の対応《たいおう》ができず危険《きけん》なのです。

■対症療法（たいしょうりょうほう）
疾病《しっぺい》の原因《げんいん》に対してではなく、ただ症状《しょうじょう》に対してのみする治療法《ちりょうほう》

■「安《やす》い、簡単《かんたん》」は「高《たか》い、むずかしい」治療《ちりょう》

みなさんにもう一つ警告《けいこく》したいのは、「キレイ、安《やす》い、簡単《かんたん》」な矯正治療《きょうせいちりょう》の問題点《もんだいてん》です。このデフレの時代《じだい》ですから、「安《やす》くて簡単《かんたん》なら、けっこうではないか」と思う人もいるでしょう。しかし、「安《やす》い、簡単《かんたん》」な治療《ちりょう》は、多くの場合《ばあい》「高《たか》い、むずかしい」治療《ちりょう》に変わりかねないのです。

たとえば安易《あんい》にあごを広げてしまうと、あとで取《と》り返《かえ》しのつかない場合《ばあい》もあるのです。とくに子どもの場合《ばあい》は注意《ちゅうい》が必要《ひつよう》です。

矯正《きょうせい》の適齢期《てきれいき》は小学校の高学年から高校生くらいまでです。子どものうちに矯正《きょうせい》を受ける場合、小学校の五、六年生が多いですが、この頃《ころ》はちょうど一二歳臼歯《じゅうにさいきゅうし》（第二大臼歯《だいにだいきゅうし》）が生《は》える年齢《ねんれい》です。この歯がいちばん大きな問題を持っていて、親知《おやし》らず（第三大臼歯《だいさんだいきゅうし》）に押《お》されて倒《たお》れながら生《は》えてくるため、少しずつ前の歯を倒《たお》して歯並《はなら》びを悪くします。ところが、この歯が生《は》える前（小学校低学年）に歯をきれいに並べてしまうと、そのあと出てくる不定《ふてい》愁訴《しゅうそ》に気《き》づかなく、手遅《てお》れになってしまうことがあるのです。

歯並《はなら》びやかみ合わせが悪いと、それを知らせるサイン（不定愁訴《ふていしゅうそ》などの症状《しょうじょう》）が必ず出て

■不定愁訴（ふていしゅうそ）
明確《めいかく》な原因《げんいん》が分からず体に不調《ふちょう》を訴《うった》えること。肩《かた》こり、目まい、頭痛《ずつう》など

きます。自然《しぜん》に出てくる症状《しょうじょう》はわかりやすく、「こうだから、こうなる」と先を読みとることができます。ところが、その前に人為的《じんいてき》に手が入るとその症状《しょうじょう》が隠《かく》れてしまって、そのあとで矯正治療《きょうせいちりょう》をしようとしても非常《ひじょう》にむずかしくなります。本来《ほんらい》の正しい位置《いち》がわからなくなってしまうのです。

しかも、根本的《こんぽんてき》な問題《もんだい》を解決《かいけつ》していないから、時間がたってから不定愁訴《ふていしゅうそ》が次々《つぎつぎ》に出てきます。またそういう不定愁訴《ふていしゅうそ》の原因《げんいん》がわかりにくいため、解決《かいけつ》しにくくなるのです。結局《けっきょく》、再治療《さいちりょう》で奥歯《おくば》を起こす治療《ちりょう》がむずかしくなって時間がかかり、高くついてしまうのです。

矯正治療《きょうせいちりょう》は、患者《かんじゃ》さんの五年、一〇年くらい先を考えて、歯並《はなら》びの悪い歯を「三次元的《さんじげんてき》に元《もと》の位置《いち》に戻《もど》す」というとらえ方でしないと、このように必ずあとで問題が出てきます。問題が起《お》きないようにするためには、最初《さいしょ》に手をつける前の患者《かんじゃ》さんの口や歯や全身《ぜんしん》をよく見て、さまざまな角度《かくど》からデータをとり、慎重《しんちょう》に取りかからなければなりません。患者《かんじゃ》さんは生きたからだです。それをいじるのですから、十分《じゅうぶん》なデータと検証《けんしょう》が不可欠《ふかけつ》です。

なぜ私がこんなことを書くのかといえば、ほかの歯科医《しかい》で拡大《かくだい》のみの治療《ちりょう》を受けて、どうにもならなくなって私のところをたずねてくる患者《かんじゃ》さんが最近多《さいきんおお》いからです。その患者《かんじゃ》さんの矯正前《きょうせいまえ》や矯正中《きょうせいちゅう》のデータが欲《ほ》しくても、それをきちんと取《と》っていないので、対応《たいおう》に苦慮《くりょ》します。最初《さいしょ》のデータのない患者《かんじゃ》さんの歯をきれいに治《なお》し、不定愁訴《ふていしゅうそ》までなくすのは、たいへんな作業《さぎょう》なのです。

見た目をきれいにするだけの矯正《きょうせい》なら、だれでも「安く、早く、簡単《かんたん》」にできます。でもそれは、対症療法《たいしょうりょうほう》に過ぎません。歯並《はなら》びはきれいだけれど、顎関節機能《がくかんせつきのう》に合わず、かみ合わせが悪いというのが、いちばん危険《きけん》でやっかいなのです。

■その人にあった歯並《はなら》びとかみ合わせがある

矯正《きょうせい》の目的《もくてき》は何でしょうか。それはいうまでもなく、「健康《けんこう》」です。きれいになることも大事ですが、歯が臓器《ぞうき》であり消化器《しょうかき》の一部をになっていることを考えれば、健康《けんこう》を目的《もくてき》におくのは当然《とうぜん》でしょう。

ですから私は極端《きょくたん》な話、多少歯《たしょうは》がガタガタでも出っ歯でも受け口でもいいと思っています。それがその人に合っていて、噛《か》んだり話したりするのに支障《ししょう》がなく、体調不良《たいちょうふりょう》を招《まね》いていなければ、何《なん》ら問題はありません。それはその人の幅の中の乱《みだ》れであって、調和《ちょうわ》が取れていて正常《せいじょう》なのです。

しかし許容範囲《きょようはんい》を超《こ》えて出っ歯や受け口になると、やはり多少異常《たしょういじょう》が出てきます。それは、人間咬合学《にんげんこうごうがく》から見てもおかしいことで、だからみなさんも気にされて、治《なお》そうということに

■受け口（うけぐち）
下の歯が上の歯より前に出ているかみあわせのこと

なります。

ただ、全員が同じように平均値《へいきんち》に入ればいいというわけではありません。その人の持っている骨格《こっかく》の中で、最もいい状態《じょうたい》になればいいのです。

人間のからだは、「右と左」「いい、悪い」というように、二極分化《にきょくぶんか》されているものではありません。丸い顔もあれば四角い顔もあり、その中間《ちゅうかん》の顔もあります。歯も、上がすごく出ている出っ歯から少し出ている出《で》っ歯、さらに下あごが出る受け口というように、順次《じゅんじ》にいろいろな変化《へんか》をしています。その人、遺伝子《いでんし》、環境《かんきょう》などによって、一定《いってい》の枠《わく》の中でですが、さまざまな形があるのです。

ですから、その歯がその人の骨格《こっかく》に対してどうあるべきかということが大事なのです。上のあごが出ている人はそうなる骨格《こっかく》があり、下のあごが出ている人はそうなる骨格がありま す。順次《じゅんじ》の変化の中で、その人の骨格や筋肉《きんにく》の動きにいちばん適応《てきおう》した歯の位置《いち》、形があるはずです。それがその人にとっての正常《せいじょう》な形であり、それを探《さが》すのが私たち矯正医《きょうせいい》ではないでしょうか。

■「歯は万病《まんびょう》のもと」

私がこんなことをいうのも、歯が健康《けんこう》に重大《じゅうだい》な影響《えいきょう》を及《およ》ぼすものだからです。それは進化《しんか》論《ろん》をさかのぼると、よくわかります。

地球《ちきゅう》が誕生《たんじょう》した時、最初《さいしょ》の生命《せいめい》を持った生物《せいぶつ》は、アメーバーのように「口」しかありませんでした。脳《のう》があったわけでも、心臓《しんぞう》があったわけでもありません。まず口ができて次に腸《ちょう》ができて、口から入ったものを排泄《はいせつ》するようになりました。これが生命《せいめい》の最初《さいしょ》の形です。それから内臓《ないぞう》ができて、手足がつき、心臓《しんぞう》や脳《のう》ができて、長い年月をかけて人間の形に進化《しんか》してきました。

つまり生命体《せいめいたい》として生きて行くには、口がいちばん重要《じゅうよう》だったということです。ということは、脳の中心部分《ちゅうしんぶぶん》には口腔《こうこう》の原始的《げんしてき》な機能《きのう》がいっぱい入っているということです。ですから、口腔《こうこう》に異常《いじょう》が生じると脳の機能《きのう》にも必ず影響《えいきょう》が出てきます。

歯が痛《いた》いとき、必ず頭が痛くなります。歯と頭の痛みで、ほとんど何も手が着かない状態《じょうたい》になってしまうでしょう。しかし肝臓《かんぞう》や腎臓《じんぞう》が悪くても、そんなに症状《しょうじょう》が現れることはありません。脳から離《はな》れているし、異常《いじょう》は脊髄《せきずい》を通って伝わるため、それほど鋭敏《えいびん》なものではありません。しかし口周辺《くちしゅうへん》の組織《そしき》に異常《いじょう》が生じると、脳《のう》の中心部に直接作用《ちょくせつさよう》するために頭が痛くなったり、機能低下《きのうていか》を起《お》こしたりするのです。

脳の機能《きのう》が低下するとは、どういうことでしょうか。脳には、ホルモン系、免疫系《めんえきけい》、自律《じりつ》神経系《しんけいけい》の中枢《ちゅうすう》が集まっています。これらの機能《きのう》が全部低下《ぜんぶていか》するので、その影響《えいきょう》は全身《ぜんしん》に現れてきます。とくに自律神経《じりつしんけい》に支配《しはい》されている内臓《ないぞう》の機能《きのう》が低下して、全身《ぜんしん》に不定愁訴《ふていしゅうそ》が現れます。

だから、「歯は万病《まんびょう》のもと」ということわざがあるのです。昔は現代《げんだい》のように医学《いがく》は発達《はったつ》していませんでしたが、歯並《はなら》びの悪い人や虫歯の多い人、歯が欠損《けっそん》している人は何かしら病気持ちでした。医学《いがく》は発達《はったつ》していなくてもそういう経験《けいけん》から、歯がどんなに大切《たいせつ》なものかを昔の人は学《まな》んでいたのです。

歯を抜《ぬ》いたり、削《けず》って詰《つ》め物《もの》をする治療《ちりょう》は、歯だけを見た局所的《きょくしょてき》な治療《ちりょう》としてはいいかもしれません。しかし全身《ぜんしん》の健康《けんこう》という大きな目で見ると、けっしていいとはいえません。すべての臓器《ぞうき》の機能低下《きのうていか》を招《まね》いて、その人が本来持《ほんらいも》っている健康状態《けんこうじょうたい》を損《そこ》なうことになるからです。歯の治療《ちりょう》を受けて逆《ぎゃく》に体調《たいちょう》が悪くなることがあるのは、そのためです。

■自律神経（じりつしんけい）
体内《たいない》にある平滑筋《へいかつきん》の運動《うんどう》と腺《せん》の分泌《ぶんぴつ》を調節《ちょうせつ》している神経《しんけい》。血液循環《けつえきじゅんかん》・消化《しょうか》・生殖《せいしょく》などをつかさどる

■歯を守《まも》り、健康《けんこう》に役立《やくだ》てるのが歯科医《しかい》の仕事

私たち歯科医《しかい》がすべきことは、歯を抜《ぬ》くことでも削《けず》ることでもなく、歯を守《まも》ることです。なるべく抜《ぬ》かずに、削《けず》らずに、生まれたときに授《さず》かった歯を守《まも》ることです。そしてもう一歩《いっぽ》踏《ふ》み込んでいえば、守《まも》るだけでなく健康《けんこう》に役立《やくだ》つような歯にすることです。

歯が健康《けんこう》に役《やく》に立つようにするということは、機能的《きのうてき》に噛《か》める、しゃべれる、呼吸《こきゅう》をする、ストレスマネジメントできるということです。そういうことを通して、私たち歯科医《しかい》は患者《かんじゃ》さんの健康《けんこう》に貢献《こうけん》しているのです。

しかし現実《げんじつ》はどうでしょうか。虫歯《むしば》があればすぐに削《けず》って詰《つ》める。痛みがあれば神経《しんけい》を取る。そしてどうしようもなくなると、歯を抜《ぬ》いてしまいます。美容目的《びようもくてき》の矯正治療《きょうせいちりょう》はもっとひどく、健康《けんこう》な歯をいとも簡単《かんたん》に抜《ぬ》いてしまいます。こんなに簡単《かんたん》に臓器《ぞうき》を削《けず》ったり抜《ぬ》いたりするのは、歯科だけでないでしょうか。たとえば頭が痛いからといって、頭を削《けず》る外科医《げかい》はいません。ですから、こういう治療は歯を守ることとはほど遠く、むしろ生物学的《せいぶつがくてき》には破《は》壊《かい》しているに等しいのです。ある子どもが歯科医者《しかいしゃ》を「ハカイシャ」と呼んでいました。ある意味《いみ》では「破壊者《はかいしゃ》」かもしれません。

矯正治療《きょうせいちりょう》の意味《いみ》をみなさんはご存《ぞん》じですか。広辞林《こうじりん》を引くと、「欠点《けってん》を直し、正しくすること。矯正術では機械的《きかいてき》な作用《さよう》を応用《おうよう》して人体《じんたい》、骨《ほね》、関節《かんせつ》の運動障害《うんどうしょうがい》、または変形《へんけい》を手術《しゅじゅつ》せずに直すこと」とあります。つまり外科的《げかてき》な治療《ちりょう》を用いず、欠点《けってん》を正しく治《なお》すことをいっています。

矯正治療《きょうせいちりょう》は本来《ほんらい》そうあるべきで、抜歯《ばっし》という外科的手法《げかてきしゅほう》を使《つか》うべきではないのです。唯一《ゆいいつ》例外《れいがい》は親知《おやし》らずで、私が親知《おやし》らずを抜《ぬ》くのは、それがもともと異常《いじょう》をはらんだ歯だからです。親知《おやし》らずが、昔の縄文人《じょうもんじん》のようにしっかりかみ合って使われていたら、抜《ぬ》くことはありません。

さて、最後《さいご》に付《つ》け加《くわ》えますと、少し歯並びが悪いからといって、すべてがすべて矯正《きょうせい》する必要《ひつよう》はないのです。逆に、歯並びがきれいだからといって矯正《きょうせい》がいらないわけではありません。大事《だいじ》なのは歯並びではなく、かみ合わせです。多少《たしょう》の乱《みだ》れがあっても、かみ合わせが正しければいいのです。むしろ、矯正《きょうせい》をしたことでかみ合わせが狂《くる》ってしまったら、元《もと》も子《こ》もありません。

歯並びがきれいであることと、かみ合わせがよいことは、違《ちが》います。顎関節《がくかんせつ》と調和《ちょうわ》のとれたかみ合わせが重要《じゅうよう》なのです。ゆえに、よく見きわめて、顎関節機能《がくかんせつきのう》を考慮《こうりょ》した、よりよい矯正治療《きょうせいちりょう》を受けることを願《ねが》っています。

PART

1

なぜ現代人《げんだいじん》の歯並《はなら》びは悪くなってしまったのか

日本人の顔《かお》は変《か》わってきた!?

①あごの小さい子どもが増《ふ》えている

私《わたし》はもう二五年近く矯正《きょうせい》歯科医をやっていますが、最近《さいきん》とみに思うのは、子どもたちの顔が変《か》わってきたことです。あごの小さな、ほっそりした顔の子どもが増《ふ》えているのです。昔では考えられないくらい小さいあごの子どももいます。街《まち》を歩く若者《わかもの》の顔も、面長《おもなが》のほっそりした顔をしています。昔よくいた、エラのはったガッチリした顔は、四〇代以上《いじょう》の年輩者《ねんぱいしゃ》ばかりです。

今はやりの小顔《こがお》は、一見《いっけん》都会的《とかいてき》でかっこよく見えます。ところが口の中では、大変《たいへん》なことがおきているのです。小さくなったあごに、歯が入りきらないのです。当然《とうぜん》、歯並《はなら》びが悪くなってきます。

子どもの数が減《へ》っているにもかかわらず矯正患者《きょうせいかんじゃ》さんが増《ふ》えているということは、歯並《はなら》びの悪い子どもが多くなったということでしょう。

平成《へいせい》八年度から、学校の歯科検診《しかけんしん》にあごの状態《じょうたい》や歯列《しれつ》、咬合《こうごう》、顎関節《がくかんせつ》の検診《けんしん》が加《くわ》わるようになりました。子どもたちに与《あた》える歯並《はなら》びの影響《えいきょう》が、それだけ強く認識《にんしき》されてきたということ

■咬合（こうごう）
歯のかみ合わせ

とで、非常《ひじょう》に喜《よろこ》ばしいことだと思っています。

　しかしこれからの矯正治療《きょうせいちりょう》は、いままでのように出っ歯や受け口、乱《らん》ぐい歯《ば》（叢生《そうせい》）など、見た目を第一目的《もくてき》にするものではなくなっていくでしょう。決して目に見える前歯の異常《いじょう》が本当の不正咬合《ふせいこうごう》を物語っているからではないからです。前歯以上《いじょう》に深刻《しんこく》な問題が、その奥《おく》に潜《ひそ》んでいるのです。したがって前歯に異常《いじょう》がなくても、専門家《せんもんか》が見たら正常《せいじょう》ではないというケースもたくさん出てきます。そして、あとで述《の》べますが、不正咬合《ふせいこうごう》は心と体に深刻《しんこく》な事態《じたい》をもたらすことがあるのです。

②あごが小さくなっても歯の数は変《か》わらない

　歯の数は親知らずを入れて全部で三二本あり、縄文人《じょうもんじん》のころから基本的《きほんてき》には変《か》わっていません。しかし大きく変《か》わっているのは、あごの大きさです。

　ご存《ぞん》じのように、縄文人《じょうもんじん》は四角い、ガッシリした顔をしています。まだ火で調理することを主としないこの時代、食べるものは生の肉や魚、木の実といった固《かた》いものばかりでした。固《かた》いものをよく噛《か》んで食べれば、噛《か》む筋肉《きんにく》は鍛《きた》えられ、あごの骨《ほね》も大きくなります。ところがいまのように軟《やわ》らかいものばかり食べていれば、噛《か》む筋肉《きんにく》は発達《はったつ》せず、骨《ほね》も成長《せいちょう》しません。


（図1）

■乱ぐい歯（らんぐいば）
叢生（そうせい）ともいう。歯の向きが違《ちが》うほう向いていたり、歯列から外《はず》れて生えていたり、デコボコに生えている状態《じょうたい》

■不正咬合（ふせいこうごう）
かみ合わせが正しくないこと

図1　縄文時代と現代人の下あご

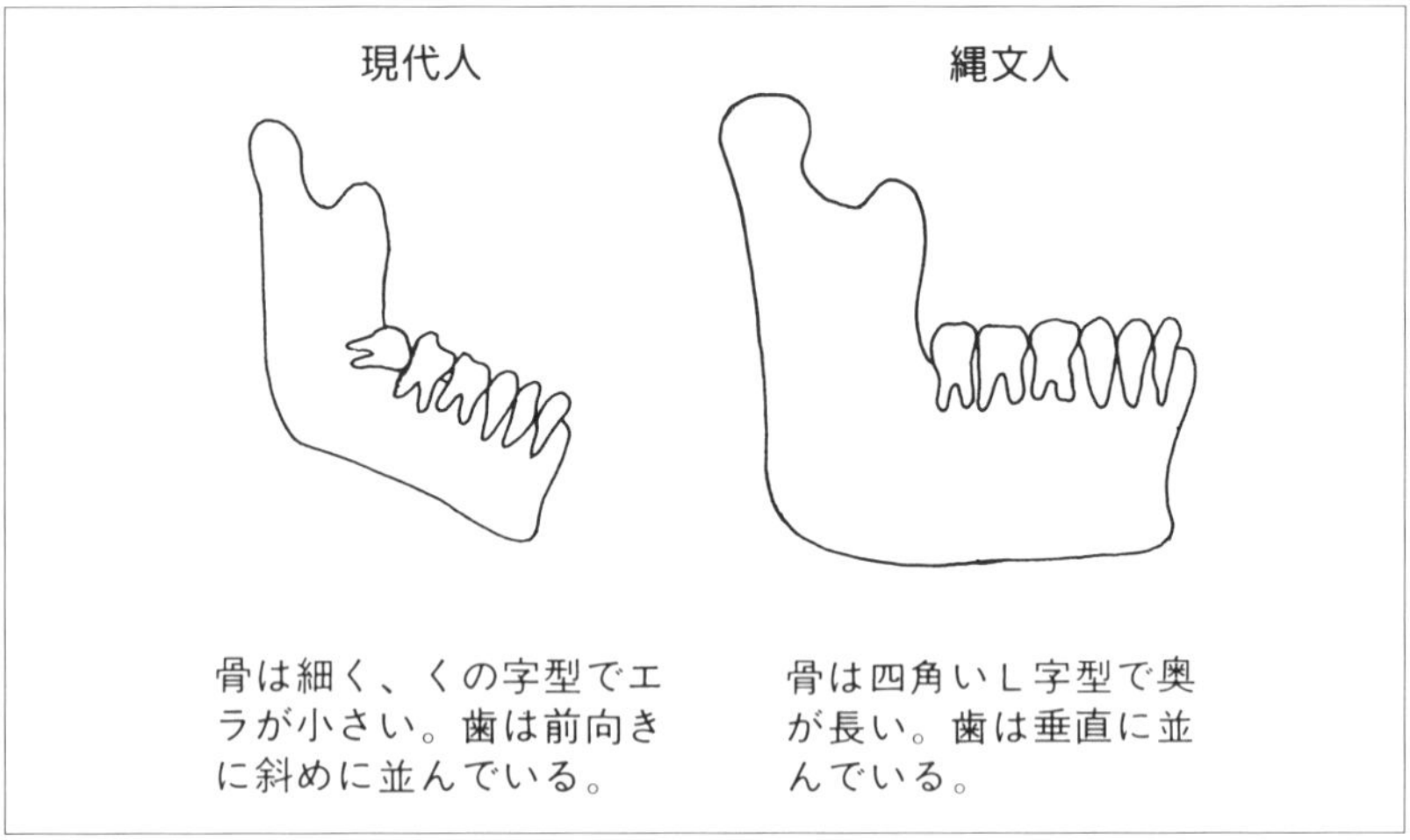
現代人
縄文人
骨は細く、くの字型でエラが小さい。歯は前向きに斜めに並んでいる。
骨は四角いＬ字型で奥が長い。歯は垂直に並んでいる。

ところが、どちらのあごにも三二本の歯が生えています。しかも歯の大きさは、縄文《じょうもん》時代もいまもあまり変《か》わらず、むしろ現代《げんだい》のほうが、栄養《えいよう》が良《よ》くなっている分、若干《じゃっかん》大き目になっているという説《せつ》さえあるのです。

小さくなったあごに同じ大きさ、同じ数の歯が入るのですから、当然《とうぜん》きれいに並《なら》ばなくなってきます。親知らずが生えるスペースがなくなり、そのしわよせが前歯に集中してくるのです。そこで出っ歯や乱《らん》ぐい歯《ば》、八重歯などの不正咬合《ふせいこうごう》がおきてきます。

さらに悪いことに、日本人の頭の形は短頭形といって、奥行《おくゆ》きの短いタイプです。これだと前後にスペースがありませんから、奥歯《おくば》がきれいに並《なら》ぶことができません。たとえば、矯正治療《きょうせいちりょう》が普及《ふきゅう》しているアメリカ人は日本人

■**短頭形**（たんとうけい）
頭の形が奥行《おくゆ》きの短いタイプ（長頭形《ちょうとうけい》は反対《はんたい》に奥行きが長い）

に比《くら》べて、頭の形が違《ちが》うためあごに奥行《おくゆ》きがあり奥歯《おくば》が素直《すなお》に生えるスペースがありますから、前歯だけの異常《いじょう》である場合が多いのです。だから、比較的簡単《ひかくてきかんたん》に治《なお》りやすいようです。ところが日本人の歯並《はなら》びは、奥歯《おくば》から治《なお》していかなければならないので、ここが難《むずか》しいところなのです。

③最大《さいだい》の原因《げんいん》は食生活《しょくせいかつ》にある

歯並《はなら》びが悪くなったいちばんの原因《げんいん》は、食生活にあります。

子どもたちの好きな食べ物を「オカアサンハヤスメ」といいます。「オムライス、カレーライス、アイスクリーム、サンドイッチ、ハンバーグ、ヤキソバ、スパゲティ、メダマヤキ」の頭文字《かしらもじ》をとるとそうなります。なるほどどれも調理《ちょうり》が簡単《かんたん》で、ろくに噛《か》まずに食べられます。

骨《ほね》ごとのめざし、繊維《せんい》の多い根菜類《こんさいるい》は、お宅《たく》の食卓《しょくたく》にどれくらい登場しているでしょうか。おやつにクッキーやケーキ、スナック類《るい》は食べても、おせんべいは好《この》まれなくなりました。

一度軟《やわ》らかいものを食べるようになると、軟食傾向《なんしょくけいこう》はいっそう加速《かそく》します。そのほうが口当たりがよく、あごや口も疲《つか》れません。人間はラクなほうへ流されますから、ますますあごや口が使われなくなり、機能《きのう》が退化《たいか》し、固《かた》いもの、よく噛《か》まなければならないものは敬遠《けいえん》されるようになってきました。

昔の人は、食事に時間をかけ、ゆっくり噛《か》んで食べていました。だからあごの骨《ほね》もしっかり成長《せいちょう》し、歯とのバランスがとれていたのです。しかしいまの社会環境《かんきょう》では、学校の給食《きゅうしょく》でさえ時間を十分に与《あた》えられていません。あごが小さくなり、歯並《はなら》びが悪くなったのは、効率《こうりつ》を求《もと》められる文明社会のツケ、進化の末《すえ》におこった現代病《げんだいびょう》のひとつなのです。

気になることは、いまの子どもたちは、総《そう》じて無気力《むきりょく》で無表情《むひょうじょう》な顔をしていることです。「日本人の顔は変《か》わった」と嘆《なげ》いていた有名なカメラマンがいましたが、これも噛《か》まなくなったことの弊害《へいがい》ではないでしょうか。よく噛《か》めば、噛《か》んだ刺激《しげき》が脳《のう》に伝《つた》わり、脳《のう》が活性化《かっせいか》してきます。そうした脳《のう》の活力《かつりょく》が、顔を生き生きとさせるのです。

歯並《はなら》びの異常《いじょう》は、なぜおこるのか

①体の機能《きのう》は使わなければ退化《たいか》する

口の筋肉《きんにく》が、発生学的《はっせいがくてき》に内臓《ないぞう》と類似《るいじ》した同じ筋肉《きんにく》でできていることをご存《ぞん》じでしょうか。口のまわりは内臓骨格《ないぞうこっかく》と呼ばれ、内臓系《ないぞうけい》によっても支配《しはい》されており、いってみれば、胃《い》や大《だい》腸《ちょう》と同じなのです。

図2　咬筋と側頭筋

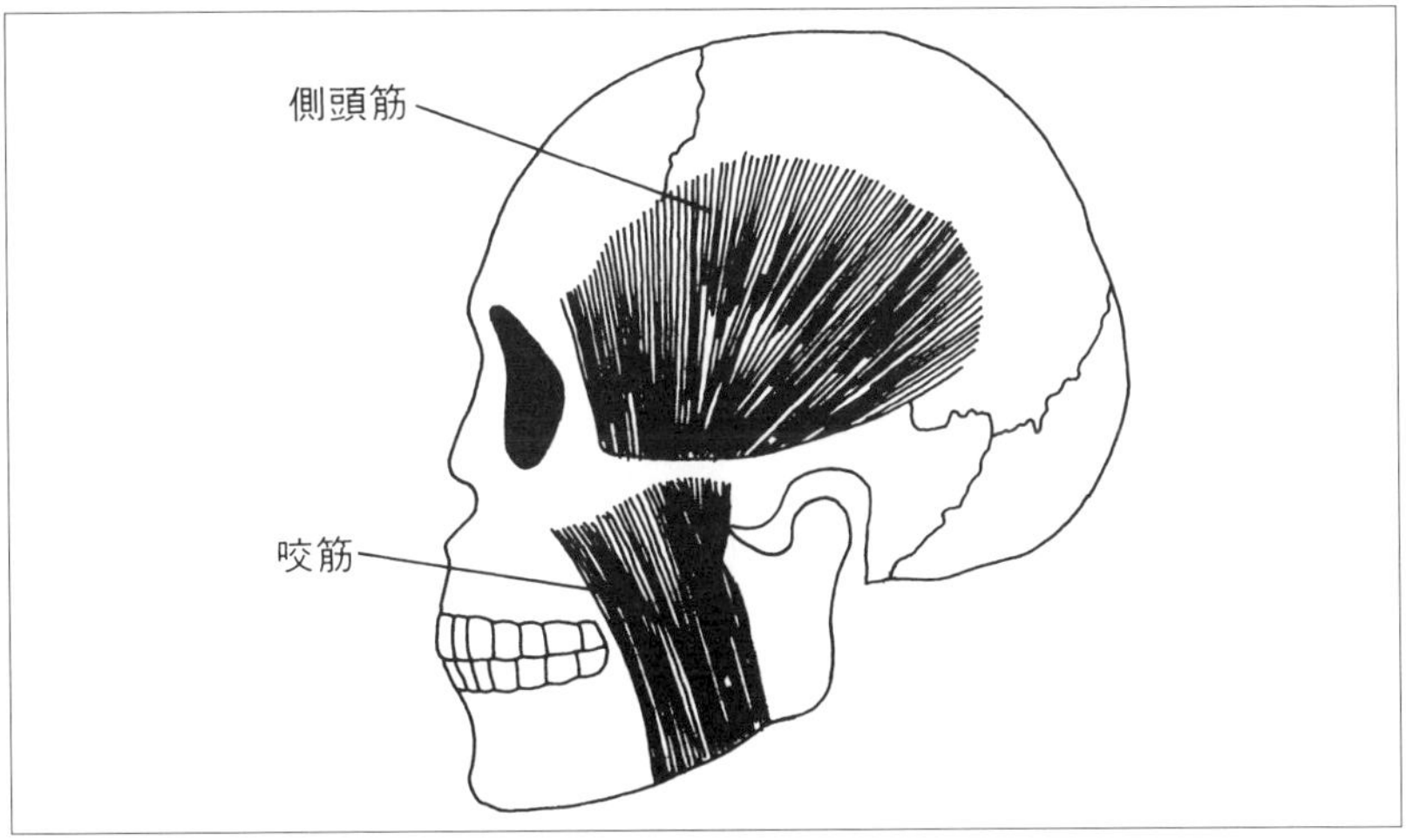

胃《い》は、使わなければ機能《きのう》が退化《たいか》していきます。食事の量《りょう》を減《へ》らしていくと胃《い》が小さくなり、少しの量《りょう》しか食べられなくなります。口やあごもそれと同じで、使わなければ筋肉《きんにく》が萎縮《いしゅく》し、骨《ほね》もあまり成長《せいちょう》しないで機能《きのう》が退化《たいか》していきます。

余談《よだん》になりますが、胃《い》や心臓《しんぞう》や肺《はい》などの内《ない》臓《ぞう》が、夜も休まずに動いてくれているのは、内臓筋《ないぞうきん》が自律神経《じりつしんけい》の副交感神経《ふくこうかんしんけい》に支配《しはい》されている不随意筋《ふずいいきん》だからです。内臓筋《ないぞうきん》である口のまわりの筋肉《きんにく》も、同じように夜中に無意識《むいしき》のうちに動きます。その現象《げんしょう》が歯ぎしりです。

歯ぎしりには、じつは大切な役目があります。それは、脳《のう》のストレスを解消《かいしょう》させることです。人間は、恐《こわ》い目にあったり緊張《きんちょう》したりすると全身に力を入れ、グッと歯をくいしば

■萎縮（いしゅく）
正常《せいじょう》の大きさに達した器官《きかん》などの組織《そしき》が小さくなること

■内臓筋（ないぞうきん）
内臓《ないぞう》や血管《けっかん》などの壁《かべ》についている筋肉《きんにく》で平滑筋《へいかつきん》ともいう。意識通《いしきどお》りに動かすことができない

■不随意筋（ふずいいきん）
自分の意志《いし》によって動かすことのできない筋肉《きんにく》。血管《けっかん》や内臓《ないぞう》を形成《けいせい》する平滑筋《へいかつきん》・心筋《しんきん》など

ります。体や口のまわりの筋肉《きんにく》を収縮《しゅうしゅく》させることで、精神的《せいしんてき》なストレスを無意識《むいしき》に取ろうとしているのです。

脳《のう》のストレスも、同じようなメカニズムで解消《かいしょう》されます。脳《のう》がストレスを受けると、すぐそばの咬筋《こうきん》や側頭筋《そくとうきん》を強く収縮《しゅうしゅく》させることで、その緊張《きんちょう》を解《と》きほぐします。そのシステムが、歯ぎしりなのです。**(図2)**

ただし、意識《いしき》があれば異常《いじょう》を感じて自分で力を調節《ちょうせつ》できるのですが、歯ぎしりは眠《ねむ》っていて意識《いしき》がない状態《じょうたい》ですので、すごい力がかかる時もあります。

歯ぎしりは、どんな人にもあります。歯ぎしり自体は、ストレスを軽減《けいげん》するという生体に必要なものです。歯ぎしりが問題なのは、かみ合わせが悪くて、加《くわ》わる力がその歯や顎関節《がくかんせつ》(あごのちょうつがい)を傷《いた》めるような場合です。このことが、後述《こうじゅつ》するようにさまざまな不定愁訴《ふていしゅうそ》を呼《よ》び起します。

②歯の発育《はついく》とあごの骨《ほね》の成長《せいちょう》がアンバランス

話をもとに戻《もど》しましょう。

歯の生える順序《じゅんじょ》(萌出順序《ほうしゅつじゅんじょ》)や年齢《ねんれい》(萌出年齢《ほうしゅつねんれい》)は、遺伝子《いでんし》によって決められています。たとえば乳歯《にゅうし》から永久歯《えいきゅうし》に生え変《か》わるのは六歳《さい》前後、どの子どももだいたい同じです。そし

■萌出順序(ほうしゅつじゅんじょ)
それぞれの年齢《ねんれい》にたいしての歯の生《は》える順番《じゅんばん》

て永久歯《えいきゅうし》が完全《かんぜん》に生えそろうのは十二歳《さい》前後、生え変《か》わる順序《じゅんじょ》も下の中切歯《ちゅうせっし》から上の中切歯、下の側切歯《そくせっし》というように決まっているのです。（六二ページ図参照《さんしょう》）

本来、健康《けんこう》に成長《せいちょう》している子どもなら、歯の発育《はついく》（発育カーブ）とあごの骨《ほね》の成長《せいちょう》の状態《じょうたい》（成長《せいちょう》カーブ）は足並《あしな》みを揃《そろ》えます。つまり骨《ほね》が先に大きくなってから、最後《さいご》に生えてくる奥歯《おくば》（第二大臼歯《だいきゅうし》・第三大臼歯《だいきゅうし》）が生えれば、奥歯《おくば》は正常《せいじょう》に生えます。ところが骨《ほね》の成長《せいちょう》は、環境《かんきょう》に非常《ひじょう》に左右されます。子どものころからカルシウムの摂取《せっしゅ》が少なく、運動量《うんどうりょう》も足りなければ、骨《ほね》の成長《せいちょう》は遅《おく》れてしまいます。その場合、本来あるべき骨《ほね》の成長《せいちょう》カーブが十分でなくなり、歯の発育カーブとのバランスがくずれるという現象《げんしょう》がおこります。結局《けっきょく》、あごが大きくなりきらずに奥歯《おくば》が生えてくるので、曲がったりねじれてくるのです。

あごは、後ろのエラの部分が伸《の》びて成長《せいちょう》します。ところがその後ろの部分が伸《の》びないので、親知らずの生える場所がなくなってくるし、奥歯《おくば》もまっすぐ生えてこない。それが前歯にも波及《はきゅう》して、出っ歯や乱《らん》ぐい歯《ば》（叢生《そうせい》）、受け口などになるのです。

戦前《せんぜん》の日本人なら、歯並《はなら》びが悪いといっても、前歯だけの人が多かったようです。あごがしっかり発達《はったつ》しているので、きちんと奥歯《おくば》が並《なら》び、前歯だけに異常《いじょう》が出ていたのです。そういう意味では、昔の日本人と現代人《げんだいじん》とではタイプが異《こと》なっているようです。現代人《げんだいじん》の不正咬《ふせいこう》合《ごう》のほうが、より深刻《しんこく》です。

図3　乳房と哺乳ビン

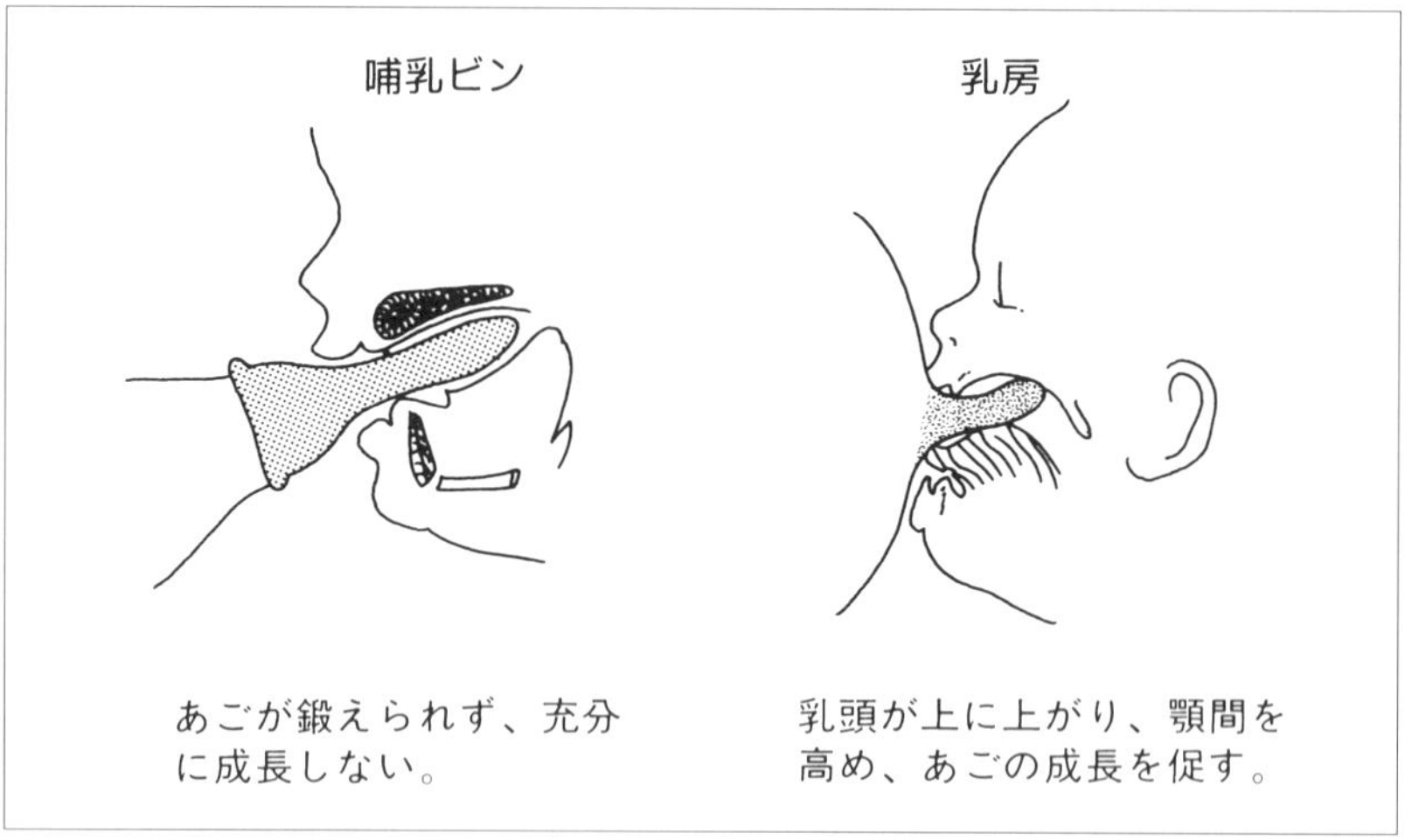
哺乳ビン
乳房
あごが鍛えられず、充分に成長しない。
乳頭が上に上がり、顎間を高め、あごの成長を促す。

このように考えると、歯並《はなら》びの異常《いじょう》は歯だけの問題ではなく、人間の成長《せいちょう》のメカニズムにもかかわる、非常《ひじょう》に重大な疾患《しっかん》ということがわかります。

③子どもがよくするクセにも気をつけよう

子どもたちがふだん何気なくしているクセや習慣《しゅうかん》のなかにも、歯並《はなら》びを悪くする原因《げんいん》は潜《ひそ》んでいます。

永久歯《えいきゅうし》のためには、じつは乳歯《にゅうし》も大切です。乳歯《にゅうし》のある場所に、入《い》れ替《か》わりに永久歯《えいきゅうし》が生えるわけですから、乳歯《にゅうし》が生えるあごを確保《かくほ》することから、将来《しょうらい》の歯並《はなら》びは始まるのです。

乳児《にゅうじ》のあごの成長《せいちょう》をさまたげるものとして哺乳《ほにゅう》ビンが問題です。母乳《ぼにゅう》の場合、赤ちゃんは唇《くちびる》、舌《した》とあごを使っておかあさんのおっぱいを吸《す》うのに一生懸命《けんめい》です。それによってあごの筋肉《きんにく》や骨格《こっかく》が発達《はったつ》し、乳歯《にゅうし》が並《なら》ぶにふさわしい大きさのあごになります。ところが哺乳《ほにゅう》ビンの乳首《ちくび》は穴《あな》が大きく、何の苦労《くろう》もなくミルクが飲めてしまいます。また、飲みやすい哺乳《ほにゅう》ビンを与《あた》えがちです。これでは口の本来《ほんらい》の機《き》能《のう》は発達《はったつ》せず、あごも鍛《きた》えられず、乳歯《にゅうし》が生えそろうのに十分な大きさになりません。この時点からすでに、歯並《はなら》びが悪くなる芽《め》が生まれているのです。**（図3）**

歯並《はなら》びを悪くする要因《よういん》は、子どもがよくするクセのなかにもあります。「指しゃぶり」や舌《した》で歯を前に押《お》す「弄舌癖《ろうぜつへき》」、くちびるを噛《か》む「咬唇癖《こうしんへき》」などです。

こうしたクセは、歯が前に出たり、歯が閉《と》じない開咬《かいこう》になることがあり、親指《おやゆび》を上向きにしゃぶれば出っ歯になります。

また同じ側《がわ》ばかり頬《ほお》づえをつくと、あごのバランスがくずれてくることもあります。

しかしこういうクセはだれにでもあるものです。とくに指しゃぶりは、母親の乳首《ちくび》を吸《す》う代償行為《だいしょうこうい》で、「甘《あま》えたい」「スキンシップをしたい」という気持ちの現《あらわ》れ、子どもにとっては一種《いっしゅ》の精神安定剤《せいしんあんていざい》といわれています。むりやりやめさせるとストレスがたまり、よけい心に悪い影響《えいきょう》が出ることがあります。

とはいえ、気をつけなければならないのは、小学校に入ってもまだ強度な指しゃぶりをしている場合です。子どもが自立するのは、八つとか九つという「つ」のとれるときだといい

■弄舌癖（ろうぜつへき）
舌《した》で歯を前に押《お》す癖《くせ》のこと

■咬唇癖（こうしんへき）
唇《くちびる》を噛《か》む癖《くせ》

■開咬（かいこう）
オープンバイトともいう。歯をかみ合わせようとしてもしっかり閉じず、常《つね》に上下の前歯または横の歯が開いている

ますから、遅《おそ》くとも前歯のはえそろう一〇歳《さい》ころ（三〜四年生）には指しゃぶりをやめさせたほうがいいでしょう。目にあまるようならやめさせたほうがよい。私《わたし》はその程度《ていど》に考えています。

歯並《はなら》びの異常《いじょう》があたえる深刻《しんこく》な影響《えいきょう》

①虫歯・歯周病《ししゅうびょう》になりやすい

歯並《はなら》びが悪いと、虫歯や歯周病《ししゅうびょう》になりやすいのです。虫歯も歯周病《ししゅうびょう》も、原因《げんいん》のひとつは歯にこびりついたプラーク（歯垢《しこう》）です。プラークに棲《す》みついた細菌《さいきん》が虫歯や歯周病《ししゅうびょう》をおこすのですから、どちらも予防《よぼう》は繊維《せんい》の多い食べ物と歯磨《はみが》きです。ところが歯並《はなら》びが悪いと、どうしても磨《みが》き残《のこ》しが出て、プラークがたまってしまいます。（図4）

また、唾液《だえき》による殺菌《さっきん》作用も低下《ていか》します。歯がきれいに並《なら》んでいれば、唾液《だえき》はまんべんなく口のなかを流れて殺菌《さっきん》しますが、歯並《はなら》びが悪いと唾液《だえき》の流れが悪くなり、殺菌《さっきん》できないところが出てきます。唾液《だえき》での殺菌《さっきん》作用も低下《ていか》するのですから、虫歯菌《むしばきん》や歯周病菌《ししゅうびょうきん》が磨《みが》き残《のこ》しのプラークのなかでぬくぬくと育っていきます。

ストレスがたまると唾液《だえき》の量《りょう》が減《へ》り、殺菌《さっきん》作用も落ちてきます。このストレスは、かみ合

■歯周病（ししゅうびょう）
歯の周《まわ》りの歯肉や骨《ほね》の病気

■プラーク
歯垢《しこう》のこと

図4　正常な歯周組織と歯周病

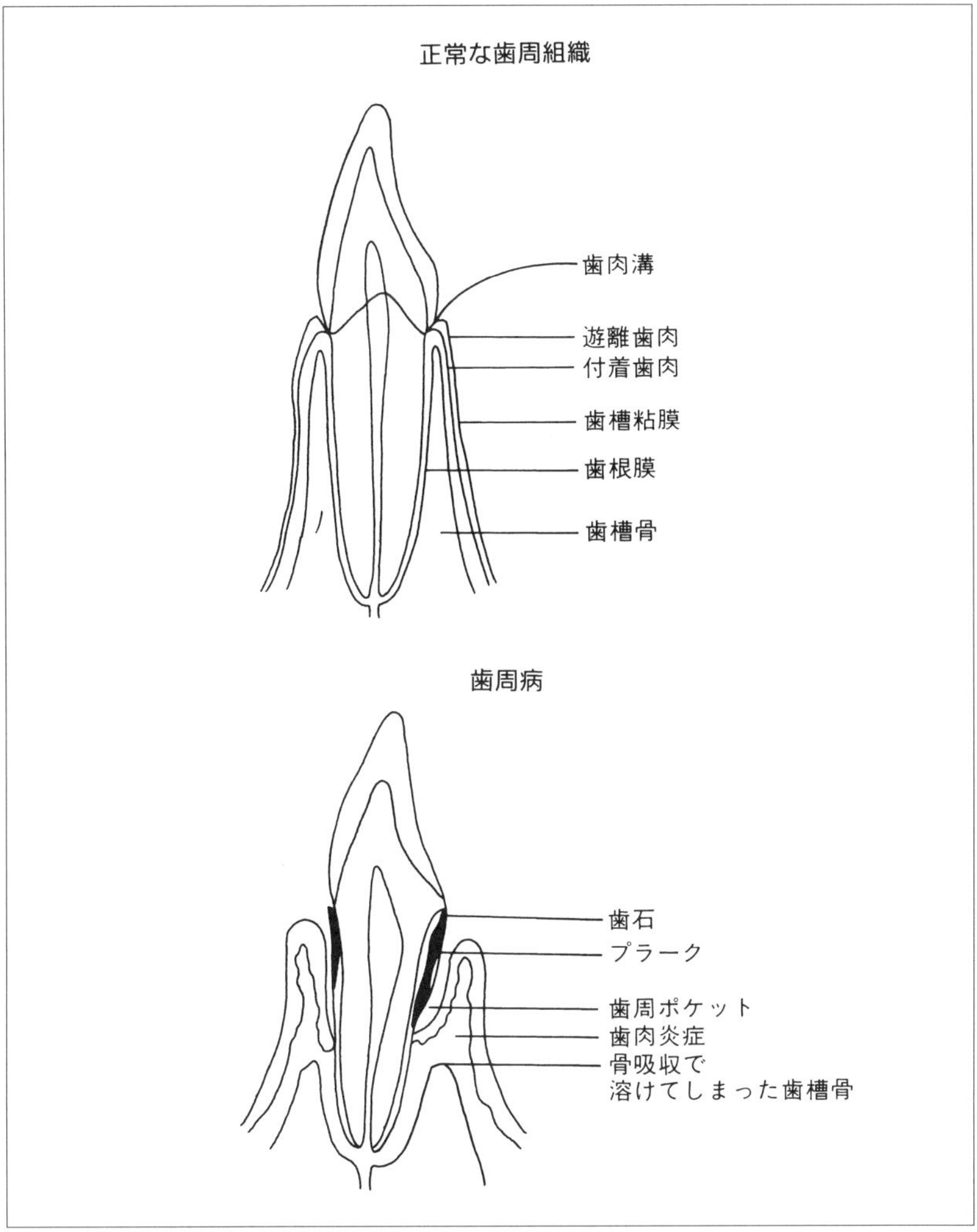

わせが悪くても起こりますから、ますます悪循環《あくじゅんかん》に陥《おち》ります。

歯並《はなら》びが悪い人は、歯が均等《きんとう》に噛《か》んでいません。すると一部の歯だけに負担《ふたん》がかかり、その歯は歯周病《ししゅうびょう》になり、寿命《じゅみょう》が短くなります。そればかりか、噛《か》むバランスがくずれてきますから顎関節《がくかんせつ》の負担《ふたん》も大きくなり、関節《かんせつ》や筋肉《きんにく》に炎症《えんしょう》をおこしやすくなります。

②胃腸障害《いちょうしょうがい》がおこりやすい

口は消化活動の第一ステップです。

唾液《だえき》のなかにはアミラーゼやリパーゼなどの消化酵素《こうそ》や、噛《か》み砕《くだ》いたものをなめらかにするムチンといわれる物質《ぶっしつ》が入っています。よく噛《か》めば噛《か》むほど唾液《だえき》は分泌《ぶんぴ》され、これらの消化物質《ぶっしつ》とよく混《ま》じり合《あ》います。そして胃腸《いちょう》で消化されやすくなり、胃腸《いちょう》の負担《ふたん》が小さくなります。また、唾液《だえき》の分泌《ぶんぴ》がよくなると、胃液《いえき》もよく分泌《ぶんぴ》されるようになります。

ところが歯並《はなら》びの悪い人は、よく噛《か》まずに丸ごと飲《の》み込《こ》んでしまいますから、唾液《だえき》の分泌《ぶんぴ》が少ないうえに、食べたものがよく噛《か》み砕《くだ》かれません。おのずと胃腸《いちょう》の負担《ふたん》は大きくなり、胃《い》が疲《つか》れやすくなります。したがって、歯並《はなら》びの悪い人は胃腸障害《いちょうしょうがい》をかかえていることも多いものです。

唾液《だえき》には、また発ガンを抑制《よくせい》する酵素《こうそ》（ペルオキシターゼ）や、老化防止《ろうかぼうし》ホルモンといわ

■炎症（えんしょう）
病気《びょうき》やケガを治《なお》そうとする体の働《はたら》きで、その部位《ぶい》に熱《ねつ》を持《も》ったり、赤くなったり、腫《は》れたりすること

■消化酵素（しょうかこうそ）
各消化器官《かくしょうかきかん》で食べ物の栄養《えいよう》分を体内《たいない》に吸収可能《きゅうしゅうかのう》な形に分解《ぶんかい》する

れるパロチン、細菌《さいきん》の繁殖《はんしょく》をふせぐラクトフェリンなど、体によいものがたくさんあります。ものを噛《か》むだけで、これらの物質《ぶっしつ》を有効《ゆうこう》に使えるわけですから、歯並《はなら》びの悪い人はそれだけ損《そん》をしていることになります。

③学業《がくぎょう》や仕事にも悪影響《あくえいきょう》が

学校歯科検診《けんしん》は文科省《もんかしょう》の管轄《かんかつ》で行われていますが、なぜ文科省《もんかしょう》が学校の検診《けんしん》で歯列《しれつ》、咬合《こうごう》、顎関節《がくかんせつ》を取り上げるようになったのでしょう。

厚労省《こうろうしょう》の考えなら、かみ合わせが悪ければ健康《けんこう》にも悪影響《あくえいきょう》がある、だから治《なお》しなさいということになるでしょう。ところが文科省《もんかしょう》が提唱《ていしょう》しているということは、そういうことではないのです。学業に支障《ししょう》をきたす要因《よういん》のひとつが、不正咬合《ふせいこうごう》にある。だから治《なお》しなさいということなのです。不正咬合《ふせいこうごう》が原因《げんいん》となっている隠《かく》れた弊害《へいがい》を指摘《してき》しているのです。

たしかにかみ合わせが悪いと、全身のバランスに影響《えいきょう》し、イライラする、集中力がなくなる、視力《しりょく》が低下《ていか》する、頭痛《ずつう》がする……などの症状《しょうじょう》がおきてきます。こういう症状《しょうじょう》があれば、当然《とうぜん》学校の勉強にも身が入らなくなります。具合が悪くて、学校に行きたくないということもおきてくるでしょう。不正咬合《ふせいこうごう》は、健康面《けんこうめん》はもちろんのこと、学業にも重大な影響《えいきょう》を与《あた》えることが、ようやく認識《にんしき》されてきたのです。原因《げんいん》が不正咬合《ふせいこうごう》であるばかりに、いちばん大事な小・中学校時代に勉強や運動に集中できないのでは、あまりにも失《うしな》うものが大きすぎます。

また、大人でも仕事ができない、仕事をいつもさぼっている、そういう人を見ると、往々《おうおう》にして歯並《はなら》びの悪い人が多いものです。集中力や粘《ねば》り強《づよ》さがなくなって、意欲《いよく》が低下《ていか》しているのです。私《わたし》のところに拒食症《きょしょくしょう》の患者《かんじゃ》さんがいましたが、これもかみ合わせと無関係《むかんけい》とは思えません。

歯並《はなら》びの異常《いじょう》は、見た目が悪いだけでなく、生活態度《たいど》や精神面《せいしんめん》への影響《えいきょう》も甚大《じんだい》なのです。

■拒食症（きょしょくしょう）
食事《しょくじ》を拒絶《きょぜつ》し、極端《きょくたん》にやせてしまう病気

④いじめや非行《ひこう》の原因《げんいん》にも

歯並《はなら》びは性格形成《せいかくけいせい》にも影響《えいきょう》を与《あた》えます。出っ歯や受け口などの不正咬合《ふせいこうごう》があると、それがコンプレックスになり、引《ひ》っ込《こ》み思案《じあん》でオドオドした性格《せいかく》になってしまう場合があります。こういう子どもは、はっきり自分の意見を主張《しゅちょう》できないために、いじめの対象《たいしょう》になりやすいのです。

かみ合わせが悪いと、無表情《むひょうじょう》、無気力《むきりょく》になり、胃腸《いちょう》も弱く、ひ弱な印象《いんしょう》を与《あた》えます。もちろん全員がいじめの対象《たいしょう》になるわけではありませんが、いじめられっ子になる条件《じょうけん》がそろいやすいのです。

いじめっ子や非行《ひこう》（子女《しじょ》）にも、歯並《はなら》びは関係《かんけい》してきます。

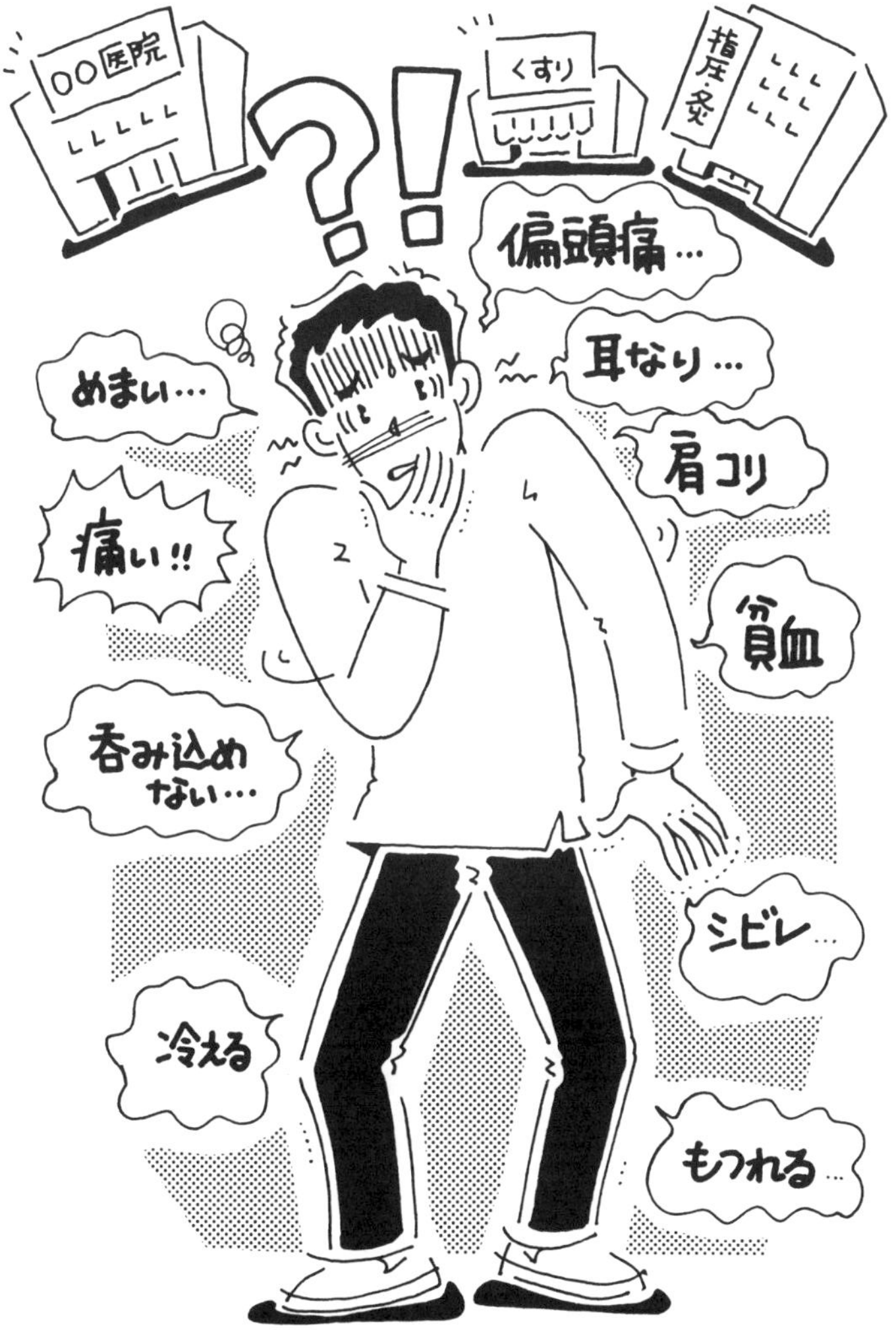
○○医院
くすり
指圧・灸
偏頭痛…
めまい…
耳なり…
肩コリ
痛い!!
貧血
呑み込めない…
シビレ…
冷える
もつれる…

映画《えいが》や漫画《まんが》でも、悪役は歯並《はなら》びが悪く、どこか暗い印象《いんしょう》を与《あた》え、正義《せいぎ》の味方の歯は白く輝《かがや》き、歯並《はなら》びもきれいに描《えが》かれています。口もとで善悪《ぜんあく》を色分けしようとする単純《たんじゅん》な演出《えんしゅつ》かもしれませんが、必《かなら》ずしもそれが的外《まとはず》れとはいえません。

実際《じっさい》かみ合わせが悪いと、つらいものです。もちろん人間の体には適応性《てきおうせい》がありますから、そういう状態《じょうたい》でもなんとか体を守っていこうとしますが、ストレスはジワジワたまっていきます。そこでどうしても欲求不満《よっきゅうふまん》になったり、そのストレスを解消《かいしょう》するために、弱いものをいじめたり、非行《ひこう》に走ったりすることがあるのです。文科省《もんかしょう》が注目するのも当然《とうぜん》なのです。

たとえば健康《けんこう》な歯並《はなら》びの人でも、奥歯《おくば》をたった数ミリ高くしただけで、ジワジワと真綿《まわた》で首を絞《し》められるような不快症状《ふかいしょうじょう》がつづくということを知っていますか。耳鳴り、頭痛《ずつう》、目の疲《つか》れ……どれもちょっとした症状《しょうじょう》ですが、それが四六時中つづくとなると、その不快《ふかい》さは耐《た》えられないものになります。机《つくえ》に向かって勉強しようなどという気持ちには、とてもなれないでしょう。健康《けんこう》な歯並《はなら》びの人はかみ合わせの変化《へんか》が原因《げんいん》とわかりますが、不正咬合《ふせいこうごう》の人は元々そのような状態《じょうたい》であるだけに、心身の不調《ふちょう》の原因《げんいん》がかみ合わせと気付《きづ》きにくいのです。

かみ合わせが狂《くる》うと、あごを動かしている顎関節《がくかんせつ》に炎症《えんしょう》がおきてきます。それが、不快症《ふかいしょう》状《じょう》の原因《げんいん》です。この顎関節《がくかんせつ》の障害《しょうがい》とそれが引き起こす顎関節症《がくかんせつしょう》については、PART2で詳《くわ》しく説明《せつめい》します。

■適応性（てきおうせい）
状況や環境《かんきょう》にうまく適応《てきおう》できる性質《せいしつ》

■顎関節症（がくかんせつしょう）
かみ合わせの不正《ふせい》から起こる顎《あご》の機能障害《きのうしょうがい》や顎関節部《がくかんせつぶ》の周《まわ》りの症状《しょうじょう》。それにともなって不快症状《ふかいしょうじょう》（不定愁訴《ふていしゅうそ》）が出る

真剣《しんけん》に考えたい歯並《はなら》びの矯正《きょうせい》

①いまや矯正《きょうせい》は当たり前の時代

矯正《きょうせい》が盛《さか》んなアメリカでは、歯並《はなら》びがよくなければエリートコースに乗れないといわれています。歯並《はなら》びは身だしなみのひとつであり、その人の知性《ちせい》や教養《きょうよう》、そして健康《けんこう》を表すものだとみなされているからです。また、矯正《きょうせい》を予防医学的《よぼういがくてき》な観点《かんてん》から見ています。歯並《はなら》びをよくすれば食事がおいしくできるし、結果《けっか》として病気にもかかりにくくなる。生涯《しょうがい》を健康《けんこう》に暮《く》らすために、必要《ひつよう》な治療《ちりょう》でもあるのです。ですから、子どものころから歯並《はなら》びに気をつけ、少しでも悪いところがあれば早めに矯正《きょうせい》しています。

この風潮《ふうちょう》はアメリカだけではありません。ヨーロッパはもちろんのこと、韓国《かんこく》、フィリピンなどアジアの国でも歯並《はなら》びに対する意識《いしき》は高くなっています。むしろ経済《けいざい》大国といわれる日本が、いちばん歯への意識《いしき》が遅《おく》れているのです。いまやきれいな歯や口もとが大事なことは世界の共通認識《きょうつうにんしき》であり、それが国際人《こくさいじん》の条件《じょうけん》でもあるのです。

ブラジルの人からおもしろい話を聞きました。ブラジルでも矯正《きょうせい》がさかんで、ブラジルの子どもたちはみんな歯並《はなら》びがきれいです。ブラジルは、決して豊《ゆた》かな国とはいえません。そ

■**予防医学（よぼういがく）**
健康保持《けんこうほじ》、疾病予防《しっぺいよぼう》の方法《ほうほう》を研究《けんきゅう》、実践《じっせん》する医学《いがく》

れでも五〇万、一〇〇万というお金を出し、ローンまで組んで、矯正《きょうせい》する人が多いのです。それだけ歯の価値《かち》が認《みと》められているからです。一生使うものに何十万円出しても、惜《お》しくない。そういう価値観《かちかん》がブラジルの人にはあるのです。

日本はまだ、「矯正《きょうせい》は高い、保険《ほけん》がきかない、装置《そうち》が恥《は》ずかしい、だからしない」という目先の考え方のレベルです。しかし歯並《はなら》びをよくすることで得《え》られるメリットを考えれば、なにものにも代えられない価値《かち》があるのではないでしょうか。

②歯並《はなら》びの矯正《きょうせい》は大人になってもできる

いままで矯正《きょうせい》は、子どものうちにするものだと思われていました。ところがいまは成人《せいじん》の矯正《きょうせい》も多くなっています。かみ合わせの重要性《じゅうようせい》が認識《にんしき》されてきたうえに、矯正装置《きょうせいそうち》も目立たなくなり、大人でも抵抗《ていこう》なく矯正《きょうせい》できるようになったからです。

よく、何歳《なんさい》まで矯正《きょうせい》ができるのかという質問《しつもん》を受けます。矯正《きょうせい》は、何歳《なんさい》でも大丈夫《だいじょうぶ》、五〇歳《さい》でも六〇歳《さい》でもできるのです。年齢《ねんれい》よりも、大事なのはその人の歯の状態《じょうたい》です。歯の数がそろっていて、歯や歯ぐきがある程度《ていど》以上《いじょう》しっかりしていれば、いくつになっても矯正《きょうせい》は可《か》能《のう》です。ところが、若《わか》くても歯がボロボロの人は、残念《ざんねん》ながら矯正《きょうせい》はできません。

年をとると、原因不明《げんいんふめい》の頭痛《ずつう》や耳鳴り、肩《かた》こり、腰痛《ようつう》などに悩《なや》まされるようになります。

たいていの人は「年だからしかたない」と諦《あきら》めてしまいますが、そういう不定愁訴《ふていしゅうそ》も、歯並《はなら》びを矯正《きょうせい》したとたん、治《なお》ってしまうことがあるのです。ですから私《わたし》は何歳《なんさい》になっても、矯正《きょうせい》にチャレンジしてほしいと思います。それが、結局《けっきょく》は若《わか》さと健康《けんこう》に結《むす》びつくのですから……。

PART 2

歯並《はなら》びの異常《いじょう》の原因《げんいん》は奥歯《おくば》にあった

歯の〝押《お》しくらまんじゅう〟で異常《いじょう》がおきる

①「歯並《はなら》びが悪い」とはどういうことか?

目や鼻《はな》が悪くても人には気づかれませんが、歯並《はなら》びだけはすぐにわかってしまいます。しかも口は、人間の顔の中でいちばんダイナミックに動くところ。食べたりおしゃべりをするたびに、人の目にさらされます。ビジュアルに訴《うった》えるだけに、悩《なや》みは深いといえます。

歯並《はなら》びが悪いことを、不正咬合《ふせいこうごう》といいます。文字どおり、かみ合わせが悪いということです。この不正咬合《ふせいこうごう》には、次の四つの種類《しゅるい》があります。

①上顎前突《じょうがくぜんとつ》……いわゆる出っ歯といわれるものです。上の歯やあごが前に出ていて、上下の歯がうまくかみ合わない状態《じょうたい》です。

②下顎前突《かがくぜんとつ》……反対に下のあごや歯が上あごより前に出ている状態《じょうたい》で、受《う》け口《ぐち》のことです。歯のかみ合わせが逆《ぎゃく》になっている反対咬合《はんたいこうごう》も、これに入ります。

③叢生《そうせい》……歯の向きが違《ちが》うほうを向いていたり、歯列からはずれて生えていたり、デコボコに生えている状態《じょうたい》をいいます。乱《らん》ぐい歯《ば》、八重歯《やえば》がこれに当たります。

④開咬《かいこう》……歯をかみ合わせようとしてもしっかり閉《と》じず、つねに上下の前歯または横の歯が

図5　不正咬合の種類

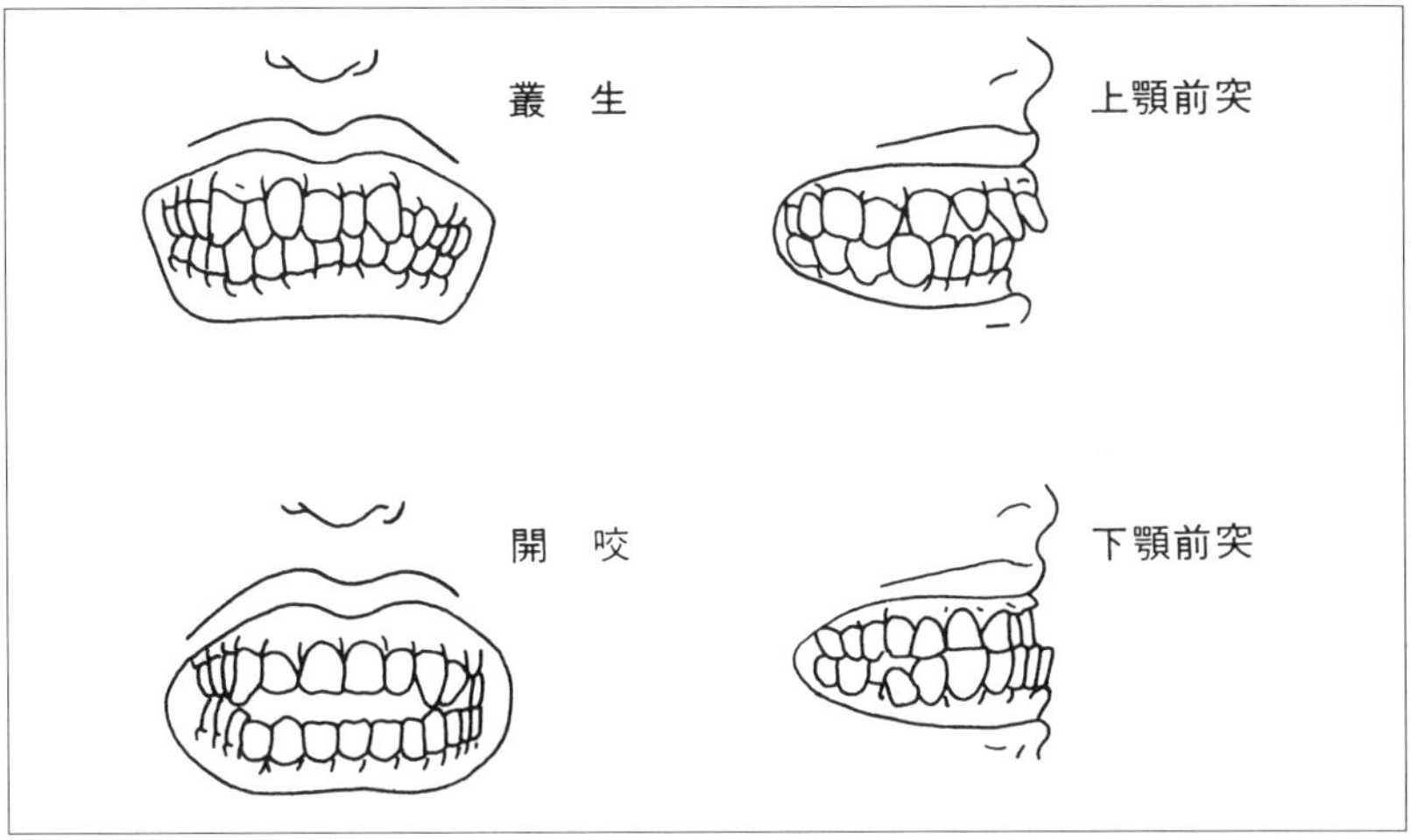

開いている状態《じょうたい》で、オープンバイトともいいます。

ただし、歯並《はなら》びが悪いという場合、出っ歯で八重歯もあるというように、重複《ちょうふく》して現《あらわ》れるケースもよくあります。

この分類《ぶんるい》は見た目から判断《はんだん》したものですが（私《わたし》たちはこういう分け方はあまりしません。あごの動きや歯の接触《せっしょく》のしかたなど、歯並《はなら》びを悪くする原因《げんいん》から分類《ぶんるい》します）、一般的《いっぱんてき》にはこれが不正咬合《ふせいこうごう》といわれています。（図5）

②前歯の異常《いじょう》は外に表れた〝症状《しょうじょう》〟だ

こうした不正《ふせい》な歯並《はなら》びは、見えるところに現《あらわ》れている異常《いじょう》ですから、だれにでもすぐにわかるものです。つまり見える前歯の異常《いじょう》だけを取り上げて、「歯並《はなら》びが悪い」「出っ歯だ」

などと判断《はんだん》してるだけです。

しかし矯正医《きょうせいい》である私《わたし》は、この前歯の異常《いじょう》はどこからくるのだろうかと、つねに原因《げんいん》を考えています。どんな病気でも同じで、原因《げんいん》がわからなければ適切《てきせつ》な治療《ちりょう》はできません。

たとえば、突然《とつぜん》子どもに高熱《こうねつ》が出たとしましょう。病院の先生が解熱剤《げねつざい》を出してくれて、熱《ねつ》が下がりました。それで、おかあさんは安心するでしょうか。するわけがありませんね。熱《ねつ》は、どこかに悪いところがあって、その結果《けっか》出たもので、体に現《あらわ》れたひとつの症状《しょうじょう》にすぎないのです。そのために、病院ではいろいろな検査《けんさ》をして、原因《げんいん》を突《つ》き止《と》めます。熱《ねつ》を下げることと病気を治《なお》すことは違《ちが》うからです。

歯科も同じです。なぜ出っ歯になるのか、乱《らん》ぐい歯《ば》になるのか。その原因《げんいん》を追及《ついきゅう》することが大事なのです。いってみれば、出っ歯も乱《らん》ぐい歯《ば》も症状《しょうじょう》にすぎません。その原因《げんいん》は、体のどこかに潜《ひそ》んでいるのです。見た目の症状《しょうじょう》は体のどこかに異常《いじょう》があることを知らせるサインなのです。

③奥歯《おくば》の影響《えいきょう》で前歯《まえば》が悲鳴《ひめい》を上げている

歯並《はなら》びを悪くする本当の原因《げんいん》、内部に潜《ひそ》む異常《いじょう》とは、いったい何でしょうか。それは、奥《おく》歯《ば》の存在《そんざい》の様子です。PART1で書いたように、いま、日本人のあごは本来の歯が生える発育カーブに沿《そ》って成長《せいちょう》していません。したがって、永久歯《えいきゅうし》が生える段階《だんかい》になってもあごが小さく、歯が生えそろうスペースが足りないのです。
永久歯《えいきゅうし》の生える順序《じゅんじょ》は遺伝子《いでんし》に組《く》み込《こ》まれており、決まっています。上あごは第一大臼歯《だいきゅうし》、中切歯《ちゅうせっし》、側切歯《そくせっし》（前歯）、第一・第二小臼歯《しょうきゅうし》、犬歯《けんし》、第二大臼歯《だいきゅうし》、第三大臼歯《だいきゅうし》（親知らず）の順《じゅん》に、下あごは第一大臼歯《だいきゅうし》、中切歯（またはその逆《ぎゃく》）、側切歯《そくせっし》、犬歯、第一・第二小臼歯《しょうきゅうし》、第二・第三大臼歯《だいきゅうし》の順《じゅん》に生えます。（図6）
人間の生理から見たら、必要《ひつよう》な歯から先に生えてくると考えるのが順当《じゅんとう》です。いちばん最《さい》初《しょ》に生える永久歯《えいきゅうし》は、第一大臼歯《だいきゅうし》。しっかりとものを噛《か》みつぶすのに必要《ひつよう》な歯です。六歳《さい》のときに乳臼歯《にゅうきゅうし》の後から生えてくるので、これを「六歳臼歯《ろくさいきゅうし》」といいます。いちばん最後《さいご》に生えてくるのは第三大臼歯《だいきゅうし》です。昔は人の寿命《じゅみょう》は短く、親が亡《な》くなってから生《は》えてきたので「親知《おやし》らず」と呼《よ》ばれるようになりました。随分遅《ずいぶんおく》れて生えてきますから、なくてもそれほどさしさわりのない歯ということになります。実際《じっさい》いまの日本人は、親知らずが生えてこなくて、埋《う》まってしまう人が多くなりました。
さて、六歳臼歯《ろくさいきゅうし》が生えてくるときにあごの奥行《おくゆ》きがないと、どうなるでしょうか。六歳臼《ろくさいきゅう》歯《し》はやっと生えたものの、その前に生えている歯（乳臼歯《にゅうきゅうし》）が六歳臼歯《ろくさいきゅうし》の影響《えいきょう》を受けます。乳臼歯《にゅうきゅうし》の根っこが押《お》されて、徐々《じょじょ》に傾《かたむ》きながら前に押《お》し出《だ》されてくるのです。そうすると、その下から次に生える歯（小臼歯《しょうきゅうし》）も押《お》されて傾《かたむ》いてきます。〝押《お》しくらまんじゅう〟で、押《お》

■六歳臼歯（ろくさいきゅうし）
第一大臼歯《だいきゅうし》のこと。六歳頃《ごろ》に生《は》えてくる奥歯《おくば》

図6　乳歯と永久歯の萌出時期

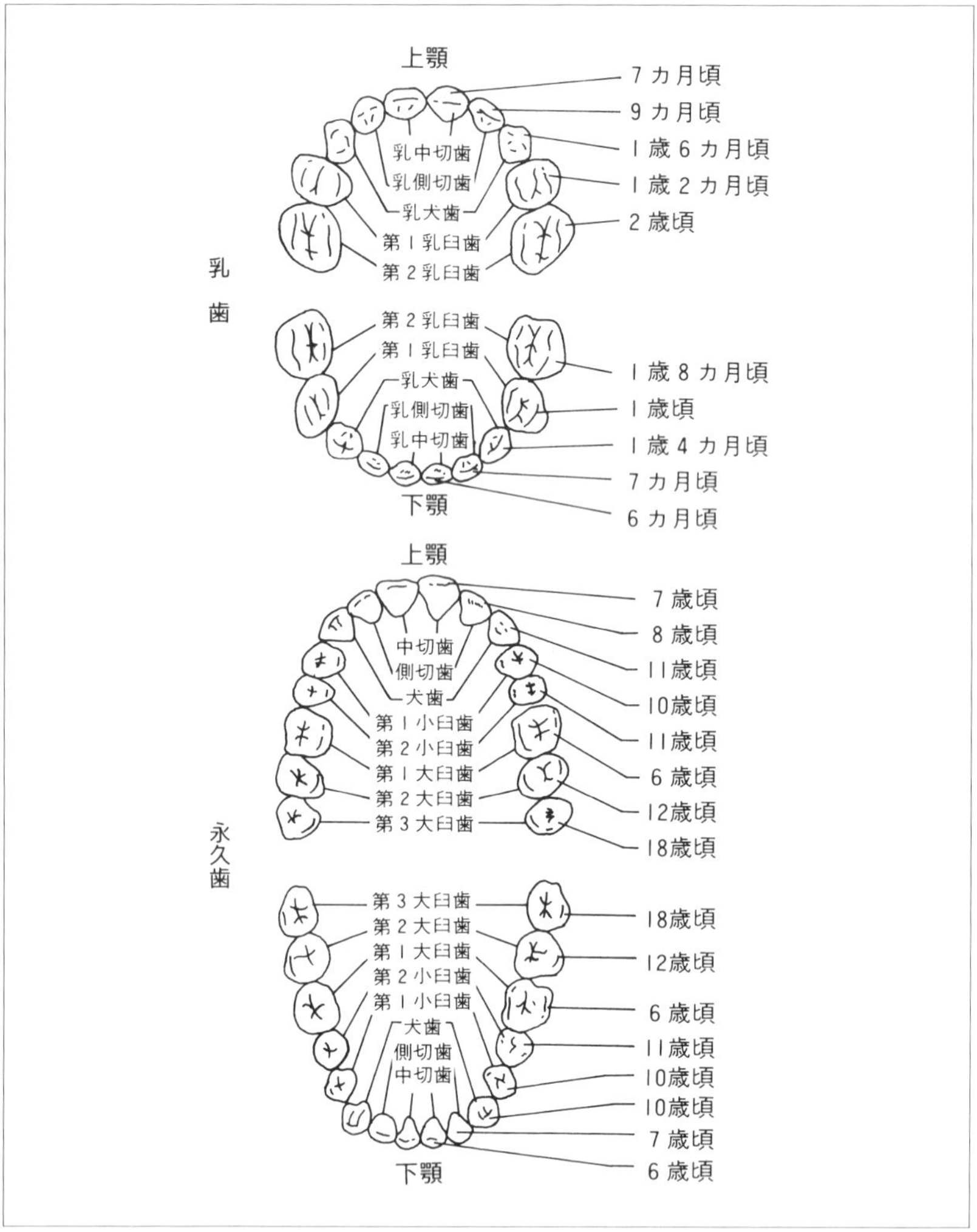

図7　歯の“押しくらまんじゅう”

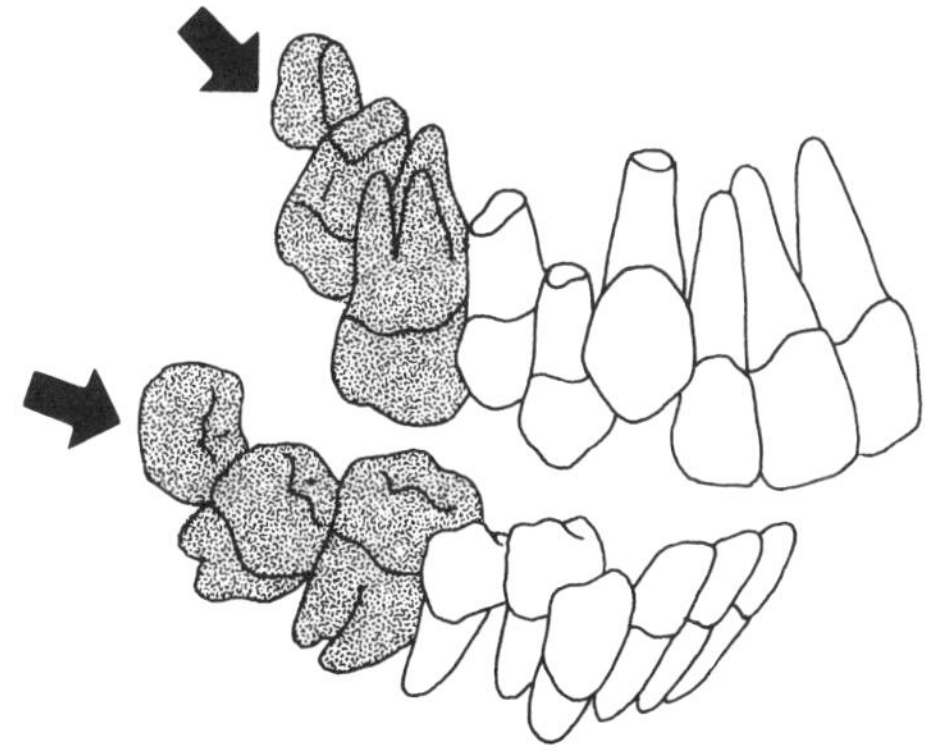

大臼歯（とくに第３大臼歯）が後ろから前方または上方に押し続けるため、叢生・前突・開口などの不正咬合を引き起こす。

されて泣《な》くのは、どの歯でしょうか。

それが前歯です。左右両側《りょうがわ》から強い奥歯《おくば》が押《お》してくるので、いやでも外に飛《と》び出《だ》す歯が出てきます。前歯は押《お》されるたびに悲鳴《ひめい》を上げ、外に押《お》し出《だ》されていくのです。歯の面積《めんせき》からいっても、あのどっしりした臼歯《きゅうし》が押《お》して来るわけですから、前歯はとてもかないません。（図7、図8）

歯は、基本的《きほんてき》にはまっすぐに生えてきます。地球には重力《じゅうりょく》がありますから、すべてのものは地面《じめん》に対して垂直《すいちょく》に立っています。家を支《ささ》える柱もそうです。人間が立って歩けるのも、重力があるからです。ものを噛《か》むときの力も下にまっすぐ加《くわ》わりますから、歯も垂直《すいちょく》に生えていなければ、噛《か》んだときに力が入りません。

図8　歯の“押しくらまんじゅう”が起こす不正咬合

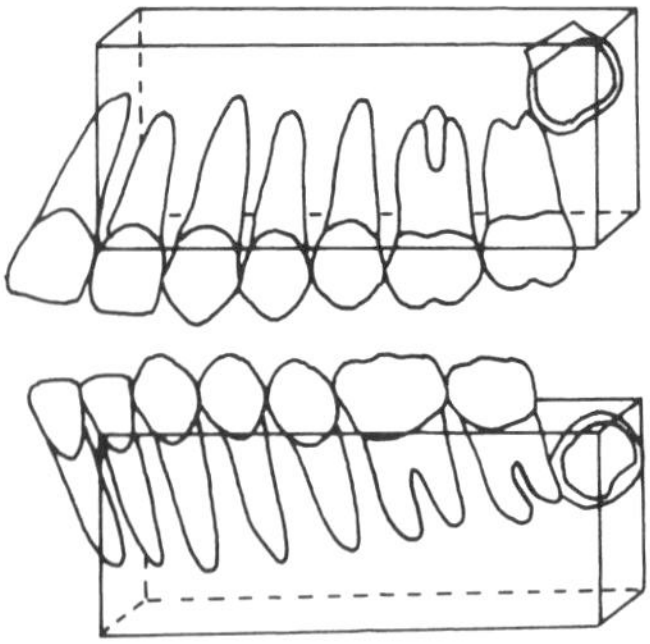

顎が小さく、歯の“押しくらまんじゅう”によって起こる前突

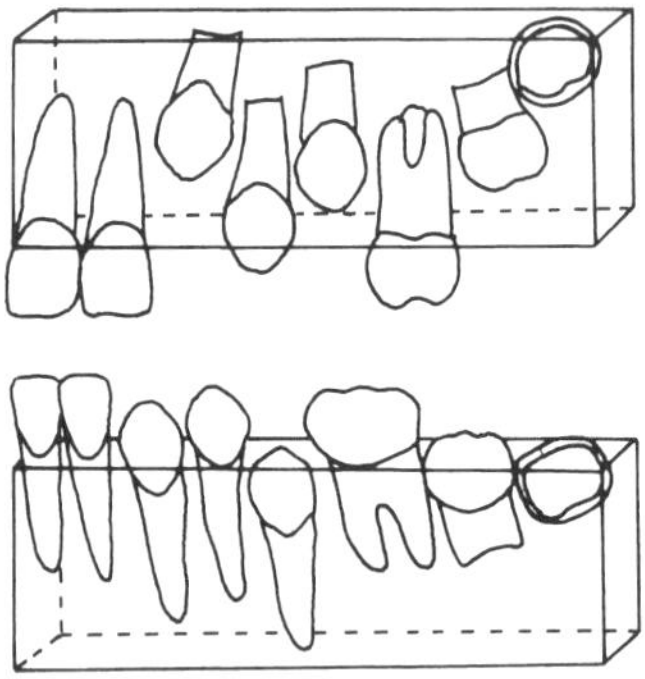

歯の大きさと顎の大きさが調和している場合、不正咬合にはならない。

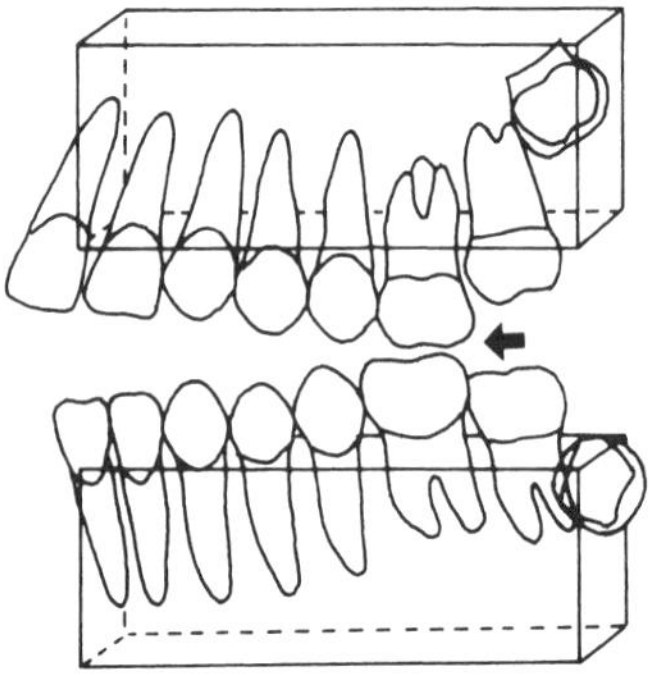

顎が小さく、歯の“押しくらまんじゅう”によって起こる大臼歯部の咬頭干渉、開咬

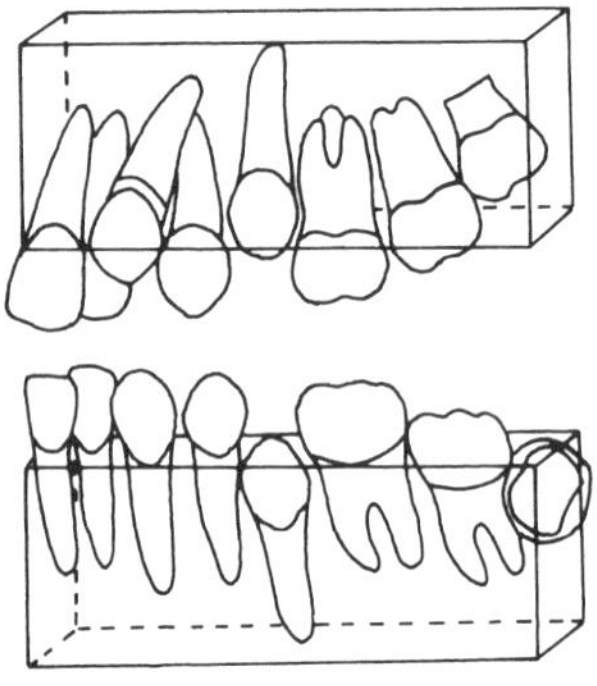

顎が小さく、歯の“押しくらまんじゅう”によって起こる叢生、乱ぐい歯

図9　咬合平面の変化

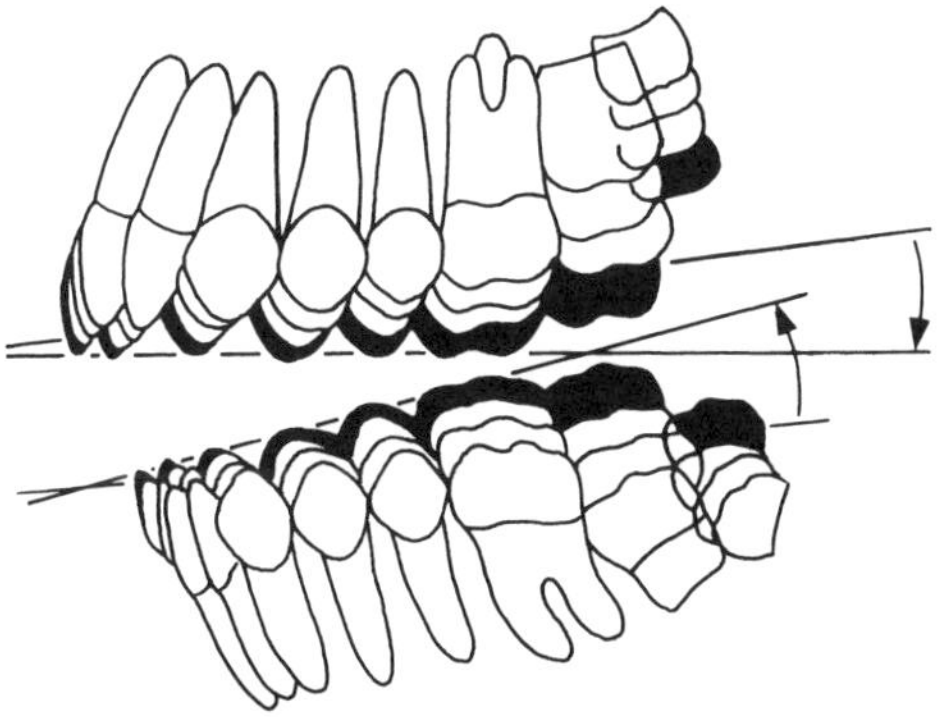

歯の垂直的な押し出し作用によって大臼歯部に咬合干渉が起こり、咬合平面が変化する

ところがその歯が傾《かたむ》いて生えてくるのですから、咬合平面《こうごうへいめん》（かみ合わせる面）はかみ合わず、歯にも噛《か》む力が入らない。つまり奥歯《おくば》によって閉《し》め出《だ》された前歯は、隠《かく》れた体の異《い》常《じょう》を知らせる悲鳴の歯でもあるのです。

■咬合平面（こうごうへいめん）
歯がかみ合わされる全体《ぜんたい》の面

④奥歯《おくば》は骨格《こっかく》までも変《か》える

奥歯《おくば》からの圧迫《あっぱく》というのは、前後的《ぜんごてき》に現《あらわ》れる異常《いじょう》です。つまり歯が後ろから前に押《お》されて、前歯の歯並《はなら》びがにぎやかになる。ところが上下に現《あらわ》れる異常《いじょう》もあります。私《わたし》たち矯正《きょうせい》医《い》はそれを咬合平面《こうごう》（かみ合わせの面）の垂《た》れ下《さ》がり、持《も》ち上《あ》がりといっています。（図9）

歯は、ふつうはだいたい同じ高さに並《なら》び、咬合平面《こうごう》は平らです。ところがこの咬合平面《こうごう》が、歯が生えるに従《したが》って、奥《おく》に行くほど下がったり持ち上がってくるのです。レントゲン写真などで前から後ろに、歯のラインに沿《そ》って線を引くとすぐにわかります。それが、出っ歯や受け口、開咬《かいこう》の原因《げんいん》になることがわかって来ました。

なぜ咬合《こうごう》平面の高さや傾《かたむ》きが変《か》わってくるのでしょうか。

歯は、頭でっかちの形をしています。根っこはとんがって細く、上に出ている部分は大きい。そういう形をした奥歯《おくば》が、スペースのないところに生えてくるのです。大きい頭が隣《となり》の歯とこすれあって生えてきますから、知らないうちに咬合面《こうごうめん》を持ち上げます。また、第一大《だい》臼歯《きゅうし》の後ろのスペースのないところに第二大臼歯《だいきゅうし》や親知らずが生えると、それより前の臼歯《きゅうし》が押《お》し出《だ》されて、咬合《こうごう》平面の傾《かたむ》きがさらに上の歯では下がったり、下の歯では上がったりします。

上の奥《おく》の咬合《こうごう》平面が垂《た》れ下《さ》がってくると、通常《つうじょう》より下《した》あごを前に出すように動かさないとうまく噛《か》めなくなります。あごの動きがかみ合わせに順応《じゅんのう》して変《か》わってくるわけです。それを成長期《せいちょうき》に毎日つづけていれば、頭蓋骨《とうがいこつ》全体にもひずみが出て骨格《こっかく》自体が変化《へんか》し、受け口になってしまいます。（図10）

出っ歯は、その逆《ぎゃく》です。下の奥歯《おくば》が持ち上がると、歯が不正《ふせい》に当たって下あごが後ろに引《ひ》っ込《こ》み、下《した》あごの前への成長《せいちょう》を妨《さまた》げます。そこで出っ歯になることがあります。開咬《かいこう》も、本

図10　咬合平面の変化と下顎の適応①

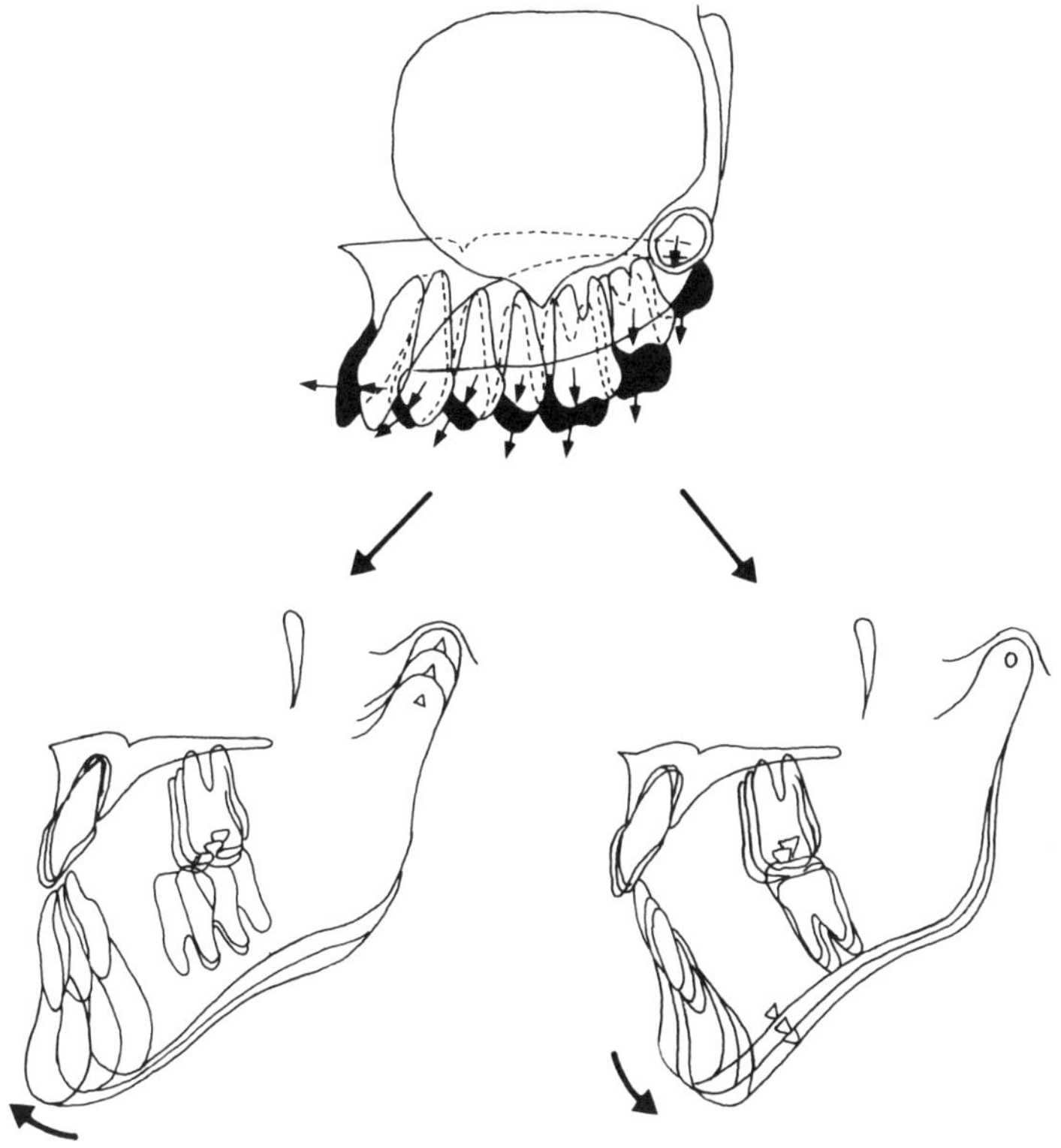

下顎の成長期に咬合平面が下がると下顎前突（受け口）になる

下顎の成長が止まってから咬合平面が下がってくると開咬になる

図11　咬合平面の変化と下顎の適応②

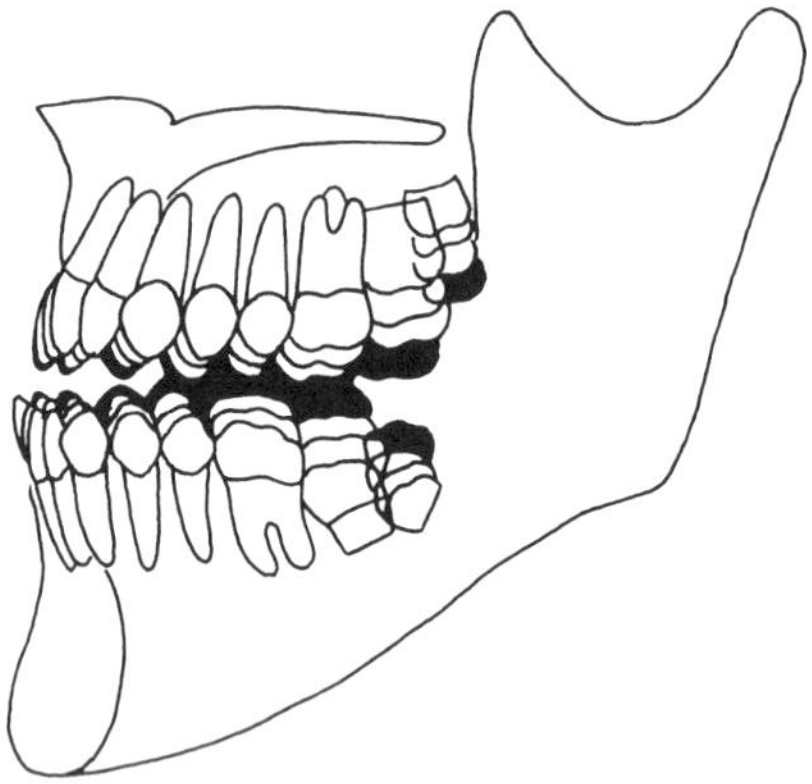

前方回転を伴う前方転位によって咬合を適合させるため
下顎前突（受け口）になる

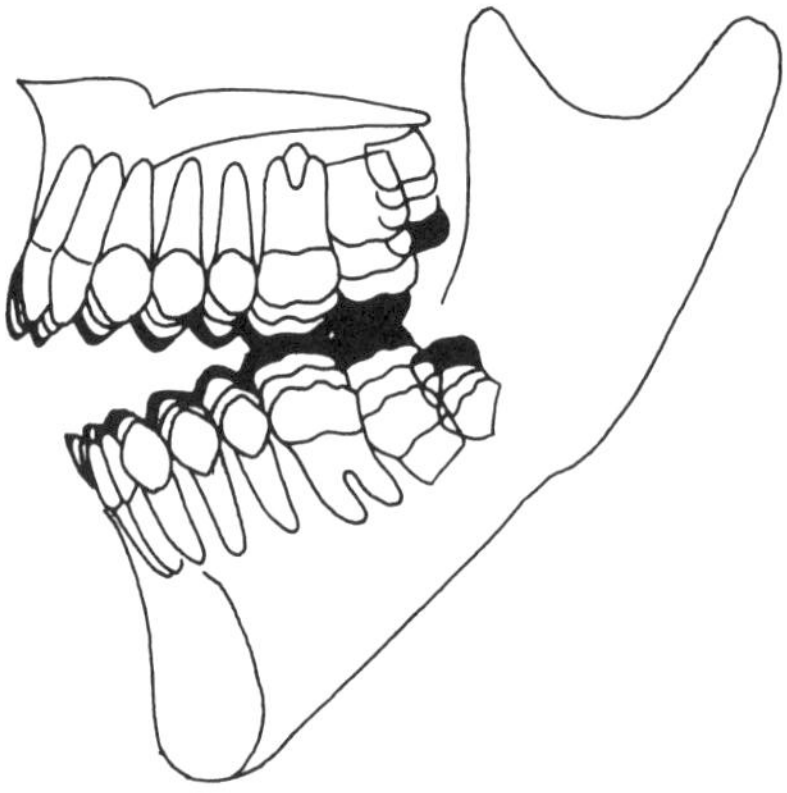

前方転位が困難な場合は、後方回転によって咬合を適合
させ、開咬になる

来当たるべきではない奥歯《おくば》がカツンカツンと当たって、顎関節《がくかんせつ》を支点《してん》にしたあごの開閉《かいへい》（ちょうつがい運動）ができなくなる。そこで前歯が閉《と》じなくなるのです。原因《げんいん》は咬合《こうごう》平面の垂《た》れ下《さ》がり、持ち上がりによる奥歯《おくば》の不正《ふせい》なかみ合わせなのです。（図11）
いままであごの骨《ほね》の問題だと思われてきた重度《じゅうど》の受け口や開咬《かいこう》も、本当の原因《げんいん》は奥歯《おくば》にあり、矯正《きょうせい》でこの咬合《こうごう》平面の高さ、傾《かたむ》きを変化《へんか》させるだけで治《なお》るようになりました。出っ歯も受け口も乱《らん》ぐい歯《ば》も、結局原因《けっきょくげんいん》はあごが小さくて、奥歯《おくば》が正常《せいじょう》に生えなかったことにあります。

奥歯《おくば》の異常《いじょう》は顎関節《がくかんせつ》も狂《くる》わせる

①顎関節《がくかんせつ》の特殊《とくしゅ》な働《はたら》き

ものを食べる、話をする、あくびをする、呼吸《こきゅう》をする……生きていくうえで絶対《ぜったい》に欠《か》かせないこれらの行為《こうい》は、あごが動いて初《はじ》めてできます。そのあごの動きを支配《しはい》するのが、上あご下あごをつなぐ顎関節《がくかんせつ》です。

ふだんかみ合わせに問題がなく、きちんと食事や話ができる人は、顎関節《がくかんせつ》のことをことさら考えることはないでしょう。ところがこの顎関節《がくかんせつ》、いったん不調《ふちょう》になるとさまざまなところに悪影響《あくえいきょう》を及《およ》ぼします。全身の健康《けんこう》を考えるうえで、じつは大変重要《たいへんじゅうよう》な関節《かんせつ》でもあるのです。そこで、次に顎関節《がくかんせつ》について考えてみましょう。

下あごの骨《ほね》は、顎関節《がくかんせつ》によって側頭骨《そくとうこつ》とつながっています。下あごの下顎頭《かがくとう》という顎《あご》の関《かん》節《せつ》の頭《あたま》の出《で》っ張《ば》りが、側頭骨《そくとうこつ》の関節《かんせつ》のくぼみに、ちょうど凹凸《おうとつ》がかみ合うように入っています。この凹凸《おうとつ》のあいだには関節《かんせつ》円板というクッションのような組織《そしき》があり、噛《か》むときの衝撃《しょうげき》をやわらげたり、あごがスムーズに動く働《はたら》きをしています。（図12）

顎関節《がくかんせつ》も左右一対ありますが、ほかのひじや膝関節《しつかんせつ》と決定的《けっていてき》に違《ちが》うのは、左右の関節《かんせつ》が下《か》顎骨《がくこつ》でつながっているため、同時に動かなければならないことです。左右でひとつの役目を果《は》たしているのです。ですから片方《かたほう》が壊《こわ》れれば、同時にもう片方《かたほう》も影響《えいきょう》を受けて壊《こわ》れていきます。

また、上下、前後、左右という三次元的《さんじげんてき》な動きをする関節《かんせつ》も、顎関節以外《がくかんせついがい》にありません。

こうした複雑《ふくざつ》で微妙《びみょう》な動きができるのも、顎関節《がくかんせつ》が『回転《かいてん》』と『滑走《かっそう》』という二種類《しゅるい》の動きによって成《な》り立《た》っているからです。『回転』は円運動、『滑走《かっそう》』は滑《すべ》る運動です。噛《か》むときに、下顎頭《かがくとう》が少し前に出ますが、これが『滑走《かっそう》』です。つまり回転運動をしながら、前後に滑走《かっそう》運動をしている。ほかの関節《かんせつ》は回転運動だけですから、ここにも顎関節《がくかんせつ》の特殊性《とくしゅせい》があります。

■関節円板（かんせつえんばん）
関節《かんせつ》と関節の間に入っているクッションのような組織

図12　顎関節のしくみ

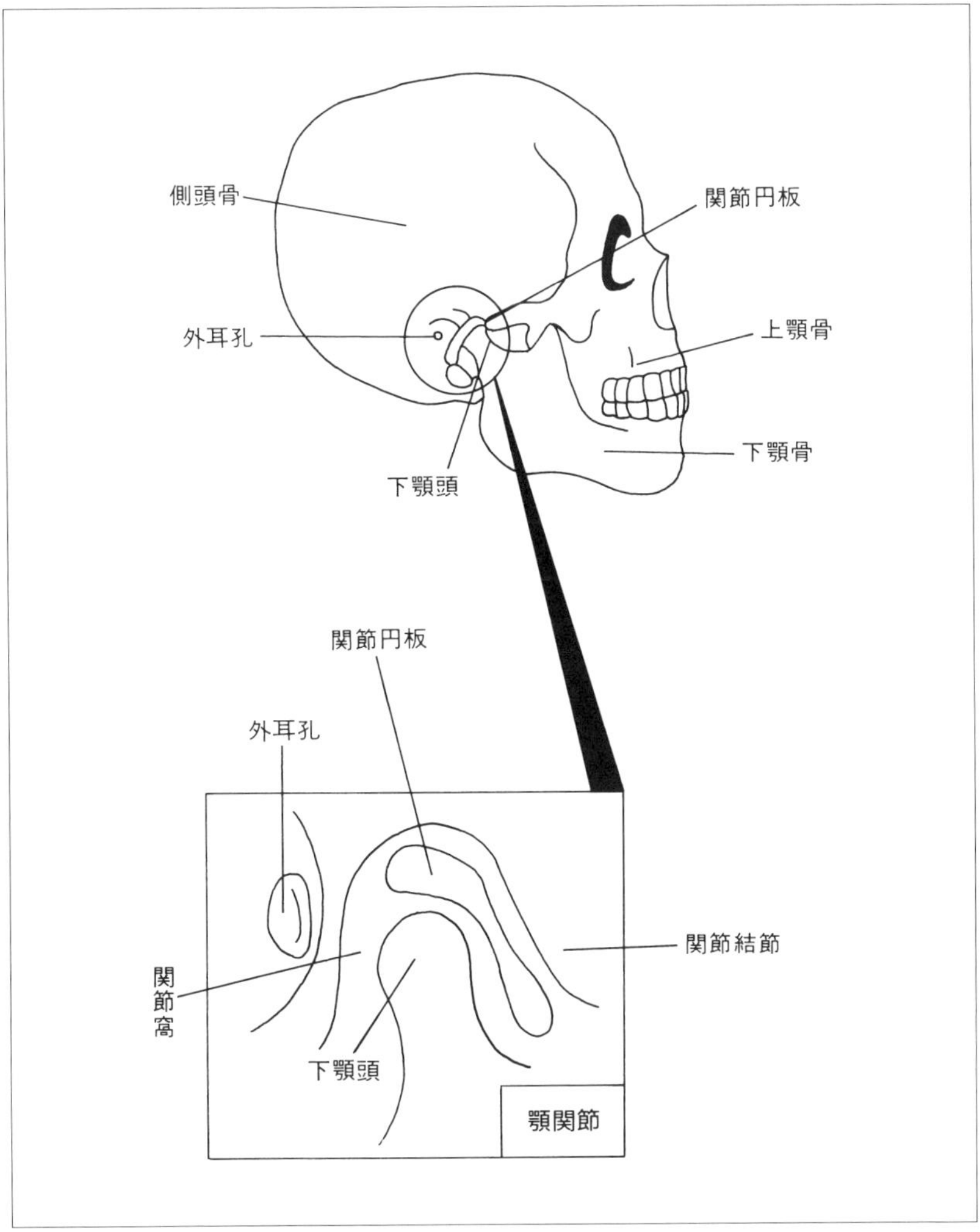

この『回転』と『滑走《かっそう》』が左右対称《たいしょう》に、スムーズに行われていればいいのですが、このふたつの運動に異常《いじょう》が生じると、問題が出てきます。

顎関節《がくかんせつ》の運動に支障《ししょう》をきたすもの。そこにも奥歯《おくば》の問題があります。

② 顎関節《がくかんせつ》は「てこの原理」で動く

あごと歯と顎関節《がくかんせつ》、この三つの動きは、わかりやすくいえばてこの原理で機能《きのう》するのです。

このてこの原理が狂《くる》ってくると、かみ合わせにも狂《くる》いが生じてきます。

てこは、動きを支《ささ》える支点《してん》、力が加《くわ》わる力点、さらに力が作用する作用点の三つの点で成《な》り立《た》っています。同じてこでも、支点《してん》、力点、作用点の位置関係《いちかんけい》で一級から三級まで三種類《しゅるい》あります。簡単《かんたん》にそれらがどう違《ちが》うか、説明《せつめい》しておきます。（図13）

まず一級のてことは、私《わたし》たちがふだん使っている洋ばさみのことです。手に持つところが力点、刃《は》の交わっているところが支点《してん》、そして刃《は》が作用点です。

二級のてこは、カッターを思《おも》い浮《う》かべてください。刃《は》の根本が支点《してん》、刃先《はさき》が力点、刃《は》の真ん中が実際《じっさい》に紙を切る作用点です。

では三級のてことはどういうものでしょうか。これは、日本に昔から伝《つた》わる和《わ》ばさみ（握《にぎ》りばさみ）のことです。この和ばさみの刃《は》の交わるところが支点《してん》、手で持つ部分が力点、そ

図13　てこの原理

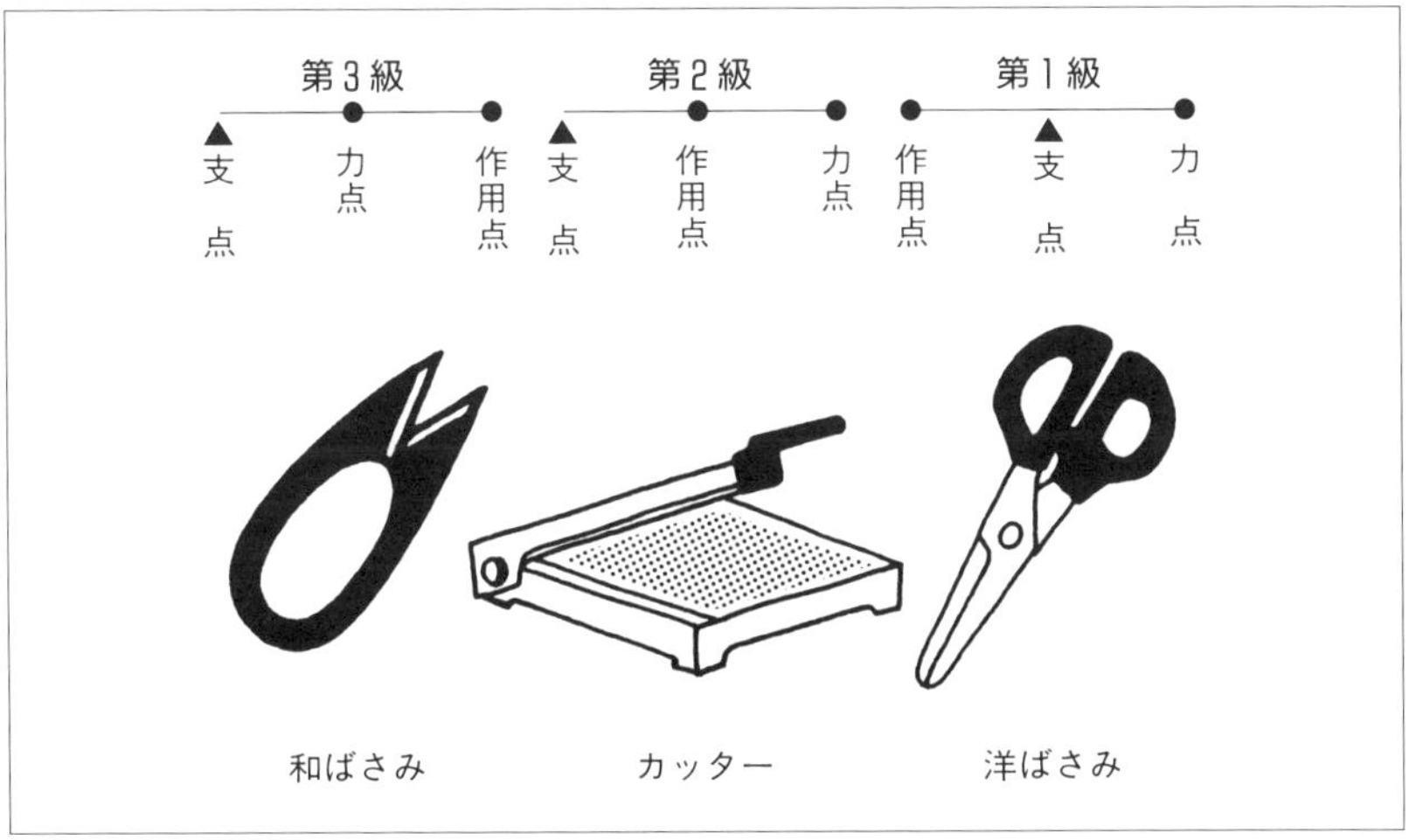

して刃先《はさき》が作用点です。この三級のてこは、支点《してん》にまったく力が加《くわ》わりません。したがって、すごく丈夫《じょうぶ》です。

ところが洋ばさみもカッターも、和ばさみに比《くら》べたら非常《ひじょう》に壊《こわ》れやすいつくりになっています。洋ばさみは動きを支《ささ》えるはずの支点《してん》に力が加《くわ》わるので、刃《は》の交わるところがゆるんで、そこがすぐに壊《こわ》れてしまうのです。

それに比《くら》べて和ばさみは、絶対《ぜったい》に支点《してん》が壊《こわ》れることがありません。だからいつまでも長持ちし、重宝《ちょうほう》したのです。

顎関節《がくかんせつ》は、この和ばさみと同じ三級のてこの原理で動くのです。上下のあごが接《せっ》する支《し》点《てん》が顎関節《がくかんせつ》、あごの力が加《くわ》わる力点が筋肉《きんにく》(咬筋《こうきん》)、そして噛《か》むという作用をする作用点が、歯です。三級のてこの原理で動く顎関節《がくかんせつ》

図14　顎関節とてこの原理

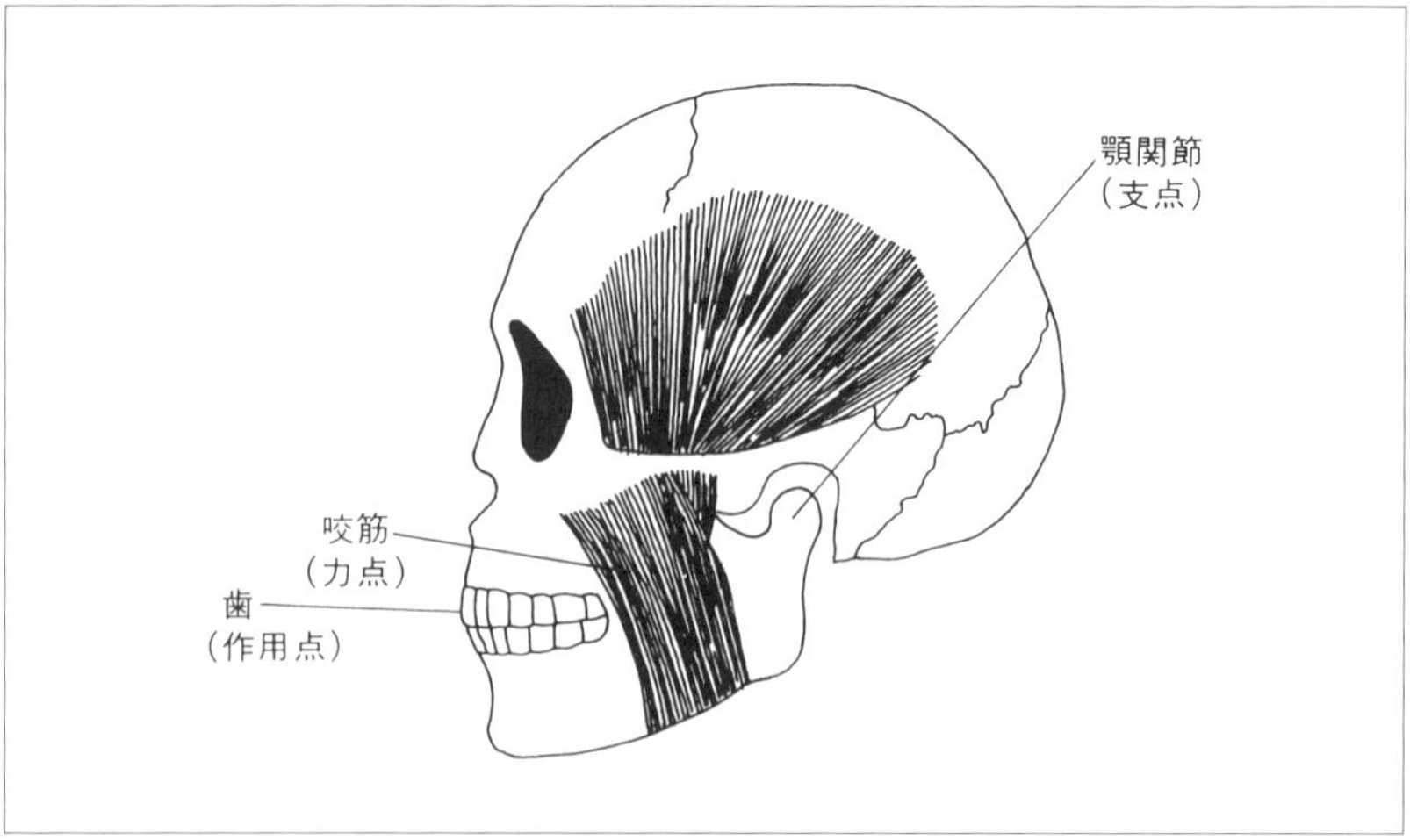

は、本来は壊《こわ》れにくい、非常《ひじょう》によくできたつくりになっているのです。（図14）

③奥歯《おくば》がてこを狂《くる》わせる

私《わたし》たちはものを食べたり話をするたびに、口を開けたり閉《と》じたりしています。ときには歯をグッとかみしめたり、歯ぎしりすることもあります。そういう口の動きを、一生つづけていかなくてはなりません。そのあごの動きのカナメになるのが、顎関節《がくかんせつ》です。だからこそ少々のムリでも壊《こわ》れにくい、三級のてこで動いているわけです。

ところがその顎関節《がくかんせつ》を、いとも簡単《かんたん》に狂《くる》わせるものがあります。それが、奥歯《おくば》なのです。先ほど咬合《こうごう》平面の垂《た》れ下《さ》がり、持ち上がり現《げん》象《しょう》の話をしましたが、これが顎関節《がくかんせつ》を傷《いた》める原因《げんいん》にもなるのです。

本来あごは、いちばん奥《おく》にある顎関節《がくかんせつ》を支点《してん》にして動いています。ところが先に述《の》べたように親知らずによって奥歯《おくば》が持ち上がると、その歯が強く当たるようになります。するとてこの原理はどうなるでしょうか。顎関節《がくかんせつ》ではなく、奥歯《おくば》が支点《してん》になってしまいます。三級のてこだったものが、一級のてこになってしまうのです。

あごは、顎関節《がくかんせつ》が支点《してん》になっているから、スムーズに開閉《かいへい》できるわけです。そして三級のてこである顎関節《がくかんせつ》には、不要《ふよう》な力は加《くわ》わらないしくみになっています。ところが、奥歯《おくば》が支点《してん》になると、顎関節《がくかんせつ》が作用点になってしまいますから、そこに不自然《ふしぜん》な力が加《くわ》わり、ジグリング（機能障害《きのうしょうがい》）をおこすようになります。このてこの原理が狂《くる》ったままあごを長く使っていると、顎関節《がくかんせつ》にだんだん炎症《えんしょう》がおきてきます。これによって引きおこされる症状《しょうじょう》が、いま子どもにも増《ふ》えている顎関節症《がくかんせつしょう》なのです。

しかも、支点《してん》となった奥歯《おくば》には、全部の歯で支《ささ》えるべきところをこの歯が支《ささ》えるわけですから、この負担《ふたん》は相当なものです。歯にかかる力のバランスもくずれますから、虫歯にはなりやすいし、ひびわれもしやすく、かみ合わせはさらに悪くなります。

いま一般的《いっぱんてき》によく知られているカクカクと音（クリック音）が出る顎関節症《がくかんせつしょう》というのは、関節《かんせつ》円板がズレておきるといわれています。関節《かんせつ》円板は前に説明《せつめい》したように、下あごの骨《ほね》

■機能障害（きのうしょうがい）
身体《しんたい》の器官《きかん》や組織《そしき》の機能《きのう》が損《そこ》なわれること

（下顎頭《かがくとう》）とそれの受け皿である関節窩《かんせつか》のあいだに挟《はさ》まっているクッション材《ざい》のようなもので、噛《か》むときに加《くわ》わる衝撃《しょうげき》をやわらげたり、回転・滑走《かっそう》という顎関節独特《がくかんせつどくとく》の動きを円滑《えんかつ》にするものです。この円板が外側翼突筋《がいそくよくとつきん》（顎関節《がくかんせつ》のすぐ近くにある咀嚼筋《そしゃくきん》）などに不正《ふせい》に引《ひ》っ張《ば》られてズレたり変形《へんけい》すると、顎関節症《がくかんせつしょう》になるというのです。

ところが顎関節症《がくかんせつしょう》は、最初《さいしょ》から関節《かんせつ》円板がズレておきるのではありません。奥歯《おくば》のかみ合わせが悪いために、あご全体がズレる。そうするとあごの関節《かんせつ》がズレる。その結果《けっか》としてクッションの円板がズレて、カクカクと音が出るようになるのです。奥歯《おくば》が〇・一ミリ高くなってかみ合わせが狂《くる》うだけでも、すぐに顎関節《がくかんせつ》がおかしくなる人もいるのです。

もうひとつ大事なのは、筋肉《きんにく》の動きです。あごの複雑《ふくざつ》な三次元的《さんじげんてき》動きは、顎関節《がくかんせつ》を動かす筋肉《きんにく》や、その筋肉《きんにく》を収縮《しゅうしゅく》させる神経《しんけい》によって動いています。ところが奥歯《おくば》にかみ合わせの異《い》常《じょう》があり、てこの原理が狂《くる》うと、この筋肉《きんにく》の動きにも異変《いへん》がおきてきます。本来の動きとは違《ちが》う方向に引《ひ》っ張《ば》られたり、ゆるむべきところが緊張《きんちょう》したりします。これが顎関節症《がくかんせつしょう》をさらにひどくします。

④顎関節《がくかんせつ》の異常《いじょう》を前歯が警告《けいこく》する

歯がかみ合うときに歯にかかる力は、前歯で一平方センチあたり一〇〜二〇キロ、臼歯《きゅうし》部

■関節窩（かんせつか）
関節《かんせつ》を受ける受けざら、くぼみ

■外側翼突筋（がいそくよくとつきん）
顎関節《がくかんせつ》の頭部《とうぶ》と頭の内部につながっている筋肉《きんにく》で、口を開けたりするするのに使《つか》う筋肉

■咀嚼筋（そしゃくきん）
ものを食べるための咀嚼運動を行なう筋肉《きんにく》

では噛《か》む瞬間《しゅんかん》に五〇キロ以上のすごい力が加《くわ》わるといいます。しかもそれを、無意識《むいしき》のうちに繰《く》り返《かえ》しているのです。この噛《か》む運動（咀嚼運動《そしゃくうんどう》）は、乳歯《にゅうし》が生えた段階《だんかい》から大脳《だいのう》にインプットされており、その精密《せいみつ》なプログラムにしたがって、私《わたし》たちは日々咀嚼《そしゃく》ができているわけです。

さて、これほどの力が、一日に数千回もあごの骨《ほね》や歯や顎関節《がくかんせつ》にかかるのです。奥歯《おくば》に何の問題もなく、かみ合わせがよくて、咀嚼《そしゃく》のリズムがうまくいっているときはいいでしょう。ところが奥歯《おくば》に不正《ふせい》なかみ合わせがあり、咀嚼《そしゃく》のリズムがくずれてくると、相当の負担《ふたん》を伴《ともな》いながら、あごや顎関節《がくかんせつ》がズレてきます。

最初《さいしょ》は小さなズレから始まった顎関節《がくかんせつ》も、ズレたまま毎日使っていればズレは大きくなり、炎症《えんしょう》をおこしてきますが、症状《しょうじょう》はすぐには現《あらわ》れません。しかし、顎関節《がくかんせつ》は非常《ひじょう》にデリケートな関節《かんせつ》で、一度壊《こわ》れるとなかなか修復《しゅうふく》のしようがありません。少しでも不自然《ふしぜん》な力が加《くわ》わらないようにして、負担《ふたん》を軽くするしか治療《ちりょう》の方法《ほうほう》はないのです。

歯並《はなら》びが悪いのは、一目見てすぐにわかります。「歯並《はなら》びが悪いから治《なお》そう」ということになるでしょう。ところが顎関節《がくかんせつ》が悪くなっていることは、だれにもすぐにはわかりません。少なくともふつうの人がそれに気づくのは、自覚症状《じかくしょうじょう》が出てからです。あごが痛《いた》い、口を開けにくい、口を開けたり閉《と》じたりすると変《へん》な音がする……。こういう症状《しょうじょう》が出て初《はじ》めて、あ

■咀嚼運動（そしゃくうんどう）
ものをかみくだく運動《うんどう》のこと

ごがおかしいことに気づきます。

ところがその自覚症状《じかくしょうじょう》さえ出ないことがあります。そのかわり、頭痛《ずつう》がしたり目の奥《おく》が痛《いた》くなったりめまいがしたり、原因《げんいん》のわからない不快《ふかい》な症状《しょうじょう》が出てくることがあります。しかしその原因《げんいん》が顎関節《がくかんせつ》にあることに、いったいだれが気づくでしょうか。

顎関節《がくかんせつ》の機能障害《きのうしょうがい》は、すでに前歯に異常《いじょう》が出たときから始まっているのです。見えないところの異常《いじょう》だから、気がつかないだけなのです。前歯の異常《いじょう》は奥歯《おくば》の異常《いじょう》を知らせるサインであり、同時にそれは、顎関節《がくかんせつ》に異常《いじょう》があることを知らせる警告《けいこく》でもあるのです。

⑤本当の異常《いじょう》は見た目だけでは分からない

前歯の並《なら》びが悪くなっているということは、すでに顎関節《がくかんせつ》も傷《いた》んでいることが多いのですが、歯並《はなら》びがきれいで、見た目には少しも異常《いじょう》があるようには見えないケースでも、調べれば奥歯《おくば》に異常《いじょう》が見つかる場合があります。親知らずに押《お》されて奥歯《おくば》の根っこが傾《かたむ》いていたり、咬合平面《こうごう》が持ち上がったりしている人は、前歯には現《あらわ》れていなくても、顎関節《がくかんせつ》に機能障害《きのうしょうがい》があることがあります。

私《わたし》たちは「セファログラム」という、頭部を撮《と》るレントゲンで頭蓋骨《とうがいこつ》を検査《けんさ》していますが、そこにたいていひずみが出ています。また顎関節機能《がくかんせつきのう》を調べると、やはり動きやかみ合わせがおかしい。本人も何となく体調が悪いといったことを訴《うった》えます。

私《わたし》のところに、

「いつも頭が重くてしょうがない。脳神経科《のうしんけいか》にまで行ったけれど、原因《げんいん》がわからないといわれた」

といって検査《けんさ》を受けに来た人がいます。やはり奥歯《おくば》のかみ合わせがうまくいっていませんでしたので、矯正《きょうせい》をしたら、その症状《しょうじょう》はたちどころに消えてしまったのです。ところがかみ合わせを追求《ついきゅう》しない病院では、そういうことはわからないのです。

ですから、歯並《はなら》びが悪いという形でサインが出ていたほうが、患者《かんじゃ》さんにとってはまだいいことなのです。

最近特《さいきんとく》に原因不明《げんいんふめい》の不定愁訴《ふていしゅうそ》を訴《うった》える人が増《ふ》えています。学齢期《がくれいき》の子どもたちさえ、原因《げんいん》不明《ふめい》の不調《ふちょう》を訴《うった》えています。その何割《なんわり》かは、確実《かくじつ》に奥歯《おくば》の異常《いじょう》による顎関節症《がくかんせつしょう》なのです。

もう一度繰《く》り返《かえ》しますが、歯並《はなら》びの異常《いじょう》も顎関節《がくかんせつ》の機能障害《きのうしょうがい》も、もとをただせば原因《げんいん》は同じ。せまいあごのスペースに、奥歯《おくば》がむりやり生えてきたことにあります。

歯並《はなら》びが悪い人は、顎関節《がくかんせつ》にも機能障害《きのうしょうがい》があると思ってください。そしてそのまま放置《ほうち》すると必《かなら》ず機能障害《きのうしょうがい》はひどくなり、全身症状《しょうじょう》が身体中に広がっていくのです。

■学齢期（がくれいき）
義務教育《ぎむきょういく》を受けている期間《きかん》の年齢《ねんれい》。6歳から15歳

かみ合わせの異常《いじょう》は全身へ悪影響《あくえいきょう》を及《およ》ぼす

①全身の不調《ふちょう》を招《まね》く不正咬合《ふせいこうごう》と顎関節症《がくかんせつしょう》

顎関節《がくかんせつ》は、上は側頭骨《そくとうこつ》に、下は頸椎《けいつい》につながる重要《じゅうよう》なポイントに位置《いち》しています。側頭骨《そくとうこつ》は頭蓋骨《とうがいこつ》の一部であり、頸椎《けいつい》は脊椎《せきつい》の一部であることを考えると、あごや顎関節《がくかんせつ》の異常《いじょう》が全身症状《しょうじょう》をひきおこすのも無理《むり》からぬことです。

では、どんな症状《しょうじょう》をひきおこすのか、患者《かんじゃ》さんのカルテから主なものをピックアップしてみました。（図15）

肩《かた》・首のこり、痛《いた》み、頭痛《ずつう》、手足のしびれやマヒ、めまい、耳鳴り、難聴《なんちょう》、目の疲《つか》れ、視《し》力障害《りょくしょうがい》、鼻づまり、腰痛《ようつう》、関節痛《かんせつつう》、生理痛《せいりつう》、動悸《どうき》、息切れ、不眠《ふみん》、気力・根気の減退《げんたい》、集中力欠如《けつじょ》、記憶力低下《きおくりょくていか》……驚《おどろ》くくらい、その症状《しょうじょう》は多岐《たき》にわたっています。

しかし顎関節《がくかんせつ》やかみ合わせの異常《いじょう》が、なぜこうした全身症状《しょうじょう》にまで及《およ》ぶのか、医学的《いがくてき》に解《かい》明《めい》されているわけではありません。かみ合わせと全身の不快症状《ふかいしょうじょう》のあいだには、依然《いぜん》として深いブラックホールがあるのです。しかしポイントは、顎関節《がくかんせつ》が頭蓋骨《とうがいこつ》と頸椎《けいつい》につながる重《じゅう》要《よう》な位置《いち》にあることです。

■頸椎（けいつい）
首《くび》の骨《ほね》つまり脊髄骨《せきづいこつ》の上の7個を指《さ》す

図15　顎関節症が引き起こす全身の症状

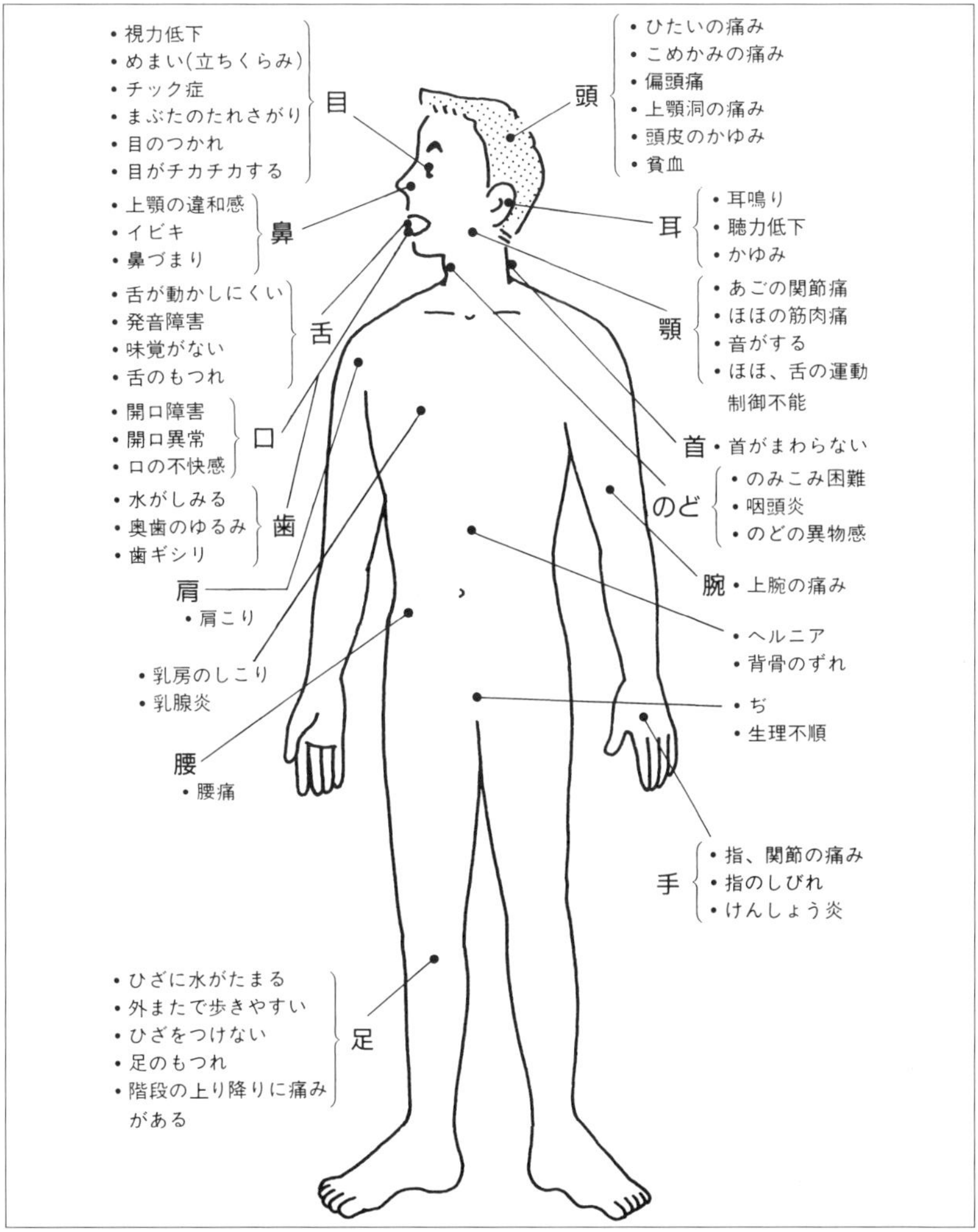
目
・視力低下
・めまい(立ちくらみ)
・チック症
・まぶたのたれさがり
・目のつかれ
・目がチカチカする
鼻
・上顎の違和感
・イビキ
・鼻づまり
舌
・舌が動かしにくい
・発音障害
・味覚がない
・舌のもつれ
口
・開口障害
・開口異常
・口の不快感
歯
・水がしみる
・奥歯のゆるみ
・歯ギシリ
肩
・肩こり
・乳房のしこり
・乳腺炎
腰
・腰痛
足
・ひざに水がたまる
・外またで歩きやすい
・ひざをつけない
・足のもつれ
・階段の上り降りに痛みがある
頭
・ひたいの痛み
・こめかみの痛み
・偏頭痛
・上顎洞の痛み
・頭皮のかゆみ
・貧血
耳
・耳鳴り
・聴力低下
・かゆみ
顎
・あごの関節痛
・ほほの筋肉痛
・音がする
・ほほ、舌の運動制御不能
首
・首がまわらない
のど
・のみこみ困難
・咽頭炎
・のどの異物感
腕
・上腕の痛み
・ヘルニア
・背骨のずれ
・ぢ
・生理不順
手
・指、関節の痛み
・指のしびれ
・けんしょう炎

顎関節《がくかんせつ》の内側《うちがわ》や後ろには、大事な神経《しんけい》や血管《けっかん》が脳《のう》につづいています。かみ合わせが悪く、下あごが後ろにズレると、その神経《しんけい》や血管《けっかん》が圧迫《あっぱく》されます。その神経経路《しんけいけいろ》のなかには、目や耳や鼻などの感覚器官《かんかくきかん》や脳《のう》につながる神経《しんけい》が通っています。そこで耳鼻科的症状《じびかてきしょうじょう》や眼科的《がんかてき》な症状《しょうじょう》が出てきたり、集中力や記憶力《きおくりょく》の低下《ていか》など、脳《のう》や精神《せいしん》・神経症状《しんけいしょうじょう》が現《あらわ》れてくるのです。また、不正咬合《ふせいこうごう》の人のほとんどに、姿勢《しせい》のゆがみがあることは、多くの歯科医が指摘《してき》しているとおりです。本人はまっすぐ立っているつもりでも、右か左に体が曲がっている。ひどい場合は、脊椎《せきつい》がS字状《じょう》に曲がる脊椎側《せきついそく》わん症《しょう》になってしまうこともあります。

重い頭や下あごが不正《ふせい》なかみ合わせでズレを強要《きょうよう》させられると、それを支《ささ》えるため体はわん曲してバランスをとろうとしているのです。

頸椎《けいつい》がズレ、そのひずみが脊椎《せきつい》を通って骨盤《こつばん》まで達《たっ》すれば、腰痛《ようつう》はもとより下半身のマヒやしびれ、生理痛《せいりつう》・生理不順《ふじゅん》など生殖機能《せいしょくきのう》にまで影響《えいきょう》してきます。（図16）

しかも背骨《せぼね》のなかには、大脳《だいのう》と末梢神経《まっしょうしんけい》を結《むす》ぶ神経《しんけい》の束《たば》、脊髄《せきずい》がおさめられています。そのため背骨《せぼね》がゆがむと、ここから出る神経系統《しんけいけいとう》にも障害《しょうがい》が出てくることになります。それが、場合によっては重篤《じゅうとく》な障害《しょうがい》を招《まね》くこともあるのです。

しかしこうした症状《しょうじょう》は、すべての人に現《あらわ》れるわけではありません。同じ痛《いた》みでも、人によって感じる度合いが違《ちが》います。それと同じで、どんなにかみ合わせが悪くても何の症状《しょうじょう》も出

図16　顎関節異常が及ぼす体の歪みの転移

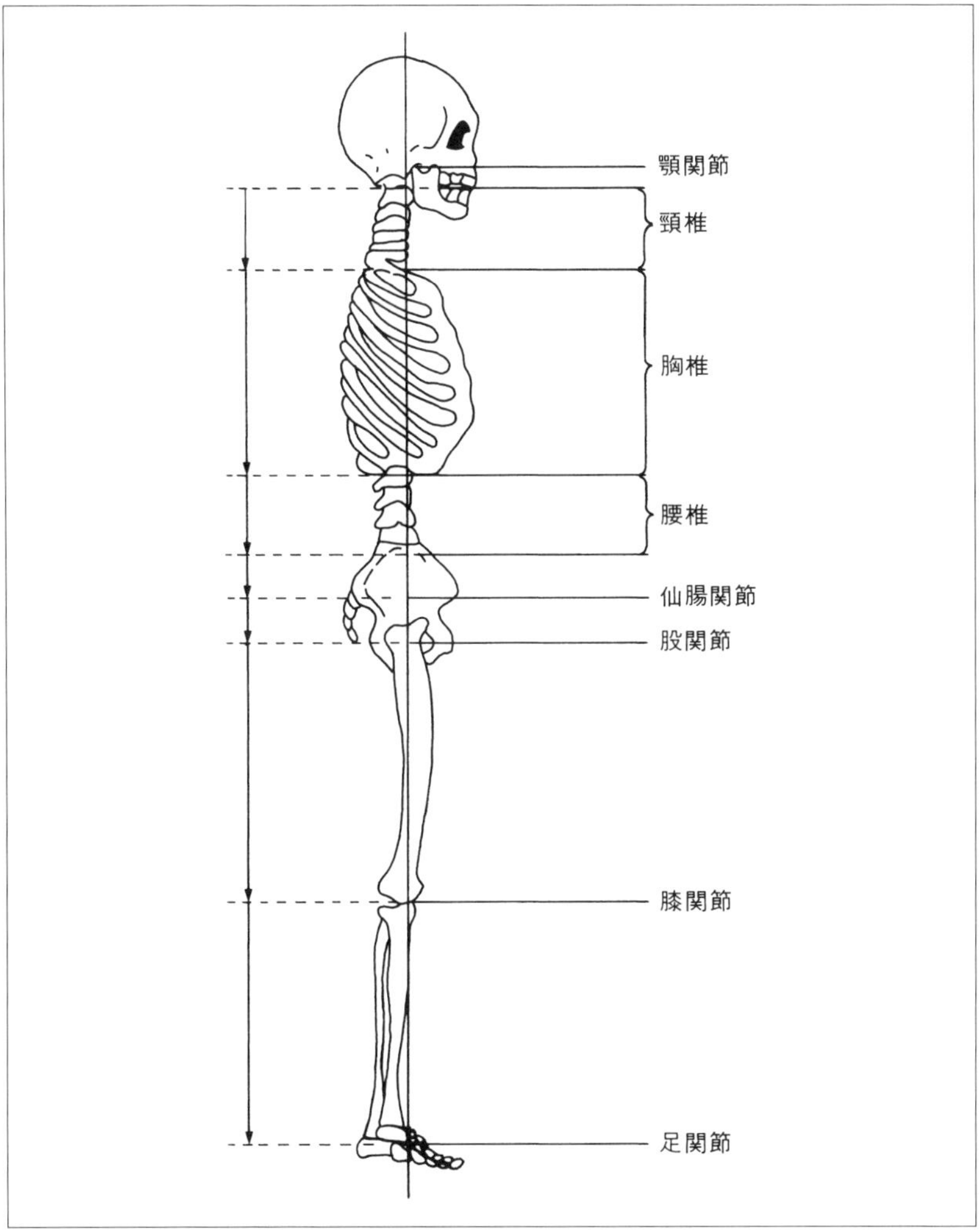

ない人がいれば、わずかな異常《いじょう》にも敏感《びんかん》に反応《はんのう》して、あらゆる不定愁訴《ふていしゅうそ》を抱《かか》え込《こ》んでしまう人もいます。歯並《はなら》びや顎関節《がくかんせつ》の異常《いじょう》からくる症状《しょうじょう》は、心身症《しんしんしょう》に似《に》た要素《ようそ》を持っているのです。

それか、歯並《はなら》びを治《なお》すことによって改善《かいぜん》されることが時《とき》としてあります。

ただし、歯に原因《げんいん》があり、改善《かいぜん》できる範囲《はんい》の不定愁訴《ふていしゅうそ》は消えていくことがありますが、そうでなければ不定愁訴《ふていしゅうそ》が残《のこ》ったり、徐々《じょじょ》に悪《わる》くなってくることもあります。その場合《ばあい》は、他の原因《げんいん》を考《かんが》えるべきでしょう。

私《わたし》の経験《けいけん》では、女性《じょせい》のほうが異常《いじょう》に対して敏感《びんかん》に反応《はんのう》するようです。だから不定愁訴《ふていしゅうそ》を訴《うった》える人が多い。体が華奢《きゃしゃ》なつくりになっているので、防御反応《ぼうぎょはんのう》がすぐに出るのでしょう。しかしそうやって小出しに症状《しょうじょう》を出していったほうが、結果的《けっかてき》には体にいいのです。男性《だんせい》のようになかなか症状《しょうじょう》が出ないと、後でドーンと大きな病気にかかって、大変《たいへん》なことになります。

噛《か》むという行為《こうい》は、歯、骨格《こっかく》、筋肉《きんにく》、関節《かんせつ》などの組織《そしき》が脳《のう》からの指令《しれい》を受け、システマティックに行われています。もっと大きな目で見れば、その行為《こうい》の背景《はいけい》には、神経系《しんけいけい》や感覚系《かんかくけい》、骨格系《こっかくけい》、筋肉系《きんにくけい》、内分泌系《ないぶんぴつけい》、さらに消化器《しょうかき》、呼吸器《こきゅうき》、泌尿器《ひにょうき》など、全身の器官《きかん》が関連《かんれん》しています。そう考えれば、全身に症状《しょうじょう》が及《およ》んでくるのは自明《じめい》のことといえるでしょう。

②原因《げんいん》不明《ふめい》の不定愁訴《ふていしゅうそ》は、かみ合わせを疑《うたが》え

■心身症（しんしんしょう）
ストレスなどによって症状《しょうじょう》が出たり、悪くなったりする内科の病気《びょうき》

■華奢（きゃしゃ）
つくりが弱々しいこと

■防御反応（ぼうぎょはんのう）
防《ふせ》ごうとする行動

そうした全身症状《しょうじょう》を病院で訴《うった》えても、原因《げんいん》がわからない、それを不定愁訴《ふていしゅうそ》といいます。検《けん》査《さ》をしても、どこにも異常《いじょう》がみつからないのです。そのため、自律神経失調症《じりつしんけいしっちょうしょう》や心身症《しんしんしょう》などと診断《しんだん》されることが多いようです。かみ合わせに原因《げんいん》のある不定愁訴《ふていしゅうそ》は、一般の病院ではほとんどわかりません。しかし咬み合わせを勉強されている医師や歯科医師なら、かみ合わせを疑《うたが》うこともあります。ところが一見歯並《はなら》びがきれいなら、「歯が原因《げんいん》」も否定《ひてい》されるかも知れません。

念《ねん》のためにつけ加《くわ》えると、顎関節症《がくかんせつしょう》というのは症候群《しょうこうぐん》で、関節単独《かんせつたんどく》の病気ではありません。顎関節《がくかんせつ》まわりの異常《いじょう》からくるさまざまな症状《しょうじょう》をひっくるめて、顎関節症《がくかんせつしょう》と呼《よ》んでいます。

さて不定愁訴《ふていしゅうそ》といえば、中年以降《いこう》の、とくに女性《じょせい》に多い症状《しょうじょう》だと思われていました。ホルモンのアンバランスからくる自律神経失調症《じりつしんけいしっちょうしょう》。その代表が、更年期障害《こうねんきしょうがい》です。

ところが最近《さいきん》では、小学校の低学年《ていがくねん》から大学生にいたるまで、幅広《はばひろ》い年齢層《ねんれいそう》に集中力の欠《けっ》如《じょ》や気力の減退《げんたい》を招《まね》く不定愁訴《ふていしゅうそ》が増《ふ》えています。子どもの場合、その原因《げんいん》があごと歯の成《せい》長《ちょう》・発育のアンバランスにある可能性《かのうせい》は大きいのです。不定愁訴《ふていしゅうそ》とか自律神経失調症《じりつしんけいしっちょうしょう》といわれたら、まずかみ合わせ、顎関節症《がくかんせつしょう》を疑《うたが》ってみるといいでしょう。前歯の歯並《はなら》びはきれいでも、奥歯《おくば》のかみ合わせが悪い確率《かくりつ》は、かなり高いのです。

なお、顎関節《がくかんせつ》に炎症《えんしょう》がおきるとその周辺《しゅうへん》がはれ、押《お》さえると痛《いた》みがあります。自分でさわ

■症候群（しょうこうぐん）
身体に現《あらわ》れた病的変化《びょうてきへんか》がたくさんあること

ってもすぐにわかりますから、顎関節症《がくかんせつしょう》を知る簡単《かんたん》な診断《しんだん》となります。

耳の穴《あな》より少し前のところに指を当ててあごを動かすと、グリグリと動くところがあります。そのあたりが顎関節《がくかんせつ》ですから、ここを押《お》さえて痛《いた》いようなら、炎症《えんしょう》をおこしている可能《かのう》性《せい》があります。自分でさわると押《お》さえる力を加減《かげん》してしまいますから、だれかに押《お》さえてもらい、チェックするといいでしょう。

前歯を治《なお》すだけでは本当の矯正《きょうせい》はできない

①前歯だけに目を奪《うば》われるな

ところで日本人は、歯並《はなら》びが悪くても比較的寛容《ひかくてきかんよう》です。アメリカやヨーロッパほど矯正《きょうせい》が盛《さか》んではないのも、少々の歯並《はなら》びの悪さは愛嬌《あいきょう》、個性《こせい》ぐらいに思い、大目に見ているからでしょう。日本でこそもてはやされる八重歯ですが、ヨーロッパではドラキュラを連想《れんそう》させるものとして嫌《きら》われています。また中国でも、「虎《とら》の歯」といって嫌《きら》われているそうです。文《ぶん》化的《かてき》な背景《はいけい》の違《ちが》いかも知れません。

私《わたし》自身は、八重歯でもかわいいと思いますし、多少出っ歯でも、それがその人の個性《こせい》になっていることもあります。受け口が好きだという人もいるでしょう。見た目だけの問題なら、それぞれ好《この》みがあるわけですから、矯正《きょうせい》する必要はないのです。

ではなぜ矯正《きょうせい》するのか。それは、歯並《はなら》びの異常《いじょう》が、どこかほかに悪いところがあることを告《つ》げる警告《けいこく》だからです。

たとえば三九度の熱《ねつ》が出て、「私《わたし》は三九度がちょうどいいから、このままでいいわ」という人はいないでしょう。体が異常《いじょう》を訴《うった》えているから、三九度の熱《ねつ》が出ているのです。三九度の熱《ねつ》は症状《しょうじょう》にすぎず、その症状《しょうじょう》を引きおこしている病気が内部にあるのです。

歯並《はなら》びも同じことです。「八重歯が好きだから、このままでいい」というわけにはいかないのです。それが体の異常《いじょう》を知らせるサインであるからこそ、矯正《きょうせい》しなければならないのです。

では、八重歯という症状《しょうじょう》をとればいいのかというと、そんなに簡単《かんたん》な問題ではありません。前歯に出ている異常《いじょう》だけを治《なお》すと、症状《しょうじょう》がそこに出なくなりますから、逆《ぎゃく》に問題が重くなってきます。別《べつ》のところに症状《しょうじょう》が出たり、あるいはまったく症状《しょうじょう》が隠《かく》れてしまい、悪いところがわからなくなってしまうのです。それこそ不定愁訴《ふていしゅうそ》に苦しめられることになります。

体の深いところに潜《ひそ》んでいる本当の異常《いじょう》を知らせるために、歯並《はなら》びが悪くなっていると考えたらどうでしょう。そういう形で体からの警告《けいこく》をキャッチできるというのは、むしろラッキーなことといえるかもしれません。

PART

3

矯正治療《きょうせいちりょう》の常識《じょうしき》をくつがえす“非抜歯《ひばっし》”矯正法《きょうせいほう》

歯を抜《ぬ》くのが矯正《きょうせい》治療《ちりょう》の常識《じょうしき》だった

①見た目重視《じゅうし》の矯正《きょうせい》は、こんなことをしていた！

歯並《はなら》びがよくなると、顔の印象《いんしょう》が見違《みちが》えるように変《か》わってきます。「明眸皓歯《めいぼうこうし》」という言葉を引くまでもなく、口もとのインパクトは想像以上《そうぞういじょう》に強いものですから、患者《かんじゃ》さんが訴《うった》えてくる症状《しょうじょう》は、ほとんど前歯に集中しています。

前歯とは、犬歯から犬歯までの六本をいいます。この前歯が出ていたりデコボコしていると、とにかく目立ちます。ですから、ほとんどの場合、矯正《きょうせい》の目的《もくてき》は「見た目をよくしたい」、つまり美の追求《ついきゅう》に尽《つ》きます。（図17）

矯正医《きょうせいい》も患者《かんじゃ》さんの希望《きぼう》に応《こた》えようと、見た目を重視《じゅうし》した矯正《きょうせい》を行おうとしてきました。その結果《けっか》、犬歯の後ろにある第一小臼歯《しょうきゅうし》を抜《ぬ》いて、そこに前歯をおさめる方法《ほうほう》が、一般的《いっぱんてき》には行われているのです。おそらくいまの矯正治療《きょうせいちりょう》の七～八割《わり》までが、この方法《ほうほう》をとっているのではないでしょうか。

いったいなぜ、第一小臼歯《しょうきゅうし》を抜《ぬ》くのでしょうか。

前歯をきれいに見せたいのですから、八重歯になっている犬歯でも抜《ぬ》いたらおかしなこと

■明眸皓歯（めいぼうこうし）
澄《す》んだひとみと白い歯。美人の形容《けいよう》

図17　前歯のかみ合わせ

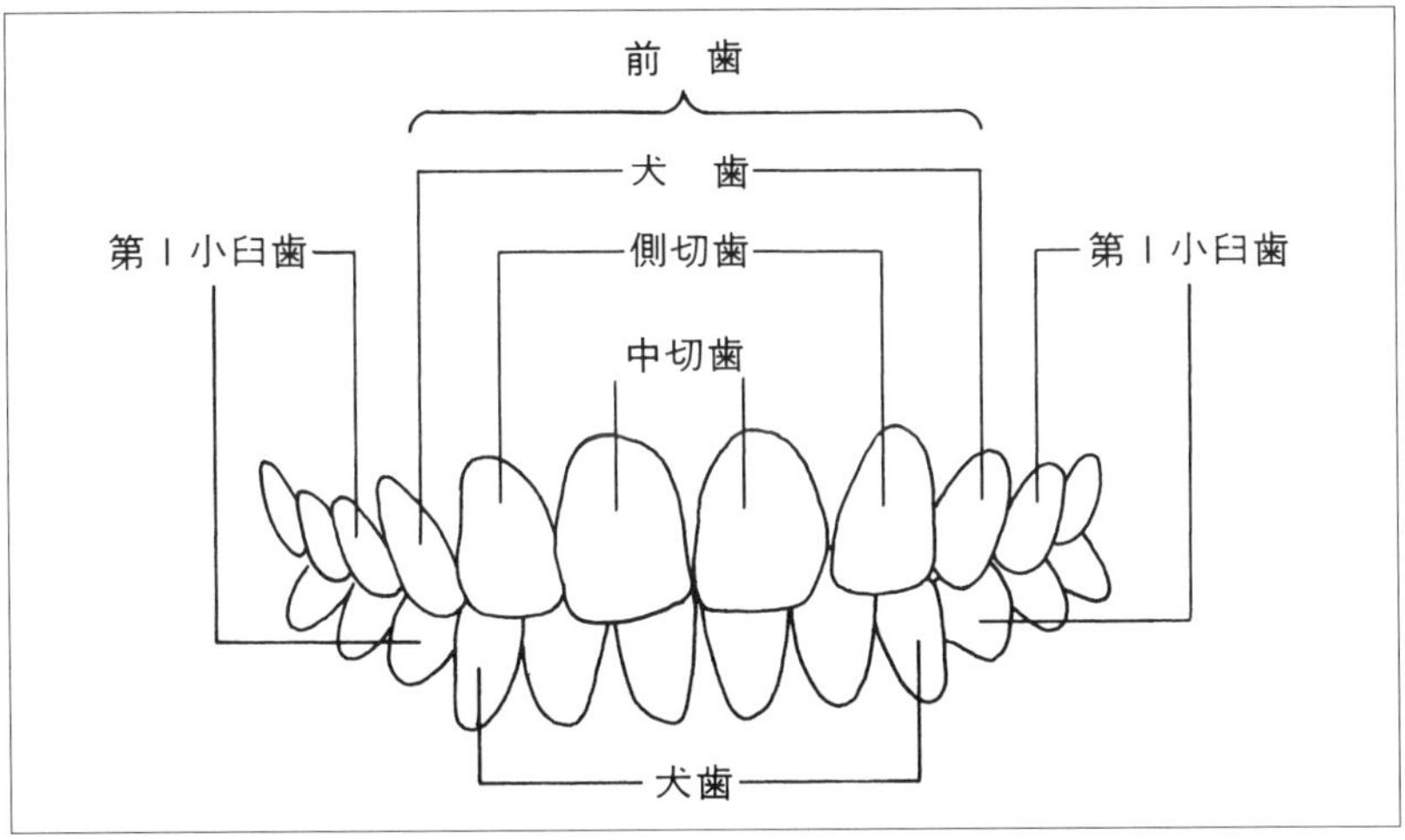

になってしまいます。では、大臼歯《だいきゅうし》の抜歯《ばっし》はどうでしょうか。大臼歯《だいきゅうし》はいちばん奥《おく》にありますから、そこまで歯を動かすのは大変《たいへん》です。そこで、前歯に近い小臼歯《しょうきゅうし》が犠牲《ぎせい》になることになります。

　小臼歯《しょうきゅうし》は、第一小臼歯《しょうきゅうし》と第二小臼歯《しょうきゅうし》の二本あります。形の似《に》ているのが二本あるのだから、一本くらい抜《ぬ》いてもいいだろう――。そんな安易《あんい》な気持ちで犬歯の隣《となり》にある第一小臼歯《しょうきゅうし》を抜《ぬ》くことになったのではないでしょうか。犬歯の隣《となり》なら、前歯を動かすのも楽です。しかも日本人は、八重歯になるケースが多いですから、その点でも犬歯の隣《となり》の第一小臼歯《しょうきゅうし》を抜《ぬ》くのは好都合《こうつごう》なのです。こうして結局《けっきょく》、上下四本の小臼歯《しょうきゅうし》を抜《ぬ》くことになります。

　第一小臼歯《しょうきゅうし》を抜《ぬ》くのには、もうひとつ理由

があります。それは、簡単《かんたん》に、そして大胆《だいたん》に前歯が移動《いどう》でき、口もとがダイナミックに変《か》わるからです。見た目が激変《げきへん》しますから、患者《かんじゃ》さんの満足度《まんぞくど》も大きく、矯正医《きょうせいい》も「やった」という気がするわけです。

見た目の歯並《はなら》びを治《なお》すだけなら、第一小臼歯《しょうきゅうし》を抜《ぬ》く矯正治療《きょうせいちりょう》が術者《じゅつしゃ》にとっていちばん楽なのです。しかし合計四本抜《ぬ》いた状態《じょうたい》で数年もすれば、結局圧迫《けっきょくあっぱく》してくる親知らずも抜《ぬ》かねばならず、合計八本失《うしな》うことになることがほとんどです。

②便利《べんり》だから抜《ぬ》かれていた小臼歯《しょうきゅうし》

このような考えで小臼歯《しょうきゅうし》を抜《ぬ》くことを、「便宜抜去《べんぎばっきょ》」といっています。あくまで医学的《いがくてき》な根拠《こんきょ》がなく、ただ便宜的《べんぎてき》に抜《ぬ》いているだけだからです。

いまの日本の矯正治療《きょうせいちりょう》は、アメリカがお手本になっています。そのアメリカで、もう五〇年も前の話ですが、歯を抜《ぬ》いて矯正《きょうせい》をする「抜歯論《ばっしろん》」と、抜《ぬ》かずに矯正《きょうせい》する「非抜歯論《ひばっしろん》」がありました。両者が論争《ろんそう》した時代もありますが、結局《けっきょく》「抜歯論《ばっしろん》」が主流になり、現在《げんざい》につながっています。もちろん、アメリカの主流は日本の主流でもあります。

第一小臼歯《しょうきゅうし》が「便宜抜去《べんぎばっきょ》」のターゲットになったのには、もうひとつ理由があります。

昔はいまほど口腔学《こうくうがく》が研究されておらず、口のなかのことがよくわかっていませんでした。

■便宜抜去（べんぎばっきょ）
治療《ちりょう》に便利《べんり》なので都合よく歯を抜《ぬ》くこと

したがって小臼歯《しょうきゅうし》についても、機能的《きのうてき》にそれがどんな役目を持ち、どれだけ重要《じゅうよう》かということがほとんど議論《ぎろん》されていなかったのです。かつての「非抜歯論《ひばっしろん》」も、その観点《かんてん》からではなかったので、議論《ぎろん》されないまま、慣例的《かんれいてき》に安易《あんい》に小臼歯《しょうきゅうし》を抜《ぬ》いてきた、それが実状《じつじょう》です。

小臼歯《しょうきゅうし》を抜《ぬ》くことをいままでも「便宜抜去《べんぎばっきょ》」と呼《よ》んでおり、医学的《いがくてき》な「必要抜去《ひつようばっきょ》」でないところに、第一小臼歯《しょうきゅうし》を抜《ぬ》く矯正治療《きょうせいちりょう》の限界《げんかい》があるのではないでしょうか。最近《さいきん》、小臼歯《しょうきゅうし》の重《じゅう》要性《ようせい》が研究され、アメリカでも非抜歯《ひばっし》の傾向《けいこう》が出てきています。

■非抜歯（ひばっし）
歯を抜かないこと。（特に小臼歯《しょうきゅうし》を抜《ぬ》かないことをいう）

②歯を抜《ぬ》かないテクニックが少ない

歯には、一本一本大事な役割《やくわり》があります。たとえば、前歯は食べ物を捕《と》らえて噛《か》み切《き》り、犬歯は牙《きば》のように切《き》り裂《さ》きます。それを小臼歯《しょうきゅうし》が細かく砕《くだ》き、さらに大臼歯《だいきゅうし》がすりつぶします。どの歯も、一本たりとも抜《ぬ》きたくないと考えるのは、矯正医《きょうせいい》も患者《かんじゃ》さんも同じ気持ちでしょう。

それでも、矯正治療《きょうせいちりょう》で小臼歯《しょうきゅうし》を抜《ぬ》かなければならないのは、それしかテクニックがないからです。日本の矯正歯科《きょうせいしか》はアメリカの矯正技術《きょうせいぎじゅつ》を取り入れ、伝統的《でんとうてき》に歯を抜《ぬ》く矯正治療《きょうせいちりょう》が行われてきました。それ以外《いがい》のテクニックを覚《おぼ》えたくても、それを研究し学ぶところが、いまの日本の歯学教育のシステムのなかにはほとんどないのです。

こうした理由から、歯を抜《ぬ》かない矯正《きょうせい》はなかなか見付《みつ》からず、あっても普及《ふきゅう》しません。相《あい》変《か》わらず小臼歯《しょうきゅうし》を抜《ぬ》く矯正《きょうせい》が、いまの日本では主流なのです。

私《わたし》は、「必要抜去《ひつようばっきょ》」として親知らずを抜《ぬ》くことがあります。それが歯並《はなら》びの異常《いじょう》の原因《げんいん》になっているから抜《ぬ》くのですが、本当なら親知らずも必《かなら》ずしも抜《ぬ》くべきではないと思っています。歯を抜《ぬ》かずにする矯正《きょうせい》。それが歯にとっても、体にとってもいちばん好《この》ましいことは、いうまでもありません。

歯を抜《ぬ》かずにできる矯正治療法《きょうせいちりょうほう》はある

①真の矯正《きょうせい》は見た目を治《なお》すだけではない

体の異常《いじょう》は、その原因《げんいん》が体の奥《おく》に潜《ひそ》んでいて、それが症状《しょうじょう》として表に出てきます。

病気の治療《ちりょう》の目的《もくてき》は、もとの姿《すがた》、あるべき姿《すがた》に戻《もど》すことです。そのひとつの手段《しゅだん》が、歯列矯正《きょうせい》なのです。前歯の異常《いじょう》なら、原因《げんいん》である奥歯《おくば》からもとのあるべき位置《いち》に並《なら》べるようにすれば、前歯の異常《いじょう》も自然《しぜん》に改善《かいぜん》されてくるのです。

矯正《きょうせい》をした結果《けっか》、美容上《びようじょう》の問題が主訴《しゅそ》であっても、それだけでなく、患者《かんじゃ》さんも原因《げんいん》がわからなかった頭痛《ずつう》がとれたり、腰痛《ようつう》や肩《かた》こりが治《なお》ったという例《れい》も多いのです。それは、不調《ふちょう》

■必要抜去（ひつようばっきょ）
抜《ぬ》く必要性《ひつようせい》があって、歯を抜くこと

■主訴（しゅそ）
病気《びょうき》について患者《かんじゃ》の訴《うった》えることの主要《しゅよう》なもの

の原因《げんいん》が除去《じょきょ》され、生体としての機能《きのう》を回復《かいふく》したからです。

歯はあごの骨《ほね》に生えていますが、歯だけでなく、あごの骨《ほね》や顎関節《がくかんせつ》、舌《した》などを含《ふく》んだ口のなか全体を口腔《こうくう》といいます。日本ではこれまで、口腔《こうくう》全体や全身を考えた口腔学《こうくうがく》はあまり盛《さか》んではなく、いまも全身を考えた口腔理論《こうくうりろん》を勉強している矯正医《きょうせいい》はそれほど多くありません。

ところが欧米《おうべい》ではこの口腔学《こうくうがく》が盛《さか》んで、かみ合わせについての研究が進んでいます。その結果《けっか》、かみ合わせが全身状態《じょうたい》に影響《えいきょう》することは、一部では常識《じょうしき》のように捉《とら》えられています。歯並《はなら》びは、まさに健康状態《けんこうじょうたい》を知るバロメーターでもあるわけです。

その中で特《とく》に小臼歯《しょうきゅうし》の役割《やくわり》が注目されるようになったのは、十数年前のことです。ウィーン大学（オーストリア）のスラバチェック教授《きょうじゅ》の研究によって、小臼歯《しょうきゅうし》にも、非常《ひじょう》に大事な特徴《とくちょう》ある役割《やくわり》があることがわかってきたのです。

②第一小臼歯《しょうきゅうし》は顎関節《がくかんせつ》を守っている

あごは、ある範囲《はんい》で自在《じざい》に動きます。こういう動きができるのは、特異《とくい》な動きが可能《かのう》な顎《がく》関節《かんせつ》があるからです。同時に下あごは、どこにも固定《こてい》されていない不安定《ふあんてい》な存在《そんざい》でもあります。その不安定《ふあんてい》なあごの動きを安定させているのが、歯なのです。

人間のあごは、機能《きのう》する時、構造的《こうぞうてき》に本来は前へ前へ出るようにできていますが、前には前歯があるので、それが壁《かべ》になってぶつかり、一定のところで止まります。横には犬歯から小臼歯《しょうきゅうし》、大臼歯《だいきゅうし》につながる壁《かべ》があり、それがストッパーの役割《やくわり》を果《は》たしています。ところが後ろへはどうでしょうか。後ろには何も止めるものがなく、無防備《むぼうび》に顎関節《がくかんせつ》につながっているように見えます。

顎関節《がくかんせつ》の後ろには、脳《のう》に通じる神経《しんけい》と血管《けっかん》の束《たば》が通っています。あごが後ろに下がるとその経路《けいろ》が圧迫《あっぱく》され、いろいろな障害《しょうがい》が出てくる危険《きけん》があります。

そこで、その後ろへのストッパーの役目を果《は》たしているのが、第一小臼歯《しょうきゅうし》なのです。噛《か》んでいるときには気がつかないと思いますが、噛《か》んだあと、下のあごは少し後ろにずれます。そのときに唯一《ゆいいつ》かみ合うのが、第一小臼歯《しょうきゅうし》なのです。つまり下あごが後ろに下がりすぎないように、そこでストップさせ、顎関節《がくかんせつ》を守るという、非常《ひじょう》に重要《じゅうよう》な役割《やくわり》を第一小臼歯《しょうきゅうし》が担《にな》っている。こういうことが、最近《さいきん》になってわかってきたのです。

③小臼歯《しょうきゅうし》の代わりはほかの歯にはできない

ですから、噛《か》んだあとあごが後ろにちょっと下がったときに、上下の第一小臼歯《しょうきゅうし》が当たる。そのときにほかの歯が全部浮《う》くというのが正しいかみ合わせの姿《すがた》なのです。もしも第一小臼《しょうきゅう》歯《し》がなければ、他の歯が無理《むり》して当たるようになり、さまざまなひずみが出てきます。たとえば奥歯《おくば》が当たると下あごの位置《いち》がずれてきて、顎関節《がくかんせつ》を支《ささ》えている筋肉《きんにく》や靭帯《じんたい》にひずみが生じてきます。顎関節《がくかんせつ》自体もゆがんだり、位置《いち》がずれてきて炎症《えんしょう》をおこします。それがまた、頭蓋骨《とうがいこつ》内部のひずみにも結《むす》びつくのです。

つまり第一小臼歯《しょうきゅうし》は、歯列を正しい形に維持《いじ》するひとつの基準点《きじゅんてん》になるのです。さらに下あごの後方移動《いどう》へのストッパーとして働《はたら》き、顎関節《がくかんせつ》をサポートする。こういうことが、ようやく解剖学的《かいぼうがくてき》にもわかってきました。ですから口腔《こうくう》全体を考えると、第一小臼歯《しょうきゅうし》は非常《ひじょう》に大事な歯なのです。しかもこの第一小臼歯《しょうきゅうし》の役目は、ほかの歯では代行できません。第一小臼《しょうきゅう》歯《し》だけが果《は》たしている役目なのです。この大事な役目を知ったら、第一小臼歯《しょうきゅうし》を抜《ぬ》くことなど、とてもおそろしくてできないはずです。

■靭帯（じんたい）
骨《ほね》のはしを相互《そうご》に連結《れんけつ》する結合《けつごう》組織《そしき》線維《せんい》。関節《かんせつ》を強固《きょうこ》にし、運動を抑制《よくせい》する

④抜《ぬ》かずに矯正《きょうせい》できるテクニックはあった！

最近《さいきん》、日本でも小臼歯《しょうきゅうし》の重要性《じゅうようせい》が認識《にんしき》されるようになってきました。また神奈川《かながわ》歯科大学の佐藤貞雄《さとうさだお》教授《きょうじゅ》らによって、不正咬合《ふせいこうごう》の原因《げんいん》は前歯や小臼歯《しょうきゅうし》でなく、大臼歯《だいきゅうし》にあることがわかってきました。その理論《りろん》を実践《じっせん》した小臼歯非抜歯《しょうきゅうしひばっし》の治療《ちりょう》も、私《わたし》や一部の矯正《きょうせい》歯科医のあいだで、すでに行われています。

私《わたし》は、ここ数年間は、九九パーセント小臼歯《しょうきゅうし》を抜《ぬ》いていません。その方がより出っ歯や受

け口はバランスがよくなり、乱《らん》ぐい歯《ば》（叢生《そうせい》）も八重歯も無理《むり》なく歯列におさまります。なぜ抜《ぬ》かない矯正《きょうせい》が可能《かのう》になったかというと、不正咬合《ふせいこうごう》の原因《げんいん》である傾《かたむ》いた奥歯《おくば》をまっすぐ立てて、本来の位置《いち》に戻《もど》しているからです。

手前に傾斜《けいしゃ》している奥歯《おくば》を後方へまっすぐに立てればその前方にスペースができて、さらに小臼歯《しょうきゅうし》、前歯と順《じゅん》にきちんとあるべき場所におさまるようになります。押《お》しくらまんじゅうの結果《けっか》押《お》し上げられたり、たれ下がった咬合《こうごう》平面が修正《しゅうせい》されるので、出っ歯やうけ口が改《かい》善《ぜん》されるのです。

このとき抜《ぬ》くとすれば、奥歯《おくば》を倒《たお》す原因《げんいん》になっている親知らずか、まれに親知らずの方が有効《ゆうこう》な場合はその前の第二大臼歯《だいきゅうし》です。親知らずがなければ、一本も抜《ぬ》く必要《ひつよう》はありません。

このようにいまでは、従来《じゅうらい》と全く違《ちが》った考えできれいに矯正《きょうせい》する治療《ちりょう》が可能《かのう》になり、実際《じっさい》に行われているのです。しかしこの最先端《さいせんたん》の治療《ちりょう》の考え方、方法《ほうほう》は、今の日本の矯正《きょうせい》歯科界では学ぶ場がありませんので、残念《ざんねん》ながらまだ一部の矯正《きょうせい》歯科医でしか行われていません。

私《わたし》が小臼歯《しょうきゅうし》を抜《ぬ》かない矯正《きょうせい》を始めて、すでに十数年。このあいだにも医療技術《いりょうぎじゅつ》は進み、医《い》療機器《りょうきき》や検査《けんさ》システムも整ってきました。抜《ぬ》かずに矯正《きょうせい》する技術《ぎじゅつ》はすでに確立《かくりつ》し、それを裏《うら》付《づ》ける理論《りろん》もほとんど整っています。私《わたし》も実績《じっせき》を積《つ》むうちに、抜《ぬ》かずに矯正《きょうせい》することのメリットを身を持って知りました。やはりこの方法《ほうほう》が良《よ》かった、体にとってもより良《よ》い治療《ちりょう》であることを日々実感しています。

⑤小臼歯《しょうきゅうし》を抜《ぬ》かないこれだけの理由

小臼歯《しょうきゅうし》を抜《ぬ》かないことのメリット、抜《ぬ》くことのデメリットをここでもう一度まとめてみましょう。

①下あごの位置《いち》が安定する

特徴《とくちょう》ある小臼歯《しょうきゅうし》の重要《じゅうよう》な役割《やくわり》で、あごが後方に下がらないようにガードし、さらにそのときにかみ合わせの基準点《きじゅんてん》になることです。この基準点《きじゅんてん》がなくなってしまうと、下あごの位置《いち》が不安定《ふあんてい》になり、それが顎関節《がくかんせつ》のズレや炎症《えんしょう》を引きおこすことになります。

②顎関節《がくかんせつ》をサポートする

歯と顎関節《がくかんせつ》の動きは連動《れんどう》しており、上顎《じょうがく》の前歯の裏側《うらがわ》の凹面《おうめん》カーブと顎関節《がくかんせつ》の動きのカーブは鏡《かがみ》で映《うつ》したように相関《そうかん》し、関節《かんせつ》をうまくコントロールしています。ところが小臼歯《しょうきゅうし》を抜《ぬ》いて前歯をなかに引《ひ》っ込《こ》めすぎると、前歯が直立し、顎関節《がくかんせつ》との相関関係《そうかんかんけい》が狂《くる》ってくるのです。そこで顎関節《がくかんせつ》と歯の動きとのバランスがくずれ、顎関節《がくかんせつ》や筋肉《きんにく》の負担《ふたん》が大きくなってしまいます。

③小臼歯《しょうきゅうし》を抜《ぬ》くと、噛《か》む機能《きのう》も低下《ていか》する

臼歯部《きゅうしぶ》が全部そろっていれば、長くて安定した咬合《こうごう》する平面（かみ合わせの全体の面）がえられます。ところが第一小臼歯《しょうきゅうし》を抜《ぬ》くとこの平面が小さくなり、噛《か》む機能《きのう》が低下《ていか》します。しかも四本も抜《ぬ》きますから、一本の歯にかかる負担《ふたん》も大きくなります。これが微細《びさい》な破壊《はかい》を呼《よ》び虫歯や歯周病《ししゅうびょう》の原因《げんいん》になったり、歯のバランスをくずすことになります。

また当然《とうぜん》、口のなかが狭《せま》くなり、舌《した》の動きや呼吸《こきゅう》に影響《えいきょう》します。

④口もとが入《はい》り込《こ》みすぎて、フラットな顔になる

第一小臼歯《しょうきゅうし》を抜《ぬ》くと、口もとが劇的《げきてき》に変《か》わります。しかし、逆《ぎゃく》に前歯が内側《うちがわ》に入《はい》り込《こ》みすぎて、フラットな顔になり、日本人にはなじみにくい顔になってしまうことがよくあるのです。

口もとをなかに入れたから、みんなが美人になるわけではありません。その人が本来機能《きのう》しやすい形になるのが美しいのです。

⑤全体の四分の一の歯を失《うしな》うこともある

小臼歯《しょうきゅうし》を四本も抜《ぬ》いても、元々狭《せま》い骨格《こっかく》ですから、その先圧迫《あっぱく》してくる親知らずを抜《ぬ》く可《か》能性《のうせい》も出てきます。三二本中の八本。こんなに抜《ぬ》いてしまって、将来患者《しょうらいかんじゃ》さんの健康《けんこう》は大丈《だいじょう》夫《ぶ》といえるでしょうか。

歯の生えてくる順序《じゅんじょ》（萌出順序《ほうしゅつじゅんじょ》）は、歯の必要度《ひつようど》を表していると思います。つまり、早く

生えた歯ほど、重要《じゅうよう》なのです。第一小臼歯《しょうきゅうし》は、上の歯では四番目に萌出《ほうしゅつ》し、犬歯よりも早く生えてきます。犬歯を残《のこ》すために小臼歯《しょうきゅうし》を抜《ぬ》くのは、本末転倒《ほんまつてんとう》といわざるをえません。

最後《さいご》に生えるのは、親知らずです。親知らずを抜《ぬ》かざるを得《え》ないとしても、歯の重要性《じゅうようせい》から考えると、理にかなっていると思います。

歯が本来の二八本残《のこ》っていれば、将来咬合治療《しょうらいこうごうちりょう》が進歩したときに、もっと高度な矯正《きょうせい》の再《さい》治療《ちりょう》が受けられるかもしれません。便宜的《べんぎてき》に歯を抜《ぬ》くことはありません。

対症療法《たいしょうりょうほう》と原因除去療法《げんいんじょきょりょうほう》の根本的《こんぽんてき》な違《ちが》い

①異常《いじょう》には必《かなら》ず原因《げんいん》がある

私《わたし》が行っているのは、異常《いじょう》の原因《げんいん》を追求《ついきゅう》し、それを取《と》り除《のぞ》く原因除去療法《げんいんじょきょりょうほう》です。

ものごとには、必《かなら》ず原因《げんいん》があって結果《けっか》があります。歯の場合も同じです。前歯に現《あらわ》れる異《い》常《じょう》には原因《げんいん》が必《かなら》ずあり、それがわかって初《はじ》めて適切《てきせつ》な治療《ちりょう》ができるのです。

それを突《つ》き止《と》めて理論展開《りろんてんかい》されたのが、佐藤貞雄教授《さとうさだおきょうじゅ》でした。それまでは、なぜ歯並《はなら》びが悪くなるのか、原因《げんいん》はあまり追及《ついきゅう》されてきませんでした。もちろん、遺伝《いでん》であるとか、あごの骨《ほね》の発達《はったつ》が悪いとか、歯の隙間《すきま》がないとかいわれてきましたが、専門医《せんもんい》から見たもっと理《り》

■原因除去療法（げんいんじょきょりょうほう）
原因《げんいん》に遡《さかのぼ》って治《なお》す治療法《ちりょうほう》

論的《ろんてき》な、ほんとうの意味での「原因《げんいん》」はいままで語られることが少なかったのです。見た目がよくなればいいという発想で満足《まんぞく》していたからでしょうか。

しかし原因《げんいん》は押《お》しくらまんじゅうの奥歯《おくば》にあることがわかり、その原因《げんいん》を除去《じょきょ》する形で矯正《きょうせい》したところ、見事に成果《せいか》が現《あらわ》れました。本来あるべき位置《いち》に歯もあごも移動《いどう》するのですから見た目がよくなるのは当然《とうぜん》ですが、従来《じゅうらい》いわれてきた「後戻《あともど》り」（再発《さいはつ》）も少ないし、歯の数はそのままですから、技術的《ぎじゅつてき》にも治療《ちりょう》期間はより短くてすむのです。しかも不正咬合由来《ふせいこうごうゆらい》の不定愁訴《ふていしゅうそ》の症状《しょうじょう》も改善《かいぜん》してくるこの咬合学《こうごうがく》に基《もと》づいた矯正治療《きょうせいちりょう》は、根本的《こんぽんてき》「原因《げんいん》」を取《と》り除《のぞ》く治療《ちりょう》であり、それが歯科医学として当たり前のことなのです。

■後戻り（あともどり）
矯正治療後《きょうせいちりょうご》に、また同じ不正な歯並びになること

②本来の機能《きのう》を取《と》り戻《もど》す原因除去療法《げんいんじょきょりょうほう》

従来《じゅうらい》の矯正治療《きょうせいちりょう》では、生物学的《せいぶつがくてき》な根拠《こんきょ》はいまひとつ希薄《きはく》でした。しかしそれはおかしなことです。人類《じんるい》が誕生《たんじょう》してからいまに至《いた》るまで、人間は進化しながら生きてきました。そういう人類《じんるい》の発生や進化の過程《かてい》を軽視《けいし》していいのでしょうか。そこには人間が生まれながらにもっているはずの歯の使命や機能《きのう》が顧《かえり》みられていません。

歯にも、本来おさまる場所、機能《きのう》しやすい位置《いち》があるはずです。そういう自然《しぜん》発生学や生物学的《せいぶつがくてき》な成《な》り立《た》ちを考慮《こうりょ》に入れなければ、歯の正しい機能《きのう》も回復《かいふく》してこないでしょう。

体はあるべき姿《すがた》に戻《もど》れば、本来持っている機能《きのう》も取《と》り戻《もど》すことができます。美しさは、その後から当然《とうぜん》ついてくるものです。

矯正《きょうせい》歯科に来られる患者《かんじゃ》さんに歯並《はなら》び以外《いがい》、体の調子などの話を聞くと、いろいろな症状《しょうじょう》が出てきます。頭痛《ずつう》、肩《かた》こり、腰痛《ようつう》、目の疲《つか》れ、めまい……。

患者《かんじゃ》さんは、まさか歯並《はなら》びが原因《げんいん》だとは思っていませんから、矯正治療《きょうせいちりょう》した後、それらの症状《しょうじょう》がピタリとよくなって、非常《ひじょう》に驚《おどろ》きます。

これが対症療法《たいしょうりょうほう》と原因除去療法《げんいんじょきょりょうほう》の違《ちが》いではないでしょうか。従来《じゅうらい》の対症療法《たいしょうりょうほう》では、それから派生《はせい》している不定愁訴《ふていしゅうそ》までなかなか改善《かいぜん》することはありません。へたをすると「便宜抜去《べんぎばっきょ》」で第一小臼歯《しょうきゅうし》を抜《ぬ》くことでさらに顎関節《がくかんせつ》への負担《ふたん》が増《ま》し、症状《しょうじょう》がひどくなることさえあるのです。

③「後戻《あともど》り」という名の「再発《さいはつ》」

ところで昔から、受け口を矯正《きょうせい》したあとに、当たり前のように「後戻《あともど》り」があるといわれていました。「後戻《あともど》り」とは、矯正《きょうせい》後にジリジリと歯が動いて、またもとの状態《じょうたい》近くに戻《もど》ってしまうことです。

しかしこの「後戻《あともど》り」という言葉は歯科独特《どくとく》のもので、医学の世界では耳にしません。たとえばガンと診断《しんだん》され、手術《しゅじゅつ》によって病巣《びょうそう》を摘出《てきしゅつ》したとします。その後ガンが「再発《さいはつ》」したとき、「後戻り《あともど》」というでしょうか。

いったいなぜ、歯の矯正《きょうせい》だけに「後戻り《あともど》」現象《げんしょう》がおきるのでしょうか。

それは医科と同じで、原因《げんいん》が完全《かんぜん》に除去《じょきょ》されていないからです。歯の矯正《きょうせい》では、従来《じゅうらい》、出ているあごを押《お》さえるチンキャップや、奥歯《おくば》をむりやり後方へ押《お》し込《こ》もうとするヘッドギアなどの装置《そうち》をつけることが行われています。どれも、不正咬合《ふせいこうごう》の本当の原因《げんいん》をあまり考えていない、強引な治療《ちりょう》です。そういう治療《ちりょう》をしてきた結果《けっか》、「後戻り《あともど》」などという現象《げんしょう》がおきてしまったのです。

しかし私《わたし》は、「後戻り《あともど》」という言葉は嫌《きら》いです。エイジング（aging）という言葉があるように、年齢《ねんれい》を重ねていくだけで、いまより決して若返《わかがえ》る（後に戻《もど》る）ことはないのです。ですから矯正《きょうせい》でいう「後戻り《あともど》」のほとんども、原因《げんいん》が除去《じょきょ》されていないためにおきる「再発《さいはつ》」が多いのです。

原因《げんいん》が除去《じょきょ》されていないどころか、原因《げんいん》がわからないために、「後戻り《あともど》」というあいまいな言葉で濁《にご》しているにすぎないのです。

■病巣（びょうそう）
病気にかかっている部分

■チンキャップ
受け口で出ている顎《あご》を押《お》さえる装置《そうち》

■ヘッドギア
頭や首にゴムバンドをまいて奥歯《おくば》を押《お》さえる装置

■エイジング
加齢現象《かれいげんしょう》。年をとること

④原因《げんいん》を除去《じょきょ》すれば再発《さいはつ》は少ない

ただ、歯並《はなら》びを悪くする原因《げんいん》が、必《かなら》ずしもすべて奥歯《おくば》（親知らず）だけにあるわけではありません。いろいろな原因《げんいん》が複合《ふくごう》し合っていることが多いのです。たとえばあごが小さいとか、遺伝的《いでんてき》な要素《ようそ》とか、生活習慣《しゅうかん》、そのほか矯正医《きょうせいい》の技術的《ぎじゅってき》な問題もあります。そのなかで、どれぐらいとはっきりとはいえませんが、おそらく八割《わり》、九割《わり》は奥歯《おくば》の不正《ふせい》が原因《げんいん》しているでしょう。

しかし、私《わたし》の治療《ちりょう》は、歯並《はなら》びを悪くする最大《さいだい》の原因《げんいん》をなくすわけですから、再発《さいはつ》がおきる確率《かくりつ》は格段《かくだん》に低《ひく》くなります。いままでは、ウエイトの大きい奥歯《おくば》は無視《むし》されてきたわけですから、「後戻《あともど》り」現象《げんしょう》がおきるのも無理《むり》のないことでした。

このように、大きなウエイトを占《し》める原因《げんいん》を除去《じょきょ》し、なおかつ第一小臼歯《しょうきゅうし》を抜《ぬ》かずに矯正《きょうせい》治療《ちりょう》をすると、ほかのメリットも生まれてきます。それは、再治療《さいちりょう》しやすいことです。奥歯《おくば》以外《いがい》の原因《げんいん》によって、まれに新たな不正咬合《ふせいこうごう》が発生することがありますが、多少の乱《みだ》れが歯に出てくる程度《ていど》なので、時間もあまりかからず矯正《きょうせい》できます。

歯は一生もの

①歯は、かけがえのない宝《たから》ものだ

人間の体は、新陳代謝《しんちんたいしゃ》によって生《う》まれ変《か》わっています。皮膚《ひふ》も一定のサイクルで新しく再《さい》生《せい》し、髪《かみ》の毛も生え変《か》わります。細胞《さいぼう》も細胞分裂《さいぼうぶんれつ》を繰《く》り返《かえ》し、再生《さいせい》しています。そのなかで、生まれてから変《か》わらないのは歯だけです。一定のところまで成長《せいちょう》したら、あとはすり減《へ》っていくだけの貴重《きちょう》な、かけがえのないものなのです。

歯を顕微鏡《けんびきょう》でのぞくと、きれいな結晶《けっしょう》が見えます。歯をつくっているハイドロキシアパタイトの結晶《けっしょう》は精緻《せいち》で美しく、見とれてしまうほどです。しかも歯の硬《かた》さはダイヤモンド並《な》み。決して人間の手で、歯と同じものをつくり出すことはできないでしょう。歯は人間に与《あた》えられた唯一《ゆいいつ》の宝石《ほうせき》、素晴《すば》らしい機能《きのう》を持つ二八個《こ》の宝石《ほうせき》なのです。

何万年も前に生きた古代人の歯は、いまの私《わたし》たちの歯と大きさも形もそれほど違《ちが》いません。人間は長い年月をかけて進化してきましたが、歯だけは進化せず、古代の形をそのまま残《のこ》しているのです。歯は、人間に与《あた》えられたときからすでに完成《かんせい》された形をしていたということでしょうか。

■ハイドロキシアパタイト
カルシウムやリンを含《ふく》む骨や歯の無機《むき》成分

■精緻（せいち）
細かく緻密《ちみつ》なこと

歯は、親知らずを入れても、全部で三二本しかないのです。神様から与《あた》えられた大切な宝《ほう》石《せき》だと思えば、矯《きょう》正《せい》だけにかぎらず、虫歯になってもなるべく歯は抜《ぬ》かないのは当《とう》然《ぜん》です。

②「８０２０運動」から「８０２８運動」「８４８８咬合《こうごう》」へ

みなさんは、厚生労働省《こうせいろうどうしょう》が提唱《ていしょう》している「８０２０運動」というのをご存《ぞん》じでしょうか。八〇歳《さい》になっても二〇本の歯を残《のこ》すという運動です。しかし私《わたし》は、この運動には賛同《さんどう》しかねます。

腕《うで》が二本あるから、八〇歳《さい》になったら一本なくなってもいいとか、片目《かため》が見えなくなってもいいという医者がいるでしょうか。老化《ろうか》するのはしかたありませんが、老化《ろうか》しながらも目が見えたほうがいいし、耳も聞こえたほうがいい。指も五本あってちゃんと動いたほうがいいに決まっています。死ぬまで生まれ持った機能《きのう》を使いつづけるのがいちばんいいのです。

それが、どうして歯だけ二〇本でもいいというのでしょうか。人間はだれでも、基本的《きほんてき》に三二本生えるように生まれています。その歯を、一生失《うしな》わずに使いつづけるのが当たり前の姿《すがた》なのです。

ですから私《わたし》は、（親知らずはともかく）「８０２８運動」をめざすべきだと考えます。それにともなって、「８４８８咬合《こうごう》」も提唱《ていしょう》したいと思います。歯は、上下で前歯が八本、犬歯

■８０２０運動
（はちまるにまるうんどう）
厚生労働省《こうせいろうどうしょう》が提唱《ていしょう》している運動で、八〇歳《さい》で二〇本の歯を残《のこ》すこと

■８０２８運動
（はちまるにはちうんどう）
八〇歳《さい》で二八本の歯を残《のこ》すことを目指す、著者《ちょしゃ》の提唱《ていしょう》している運動

■８４８８咬合《こうごう》
（はちよんはちはちこうごう）
前歯が八本、犬歯が四本、小臼歯《しょうきゅうし》が八本、大臼歯《だいきゅうし》が八本あるかみ合わせ

が四本、小臼歯《しょうきゅうし》が八本、大臼歯《だいきゅうし》が八本ある状態《じょうたい》がベターです。すべての機能《きのう》に対しても、それがいちばん有利《ゆうり》に作用するのです。

生涯《しょうがい》歯を二八本残《のこ》し、なおかつその歯は、「8488」になるような配列を維持《いじ》すれば、顎《がく》関節《かんせつ》との調和もとれ、頭蓋骨《とうがいこつ》のひずみもなくなります。歯にとっても体にとっても、美しくていちばん健康《けんこう》な状態《じょうたい》になるわけです。

PART 4

ここが違《ちが》う!
岸本式《きしもとしき》“非抜歯《ひばっし》”矯正《きょうせい》
の実際《じっさい》

私《わたし》が実践《じっせん》している矯正治療《きょうせいちりょう》の五つのポリシー

①健康《けんこう》な小臼歯《しょうきゅうし》は可能《かのう》なかぎり抜《ぬ》かない

これは、いままで書いてきたとおりです。

②リスクの大きい外科手術《しゅじゅつ》はできるかぎりしない

ひどい受け口や開咬《かいこう》などは、いままであごの骨《ほね》の異常《いじょう》が原因《げんいん》と考えられていたため、外科手術《しゅじゅつ》をしなければ治《なお》らないと思われてきました。

しかし、手術《しゅじゅつ》の適応《てきおう》となるひどい受け口や開咬《かいこう》でも、ほとんどの原因《げんいん》が奥歯《おくば》にあることがわかりました。親知らずが邪魔《じゃま》をして上の奥歯《おくば》が押《お》し出《だ》されてくると、下あごを前に出すようにしないとうまく噛《か》めなくなってきます。そこで受け口になってしまいます。あごの骨《ほね》ではなく、奥歯《おくば》の咬合《こうごう》平面の垂《た》れ下《さ》がりが原因《げんいん》なのです。

開咬《かいこう》も同じで、やはり奥歯《おくば》のかみ合わせが悪いと、前歯が閉《と》じなくなってきます。

ひどい受け口や開咬《かいこう》の矯正《きょうせい》は、以前《いぜん》は矯正《きょうせい》で上下別個《べっこ》に歯を並《なら》べてから、手術《しゅじゅつ》で治《なお》そうとしていました。しかし無理《むり》な手術《しゅじゅつ》をすると、まれに後で問題が出たり再発《さいはつ》して、よけいひどい目にあうことがあります。

主原因《げんいん》の奥歯《おくば》から治《なお》せば正常《せいじょう》なかみ合わせになり、受け口や開咬《かいこう》も治《なお》ってくるのです。もちろん、一〇〇パーセントではありません。しかし、いままでなら手術《しゅじゅつ》でなければダメというケースも、かなりの部分、矯正《きょうせい》だけで治《なお》るようになりました。

私《わたし》が手がけた症例《しょうれい》では、ひどい受け口で一六年間矯正治療《きょうせいちりょう》を繰《く》り返《かえ》していた患者《かんじゃ》さんが、私《わたし》のところで一六カ月間矯正《きょうせい》して、治《なお》ってしまったケースがあります。この方は、いままで通った大学病院や矯正医《きょうせいい》で、絶対手術《ぜったいしゅじゅつ》でないとダメだといわれてきました。たしかにひどい受け口でしたが、原因《げんいん》を除去《じょきょ》すれば、手術《しゅじゅつ》でなければダメだといわれた患者《かんじゃ》さんでも、短期間で治《なお》ってくるのです。

反対に手術《しゅじゅつ》をしても、親知らずが生えてくれば、また受け口になることもあります。やはり原因《げんいん》を取ってしまわなければダメだということでしょう。

もちろん、なかにはどうしても手術《しゅじゅつ》でなければ治《なお》らないというケースもあります。大人になってあごが相当に横にズレているような場合です。これは明らかに骨格《こっかく》のズレの場合で、歯だけでは治《なお》りません。(あと、手術《しゅじゅつ》が必要《ひつよう》だとすれば、美容的《びようてき》なものです。手術《しゅじゅつ》をすれば骨格《こっかく》が変《か》わりますから、美容的《びようてき》な目で見れば効果《こうか》は大きいでしょう。)

手術《しゅじゅつ》は、全身麻酔《ますい》をしてあごの骨《ほね》を切るのですから、二～三週間入院しなければなりません。ただしリスクをともなうものですから、安全性《あんぜんせい》や後遺症《こういしょう》を考えたら、あまりすすめたくありません。

いままで私《わたし》が治療《ちりょう》してきた経験《けいけん》からいえば、手術《しゅじゅつ》を必要《ひつよう》としないケースは多いと思われます。受け口で手術《しゅじゅつ》しなければダメだといわれた患者《かんじゃ》さんも、すぐに手術《しゅじゅつ》をするのでなく、きちんと原因《げんいん》を調べたほうがいいでしょう。原因《げんいん》が奥歯《おくば》にある受け口、開咬《かいこう》なら、手術《しゅじゅつ》の必要《ひつよう》はまったくありません。

③矯正装置《きょうせいそうち》・装具《そうぐ》の装着《そうちゃく》期間はなるべく短くする

矯正治療《きょうせいちりょう》は、医療《いりょう》としては長引く治療《ちりょう》です。従来《じゅうらい》の方法《ほうほう》では、矯正装置《きょうせいそうち》をはめている期間が、短くて二年、長いと四年以上《いじょう》もかかることがあります。

矯正装置《きょうせいそうち》をブレースといいますが、ブレースをつける期間はなるべく短くしたいというのが患者《かんじゃ》さんのいちばんの希望《きぼう》ではないでしょうか。アメリカのように矯正治療《きょうせいちりょう》が普及《ふきゅう》しないのも、日本ではブレースをつけるのが恥《は》ずかしいという気持ちが先立つからです。

しかし、短い期間で終わる矯正《きょうせい》が必《かなら》ずしもいいとはいえません。よく、その内容《ないよう》を確《たし》かめてほしいと思います。

みなさんは歯がどれぐらいの早さで動くか、ご存《ぞん》じですか。実験的《じっけんてき》には一日〇・一ミリ動

■ブレース
歯に付ける矯正装置《きょうせいそうち》。ブラケットとも呼ばれる

くのです。ということは、かなりひどい歯並《はなら》びでも理論的《りろんてき》には三カ月もあれば治《なお》ってしまうということです。

しかし矯正《きょうせい》は、歯だけを動かすのではありません。歯が動いたあとに骨《ほね》ができるのを待たなければなりませんが、それが半年ぐらいかかります。骨《ほね》ができないうちに矯正装置《きょうせいそうち》をはずしたら、歯は動いたものの、安定せずにグラグラになってしまいます。だからあまりダイナミックに早く動かすのは危険《きけん》なのです。骨格《こっかく》や筋肉《きんにく》などの生体が、歯の動きについていけないからです。

一般《いっぱん》の病気でもそうでしょうが、対症療法《たいしょうりょうほう》ではなく、原因除去療法《げんいんじょきょりょうほう》は治《なお》りも早いのです。歯並《はなら》びも同じで、原因《げんいん》をとってしまえば治療《ちりょう》期間がぐんと短くなります。

私《わたし》の治療《ちりょう》は平均《へいきん》すると、ブレースをつけている期間は一年〜二年ぐらいですから、小臼歯《しょうきゅうし》を抜去《ばっきょ》した人為的《じんいてき》な歯列をつくる従来《じゅうらい》の治療《ちりょう》の約《やく》半分ですみます。しかも奥歯《おくば》までまっすぐ立っていますから、再発《さいはつ》（後戻《あともど》り）もしにくくなります。前歯だけ移動《いどう》させて短いというのとは、治療内容《ちりょうないよう》が全然違《ぜんぜんちが》うのです。

④長い目で見てリーズナブルな治療費《ちりょうひ》を

現在《げんざい》の矯正《きょうせい》は、特殊《とくしゅ》なケースを除《のぞ》いては保険《ほけん》がききません。特殊《とくしゅ》なケースというのは、口《こう》蓋裂《がいれつ》などの病気です。ふつう歯並《はなら》びが悪くて矯正《きょうせい》したいというときには、自費診療《じひしんりょう》といって全額患者《ぜんがくかんじゃ》さんの負担《ふたん》になります。自費診療《じひしんりょう》の場合、治療費《ちりょうひ》は矯正医《きょうせいい》や内容《ないよう》によって異《こと》なってきます。

私《わたし》は治療費《ちりょうひ》については、コンピュータによる精密検査《せいみつけんさ》で歯やあごの状態《じょうたい》を診断《しんだん》して、患者《かんじゃ》さんの希望《きぼう》を聞き、患者《かんじゃ》さんとよく話し合って決めています。矯正《きょうせい》の場合は、金額《きんがく》が高い、安いだけで善《よ》し悪《あ》しは決められません。その金額《きんがく》でどのような治療《ちりょう》ができるか、また、どの程度《ていど》の検査器具《けんさきぐ》を使って検査《けんさ》をするかということが問題なのです。金額《きんがく》の多寡《たか》ではなく、リーズナブルな内容《ないよう》かどうかということなのです。

そのひとつの基準《きじゅん》が、歯を抜《ぬ》かないことにあります。歯の大切さは、今まで述《の》べて来た通りで、一本の歯が健康《けんこう》や精神状態《せいしんじょうたい》に及《およ》ぼす影響《えいきょう》は計り知れないものです。

その価値《かち》を、金額《きんがく》にするとわかりやすいかもしれません。いま、インプラントという人工歯根を埋《う》めると、一本数十万円します。もしも四本小臼歯《しょうきゅうし》を抜《ぬ》いたところにインプラントを四本埋《う》めて人工の歯をつけるとすると、全部で一〇〇万円以上《いじょう》かかります。

歯の価値《かち》をお金に置《お》き換《か》えることはできませんが、失《うしな》った四本の歯を人工的《じんこうてき》に入れようとすると、それだけのお金がかかるのです。

私《わたし》の治療《ちりょう》では顎関節《がくかんせつ》の機能検査《きのうけんさ》（ここがポイント）に十二分に時間をかけ、不正咬合《ふせいこうごう》の原《げん》

■口蓋裂（こうがいれつ）
口の中の上顎《じょうがく》の部分が裂《さ》けている状態《じょうたい》

■インプラント
人工歯根《じんこうしこん》を埋《う》める

因《いん》が除去《じょきょ》され、不快症状《ふかいしょうじょう》も改善《かいぜん》されてくるのです。安くても、小臼歯《しょうきゅうし》を抜《ぬ》き、奥歯《おくば》が倒《たお》れたままの治療《ちりょう》だと不快症状《ふかいしょうじょう》はなくならず、不正咬合《ふせいこうごう》も後で再発《さいはつ》する可能性《かのうせい》が出てきます。どちらに価値《かち》があるでしょうか。

⑤必《かなら》ず顎関節検査《がくかんせつけんさ》を行う

原因除去療法《げんいんじょきょりょうほう》では、顎関節《がくかんせつ》の機能《きのう》を調べ、顎関節《がくかんせつ》・筋肉《きんにく》に負担《ふたん》をかけない位置《いち》に歯並《はなら》びをもっていきますから、歯並《はなら》びが原因《げんいん》の不定愁訴《ふていしゅうそ》もなくなってきます。

ところが、顎関節症《がくかんせつしょう》がこれだけ問題になっているにもかかわらず、いま日本で行われている矯正《きょうせい》は、顎関節《がくかんせつ》の動きをほとんど考慮《こうりょ》に入れていないようです。顎関節《がくかんせつ》の機能《きのう》を考えなければ、本当の意味で、健康《けんこう》になるための矯正《きょうせい》はできません。顎関節《がくかんせつ》の機能《きのう》チェックは非常《ひじょう》に大事な検査《けんさ》なのです。

このように、二八本プラス顎関節《がくかんせつ》のコントロールまで含《ふく》めた矯正《きょうせい》ですから、「より真剣《しんけん》に何を目指している治療《ちりょう》か」が、理解《りかい》していただけると思います。

初診《しょしん》から完了《かんりょう》までの治療《ちりょう》の流れ

①始めるタイミングが大事

初診《しょしん》から完了《かんりょう》までの治療《ちりょう》の流れは、図18に書いてあるとおりです。

矯正治療《きょうせいちりょう》では、インフォームド・コンセントが非常《ひじょう》に大切です。患者《かんじゃ》さんに真の矯正《きょうせい》の必《ひつ》要性《ようせい》を理解《りかい》していただけなければ成果《せいか》のある治療《ちりょう》を行えないからです。したがって私《わたし》は、治《ち》療《りょう》にはいる前にカウンセリングや検査《けんさ》に多くの時間をかけます。

患者《かんじゃ》さんが来院されると、まず症状《しょうじょう》をチェックしてカウンセリングを行います。しかし初《しょ》診《しん》のあと、矯正《きょうせい》が必要《ひつよう》だと認《みと》められてもすぐに治療《ちりょう》を始めるわけではありません。しばらく観察《かんさつ》期間をおき、矯正《きょうせい》をはじめるタイミングを見計らいます。

成人《せいじん》の場合でも、二～三カ月間は治療《ちりょう》に手をつけないこともあります。そのあいだに、体が変化《へんか》することがあるからです。たとえば、いま顎関節《がくかんせつ》に痛《いた》みがあっても、たまたま何かの原因《げんいん》でおきているのであり、しばらくすると消える場合があります。そういう流動的《りゅうどうてき》な変化《へんか》を見きわめるために、しばらく様子を見るのです。

子どもの場合は、骨《ほね》の成長《せいちょう》や歯の発育を十分考慮《こうりょ》にいれながら、倒《たお》れた奥《おく》の歯がいちばん

■インフォームド・コンセント　医学的処置《いがくてきしょち》や治療《ちりょう》に対して、それを承諾《しょうだく》するために必要な情報《じょうほう》を医師から受けること

図18　矯正治療の流れ

①相談(電話予約)
歯並びの治療を希望：相談の日時を決める

②初診（初めて来院）
写真、レントゲン、模型等により、歯列、咬合、顎関節と不正咬合の成り立ちについて、また、矯正治療について（装置、期間、費用）説明。

③観察
しばらくの間、顎機能、歯列、咬合の変化についての簡単な検査、観察を続け、質問に答えたり、カリエス予防やブラッシング指導等を行う。装置を付けるタイミングは不正咬合の状態によって異なるが、装置はできるだけ遅めにつけ早くはずして治療期間を短くする。装置を付けても良いタイミングになったら、検査を開始。

④検査
矯正治療を開始するために検査を行う。写真を撮り、レントゲン、模型、顎機能検査等で、コンピュータ分析。所要時間は2～3時間。

⑤診断・説明
3～4週間で結果が出る。装置、期間、費用など保護者と本人に分析結果と治療方針・方法について説明。

⑥矯正治療開始（動的治療）
家族の理解も得られ、口腔衛生指導が十分であれば装置を付けて開始。

⑦保定
矯正の動的治療が終了したら装置を除去して保定期間に入る。

⑧検査
最終的に問題がないかどうかを、レントゲン、模型、顎機能検査等を行って調べる。所要時間は2～3時間。

⑨結果報告
保護者の方にも来院していただいて、矯正治療の結果について説明。

⑩定期観察
年に1～2回の定期観察。

立ちやすい、傾《かたむ》きを起こしやすいタイミングを見計らって治療《ちりょう》に入ります。また患者《かんじゃ》さんの協力度《きょうりょくど》がいちばん大切なので、患者《かんじゃ》さんが十分納得《なっとく》し、矯正《きょうせい》をしようという気持ちになるまで待つこともあります。

しかし、ただ無為《むい》に待っているわけではありません。そのあいだに顎機能《がくきのう》の検査《けんさ》や咬合《こうごう》についての簡単《かんたん》な検査《けんさ》を行ったり、ブラッシングの指導《しどう》、問診《もんしん》などをして、いつでも治療《ちりょう》を始められるように準備《じゅんび》をしておくわけです。

矯正《きょうせい》は、矯正医《きょうせいい》の技術《ぎじゅつ》だけでは成功《せいこう》しません。二四時間、歯は移動《いどう》を続けていますから、うまくいくかどうかのカギを握《にぎ》るのは患者《かんじゃ》さん自身です。矯正《きょうせい》中に患者《かんじゃ》さんがやらなければならないことや、治療《ちりょう》のための約束事《やくそくごと》もあります。患者《かんじゃ》さんが矯正《きょうせい》の必要性《ひつようせい》を理解《りかい》していなければ、それらをやりとげることはできません。しかも一年、二年という長い期間がかかるものですから、途中《とちゅう》で放り出すわけにはいかないのです。治《なお》すのはあくまで患者《かんじゃ》さん自身です。矯正医《きょうせいい》は、それを助けるナビゲーターと言えるでしょうか。

②治療《ちりょう》の前と後に顎関節機能《がくかんせつきのう》をチェック

観察《かんさつ》期間をすぎて、いよいよ装置《そうち》をつける時期が来たと判断《はんだん》したら、本格的《ほんかくてき》に検査《けんさ》を行います。歯並《はなら》びの写真、レントゲン、模型《もけい》、顎関節機能《がくかんせつきのう》チェック、かみ合わせのチェックなど、

■協力度（きょうりょくど）
目的《もくてき》のために努力《どりょく》する度合《どあ》い

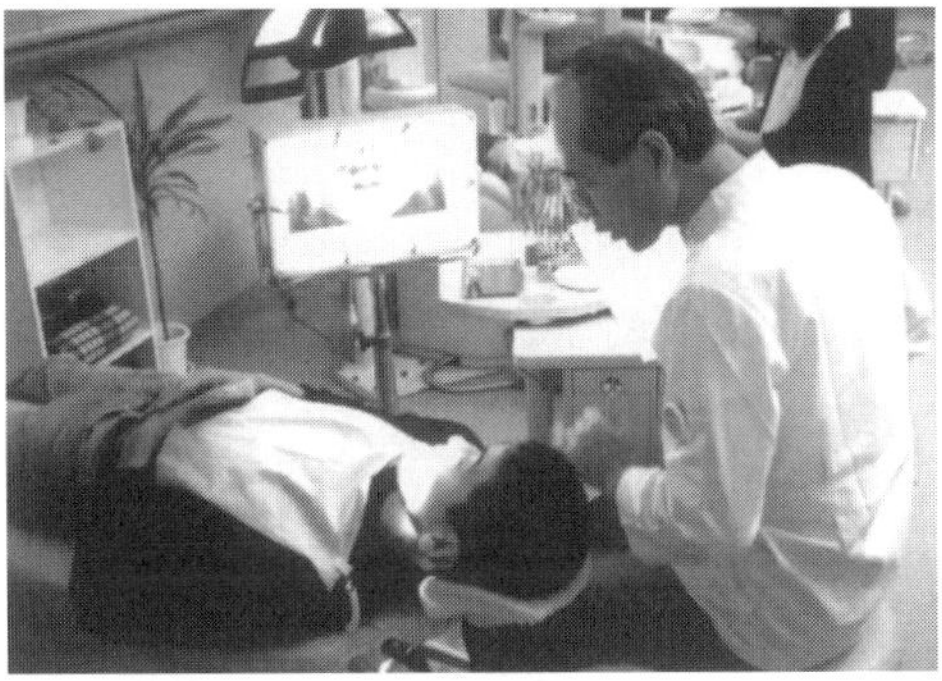

カウンセリング

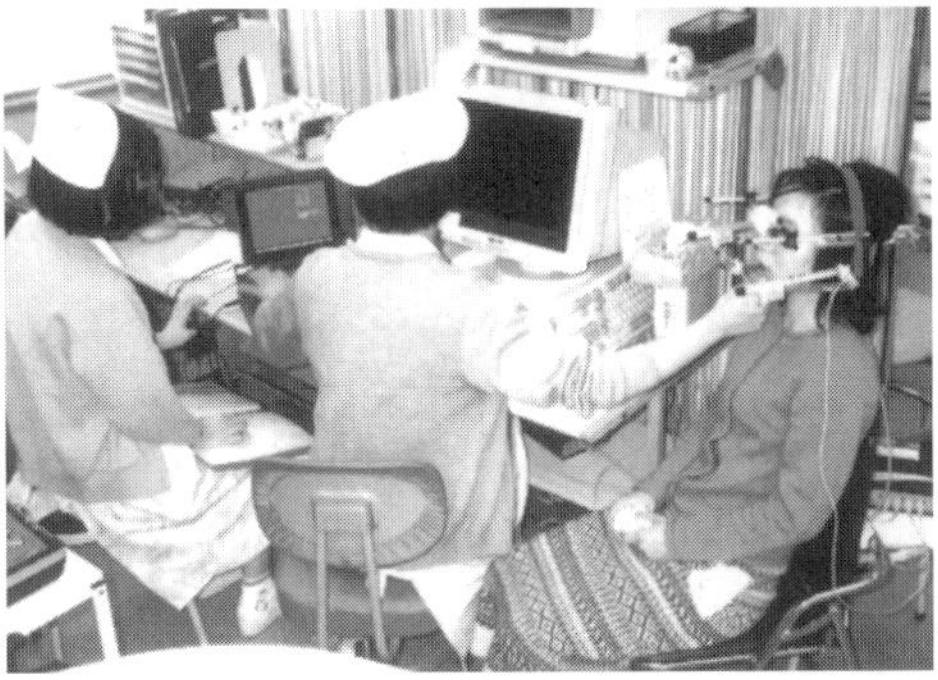

SAMシステムのコンピュータ・アキシオの準備中。この機械でデータをとる

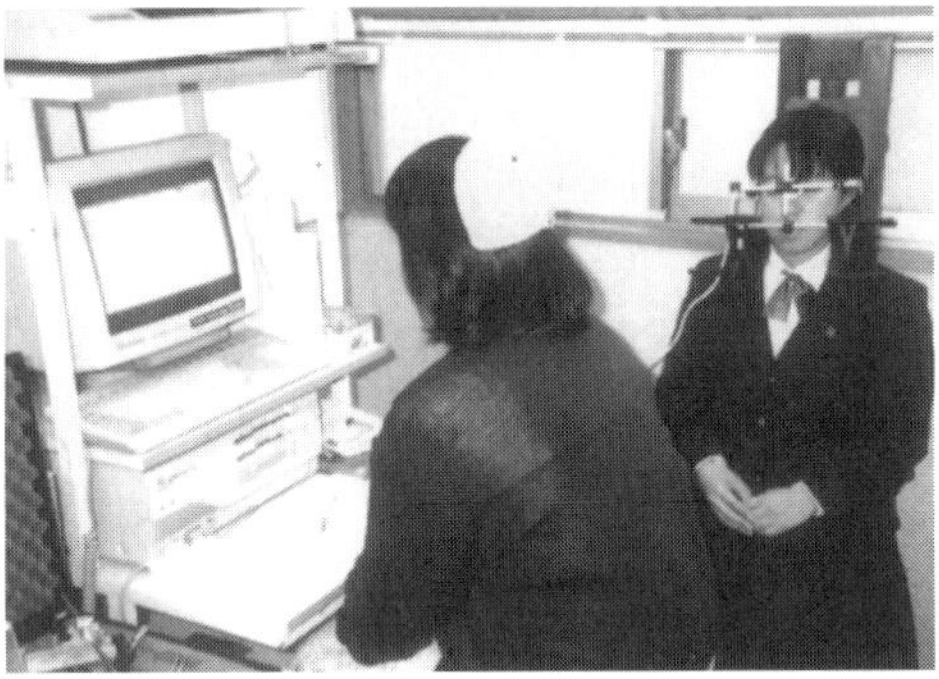

コンピュータ・シロナソの準備中

いろいろな角度から検査《けんさ》します。その結果《けっか》から、どんな治療《ちりょう》が必要《ひつよう》か、治療方針《ちりょうほうしん》を決めます。

装置《そうち》をつける期間は不正咬合《ふせいこうごう》の状態《じょうたい》によっても異《こと》なりますが、この期間の長短は、不正咬合《ふせいこうごう》の程度《ていど》よりも、先ほど書いたように患者《かんじゃ》さんの協力度《きょうりょくど》に左右されます。

装置《そうち》がとれたあと、一～二年は歯並《はなら》びを保持《ほじ》する保定《ほてい》期間に入ります。この期間は、歯の裏側《うらがわ》からリテーナーと呼《よ》ばれる保定装置《ほていそうち》をつけます。

最後《さいご》に再《ふたた》び、すべてのチェックを行い、問題がないかどうかを検討《けんとう》します。これらの検査《けんさ》によって、咬合機能《こうごうきのう》がどれだけ改善《かいぜん》したか、一目でわかります。

検査《けんさ》のなかでも私《わたし》がとくに力を入れているのは、治療《ちりょう》前と後に行う顎関節機能《がくかんせつきのう》のチェックです。かみ合わせと顎関節《がくかんせつ》の動きは、非常《ひじょう》に密接《みっせつ》なつながりがありますから、顎関節《がくかんせつ》に負担《ふたん》をかけないかみ合わせをつくるには、絶対《ぜったい》に欠《か》かせない検査《けんさ》です。この顎機能《がくきのう》のチェックができるかどうかで、治療内容《ちりょうないよう》の評価《ひょうか》がわかります。

■保定期間（ほていきかん）
矯正装置《きょうせいそうち》が取《と》れた後、歯並びを保持《ほじ》するための期間（1～2年）

■リテーナー
現状《げんじょう》の状態《じょうたい》を保《たも》つ装置《そうち》のこと

③矯正《きょうせい》治療《ちりょう》で注意しなければいけないこと

「なるべく目立たずに矯正《きょうせい》をしたい」……こういう患者《かんじゃ》さんの要望《ようぼう》に応《こた》えて、矯正装置《きょうせいそうち》も進歩してきました。以前《いぜん》は金属《きんぞく》のブラケット（歯に当てる小さな金具）を使っていましたから目立ったものですが、いまでは歯の色と同じ白いセラミックのブラケットを用いるようになりましたから、ほとんど目立たなくなりました。

さて、矯正中《きょうせい》は月に一回来院してもらい、装置《そうち》の調整や歯の動きのチェック、検査《けんさ》などを行います。矯正中《きょうせい》に守っていただきたいのは、約束《やくそく》した治療日《ちりょうび》をすっぽかさないこと、そして歯磨《はみが》きをきちんとすることです。治療《ちりょう》は、一人ひとり患者《かんじゃ》さんの治療《ちりょう》計画に基《もと》づいて行っていますから、虫歯をつくらず、予定の治療日《ちりょうび》にきちんと治療《ちりょう》を受けるようにすれば、矯正《きょうせい》期間も短くなります。

日常《にちじょう》生活で、とくにこれをしてはいけないということはありません。ふつうに生活していればいいと思います。また、保定《ほてい》期間が終わっても、それで歯の矯正《きょうせい》が終わったということではありません。使っている歯は少しずつ動いていますから、年に一、二回は定期的《ていきてき》に観察《かんさつ》しなければなりません。歯とは、一生のおつきあいなのです。

④将来的《しょうらいてき》には補綴《ほてつ》も含《ふく》めた完全《かんぜん》な治療《ちりょう》を

治療《ちりょう》の流れはおおよそこのようなものですが、私《わたし》はいま、次のステップを考えています。

歯は、生えてくる段階《だんかい》で、すでに奥歯《おくば》に押《お》されて倒《たお》れています。当然《とうぜん》、根っこの部分がねじれています。その歯が虫歯になれば、ねじれたまま歯の頭（歯冠《しかん》）に金属《きんぞく》などで咬《か》めるように冠《かん》をかぶせることになります。そういう補綴治療《ほてつちりょう》をした歯を矯正《きょうせい》すると、歯の軸《じく》をいく

■**歯冠（しかん）**
口腔中《こうくうちゅう》に現《あらわ》れている歯の頭の部分

■**補綴（ほてつ）**
入れ歯、さし歯、ブリッジ、冠《かん》などをいう

らおこしても、今度は人工の歯冠《しかん》が軸《じく》に対していびつになります。これでは矯正《きょうせい》した歯列に合いません。

あとで書くように、それぞれの歯には並《なら》ぶべき位置《いち》があり、その位置《いち》をコンピュータで出すことができます。そこで、ねじれた軸《じく》に対して歯の頭がどこに来るべきかを算出し、それに合わせて冠《かん》をかぶせ直します。矯正前《きょうせいまえ》に治療《ちりょう》して歯にかぶせた冠《かん》まで新たに治《なお》さなければ、治療《ちりょう》は完璧《かんぺき》とはいえません。顎関節《がくかんせつ》や頭蓋骨《とうがいこつ》に、ひずみを与《あた》えることになります。

つまり、すり減《へ》ったりねじれた歯を矯正《きょうせい》するには、補綴治療《ほてつちりょう》（歯に冠《かん》などをかぶせて修復《しゅうふく》する治療《ちりょう》）まで必要《ひつよう》とするのです。建築《けんちく》でいえば、矯正《きょうせい》は土木工事で土台づくり、建物《たてもの》は補《ほ》綴《てつ》といえるでしょう。

現在《げんざい》、矯正医《きょうせいい》は原則的《げんそくてき》には補綴治療《ほてつちりょう》をしていません。しかしもっと生体に調和した、完璧《かんぺき》なものをめざそうと思ったら、そこまでする必要《ひつよう》があるのです。私《わたし》も次のステップに、ようやく一歩を踏《ふ》み出《だ》したところです。

健全《けんぜん》な歯は、健全《けんぜん》な歯列では正しく咬《か》み合《あ》うようにできているのですから、人工の冠《かん》なども健全《けんぜん》な形にしなければなりません。

コンピュータを駆使《くし》した顎関節機能《がくかんせつきのう》のチェック

①顎関節再生《がくかんせつさいせい》の外科的治療《げかてきちりょう》は簡単《かんたん》にはできない

歯並《はなら》びの悪い人は、総体的《そうたいてき》に顎関節《がくかんせつ》にも異常《いじょう》があります。PART1で書いたとおり、頭《ず》痛《つう》、肩《かた》こり、腰痛《ようつう》、手足のしびれなど、顎関節《がくかんせつ》の異常《いじょう》による症状《しょうじょう》は全身に及《およ》び、しかもどうしようもなく不快《ふかい》なものです。

歯並《はなら》びを悪くしている原因《げんいん》、つまり奥歯《おくば》は、いちばん顎関節《がくかんせつ》に近いところにあります。奥《おく》歯《ば》に異常《いじょう》があれば、当然《とうぜん》近いところにある顎関節《がくかんせつ》も影響《えいきょう》を受け、あごがズレたり、関節《かんせつ》の動きが悪くなってきます。

そこで矯正《きょうせい》が必要《ひつよう》になってきます。顎関節《がくかんせつ》に多少ズレやゆがみがあっても、かみ合わせを変《か》えることによって、顎関節《がくかんせつ》の負担《ふたん》を軽くすることはできます。負担《ふたん》を軽くすれば自然治癒《しぜんちゆ》力《りょく》である程度回復《ていどかいふく》してきます。顎関節《がくかんせつ》の機能《きのう》を第一に考えた矯正《きょうせい》、いまのところ顎関節症《がくかんせつしょう》に対して、それがいちばん有効《ゆうこう》な治療《ちりょう》です。

顎関節《がくかんせつ》は、三次元の動きをする非常《ひじょう》に複雑《ふくざつ》な関節《かんせつ》です。しかも最後《さいご》に、かみ合わせがピタッと止まる位置《いち》に顎関節《がくかんせつ》がこなければなりません。しかもその後ろには、神経《しんけい》や血管《けっかん》がいっ

■自然治癒力（しぜんちゆりょく）
何もしないで自然《しぜん》に病気やケガがなおる力

■程度回復（ていどかいふく）
負担《ふたん》を軽《かる》くすることで、自然治癒力で回復《かいふく》すること

ぱい通っています。それらの神経《しんけい》にさわらずに、位置《いち》や動きの狂《くる》った顎関節《がくかんせつ》をもとの状態《じょうたい》に修復《しゅうふく》するのは、神業といってもいいほどむずかしいのです。顎関節《がくかんせつ》に対して外科手術《しゅじゅつ》は簡単《かんたん》にできませんから、一度壊《こわ》れたら、もとの形と機能《きのう》を取《と》り戻《もど》すのは容易《ようい》なことではないのです。

②顎関節《がくかんせつ》の動きを考えて歯並《はなら》びを治《なお》す

顎関節《がくかんせつ》は、頭蓋骨《とうがいこつ》と頸椎《けいつい》をつなげる、重要《じゅうよう》なポイントに位置《いち》しています。だからこそ、顎《がく》関節《かんせつ》を守らなければいけないわけです。そこで私《わたし》は、歯と顎関節《がくかんせつ》は非常《ひじょう》に密接《みっせつ》なつながりがあるから、あごの動きを見ながら歯の治療《ちりょう》を行っています。

たとえていえばドアとヒンジ（ちょうつがい）の関係《かんけい》で、ドアがピッタリ閉《し》まるのは、ドアとヒンジがうまくかみ合っているからです。肝心《かんじん》のヒンジの調子が悪ければ、いくらドアを削《けず》ったり調整してもピッタリ閉《し》まりませんし、ドアが歪《ゆが》んでいればヒンジをも痛《いた》めます。

ここではヒンジが顎関節《がくかんせつ》、ドアが歯ですが、私《わたし》たち一般《いっぱん》の歯科医は、残念《ざんねん》ながら顎関節《がくかんせつ》をいじることができません。ところが歯並《はなら》びは変《か》えることができます。そこで顎関節《がくかんせつ》に炎症《えんしょう》などがおこらないように、なるべく顎関節《がくかんせつ》に負担《ふたん》を与《あた》えないような歯並《はなら》びにするのです。そのためには、きちんとしたデータに基《もと》づいて歯並《はなら》びを決めなければなりません。

歯の位置《いち》や向きは、コンピュータで出すことができます。しかしその位置《いち》を出す前に、顎《がく》関節《かんせつ》がどんな動きをしているかをまず調べなければなりません。ガタガタしていないか、生体にマッチした動きをしているか、スムーズに三級のてこ（七二ページ参照《さんしょう》）の動きをしているか……。そういうことを調べて初《はじ》めて、歯の一本一本の位置《いち》が決まってくるのです。そのために、顎関節《がくかんせつ》の機能《きのう》チェックが必要《ひつよう》なのです。

③顎関節《がくかんせつ》機能《きのう》をチェックする「アキシオグラフ」

いままで顎関節《がくかんせつ》の動きについては、漠然《ばくぜん》としたデータしかありませんでした。したがって顎関節症《がくかんせつしょう》についても、適切《てきせつ》な治療《ちりょう》が見つからないまま、現在《げんざい》に至《いた》っています。

ところがウィーン大学の医学者でもあるスラバチェック博士《はくし》（九五・一二六ページ参照《さんしょう》）の開発したSAMシステムのなかの「アキシオグラフ」と呼《よ》ばれるコンピュータによって、そのあごの動きが克明《こくめい》にわかるようになりました。上下の開閉《かいへい》運動、左右、前後の動きなど、二〇分くらいの測定《そくてい》で二〇種類《しゅるい》の運動パターンが記録《きろく》できます。それらを組み合わせながら分析《ぶんせき》していくのですが、そのデータは莫大《ばくだい》なものにのぼります。ひとりの患者《かんじゃ》さんに数百枚《まい》のデータが打ち出されるのです。その解析《かいせき》に、毎日データとにらめっこですが、それだけの時間と手間をかけるのも当然《とうぜん》なのです。（図19）

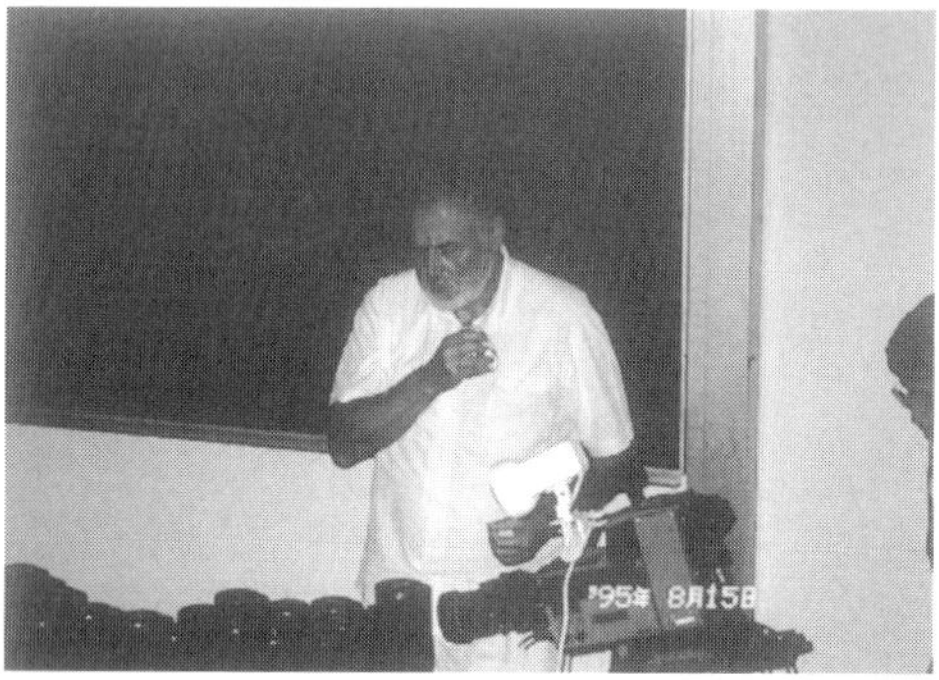

講義をするスラバチェック氏（オーストリアのウィーン大学にて）

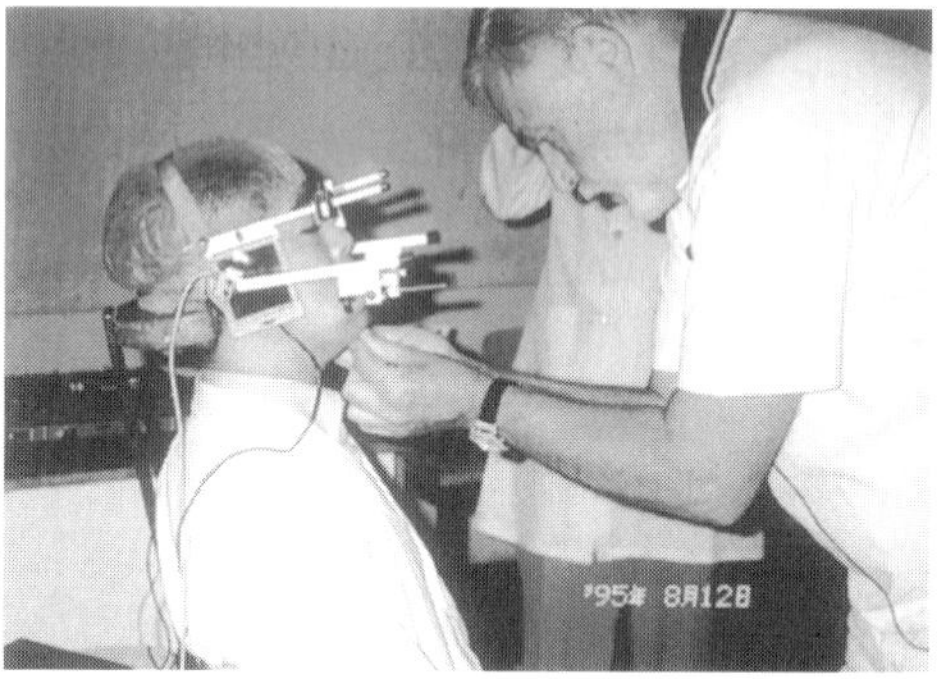

コンピュータ・アキシオの実習をするスラバチェック氏（同）

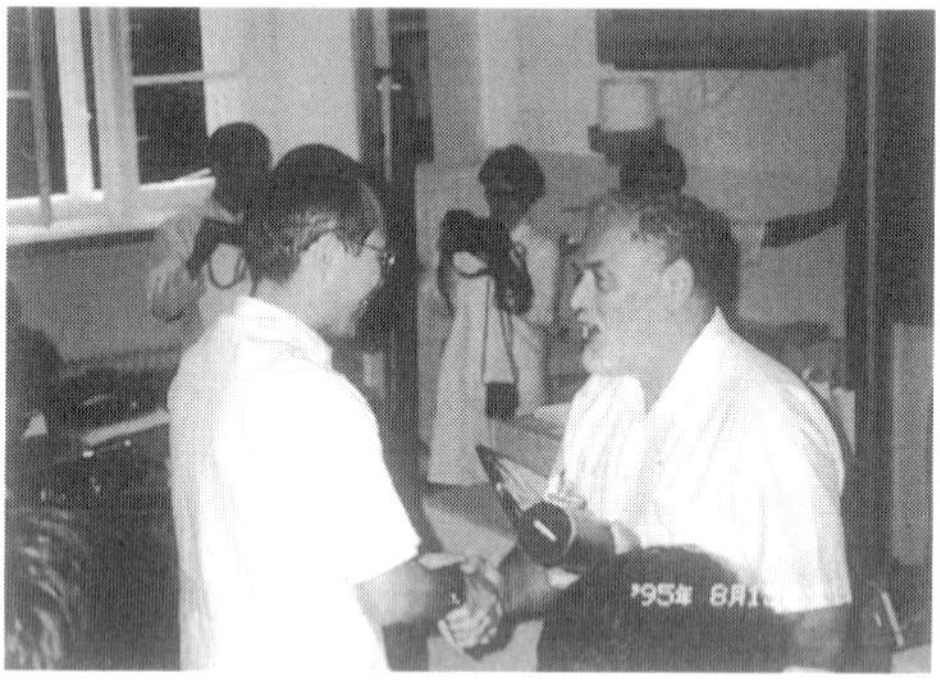

スラバチェック氏から講習の修了証書を授与される著者（同）

図19　アキシオグラフの検査例（下顎の前方移動を行い、下顎頭の動きを計測）

Patient : [redacted]
Plotted : 1993-07-03

Movement : protrusion/retrusion
Recorded : 1993-07-03
Flag distance : 161 mm
Calculated to : 110 mm

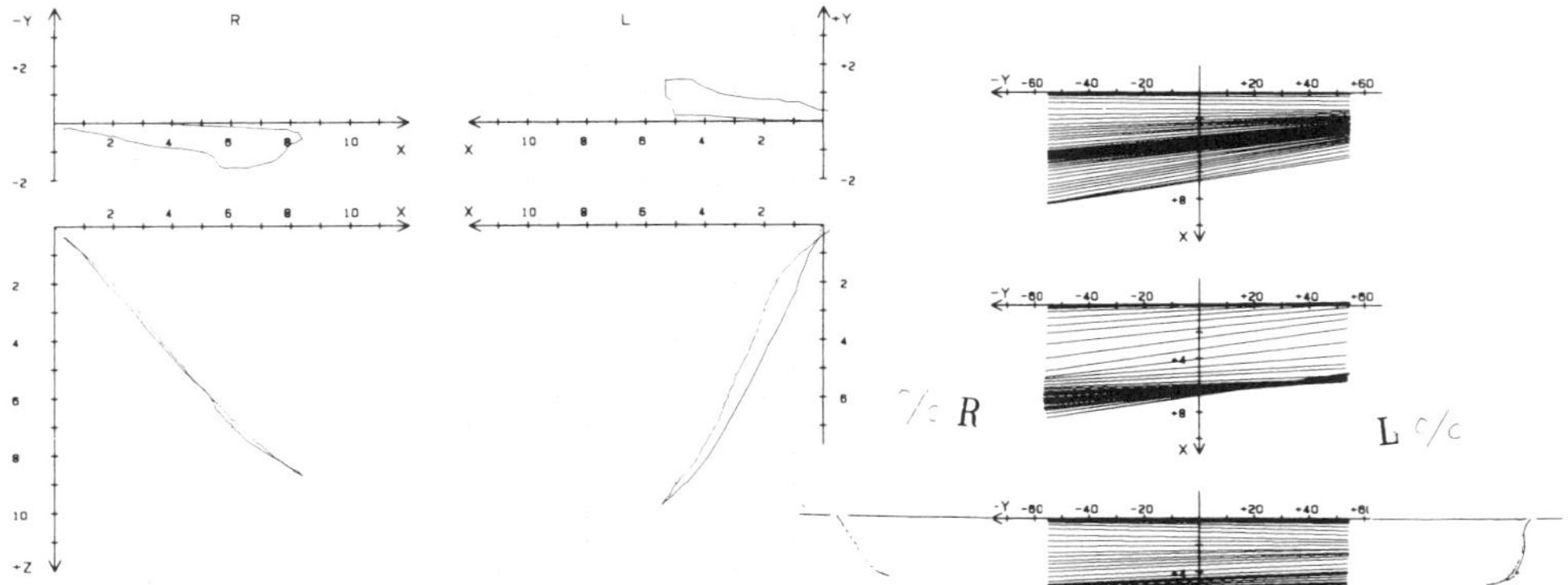

	EXCURSION				INCURSION			
	right		left		right		left	
●	HCN	BEN	HCN	BEN	HCN	BEN	HCN	BEN
1	43.52	0.73	54.43	2.73	45.44	-16.40	65.44	53.34
2	43.5[illegible]	0.40	49.73	2.14	45.35	-13.73	66.42	40.39
3	44.89	0.27	53.0[illegible]	1.58	48.18	-12.60	67.64	32.59
4	46.23	0.00	57.85	2.14	47.97	-13.52	67.02	26.88
5	47.5[illegible]	0.00	60.19	2.30	48.84	-13.18	65.15	23.03
6	48.10	-0.42	60.82	2.93	48.75	-12.52	66.05	19.05
7	48.37	-0.85	61.9[illegible]	2.92	48.79	-11.32	65.42	16.84
8	48.2[illegible]	-1.18	62.5[illegible]	3.10	48.43	-11.42	65.01	15.98
9	48.2[illegible]	-1.14	62.46	2.86	49.30	-15.01	64.35	16.71
10	47.82	-1.45	61.38	2.73	48.80	-13.35	63.11	18.29

歯科医療《いりょう》の先進国オーストリアでは、歯を単独《たんどく》で捉《とら》えるのではなく、医者として全身の健《けん》康《こう》とからめて考えています。「アキシオグラフ」はオーストリアから取《と》り寄《よ》せたものですが、この装置《そうち》によって、全身から見たあごの機能《きのう》がよくわかるようになりました。これからは歯科治療《ちりょう》も、全身医療《いりょう》のなかで見ていかなければ、正しい姿《すがた》はつかめないでしょう。

この装置《そうち》を導入《どうにゅう》しているところは、日本でも数えるほどしかありません。しかし歯並《はなら》びの異常《いじょう》の原因《げんいん》が内部に潜《ひそ》んでいることが、この検査《けんさ》ではっきり確認《かくにん》できます。

④あごの機能《きのう》を立体的《りったいてき》に捉《とら》える

「アキシオグラフ」は、レントゲン、模型《もけい》（歯の型《かた》）と組み合わせると、非常《ひじょう》に立体的《りったいてき》にあごの動きを捉《とら》えることができます。

矯正《きょうせい》で使うレントゲンには、数種類《すうしゅるい》あります。歯並《はなら》びや顎関節《がくかんせつ》を写す「パノラマX線写真」と、「セファログラム」といって、頭部を横や正面から写したレントゲンです。大事なのは「セファログラム」で、これによって頭蓋骨《とうがいこつ》のひずみがよくわかります。頭蓋骨《とうがいこつ》にひずみがあれば、当然顎関節《とうぜんがくかんせつ》にも異常《いじょう》があると考えられます。

いままでは、レントゲンや模型《もけい》がバラバラに見られていました。ところがコンピュータ・システムを導入《どうにゅう》することによって、それらが機能的《きのうてき》に結《むす》びつくようになったのです。

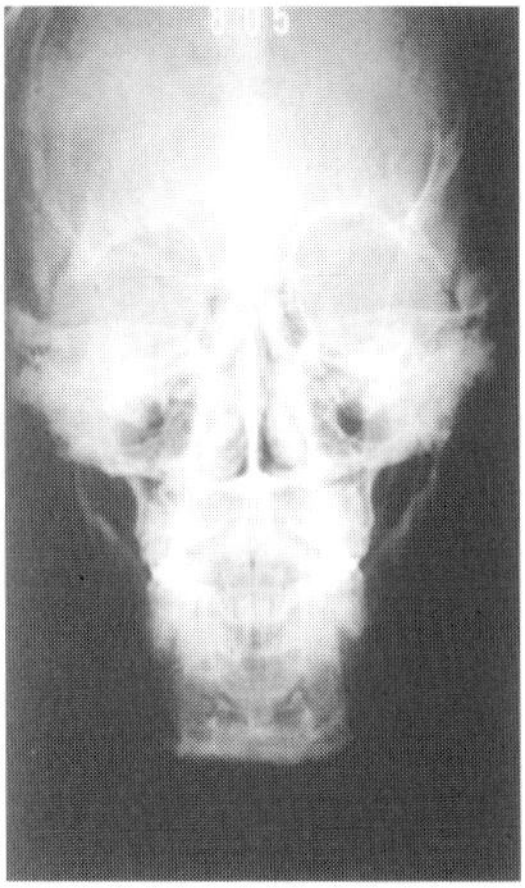

正面セファロX線写真

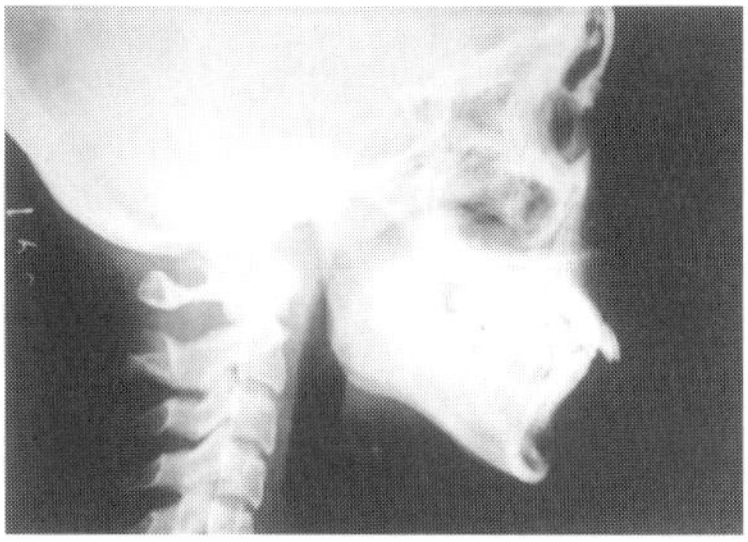

側面セファロX線写真

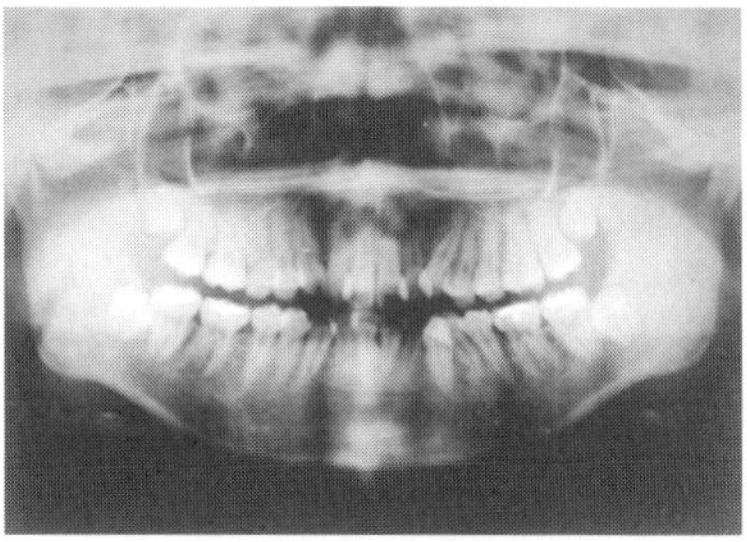

パノラマX線写真

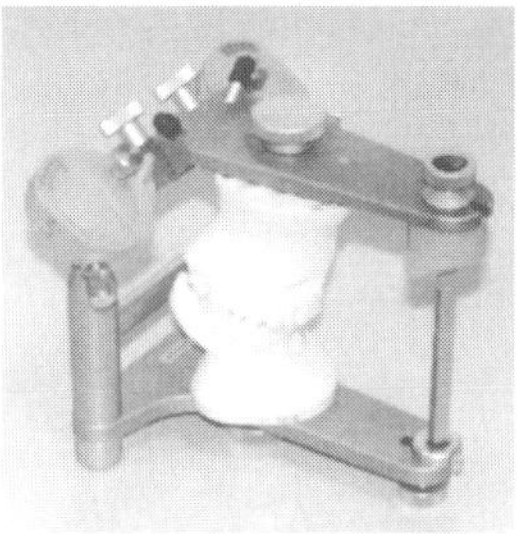

歯の模型を付けたSAM
咬合器(咬み合わせ器機)

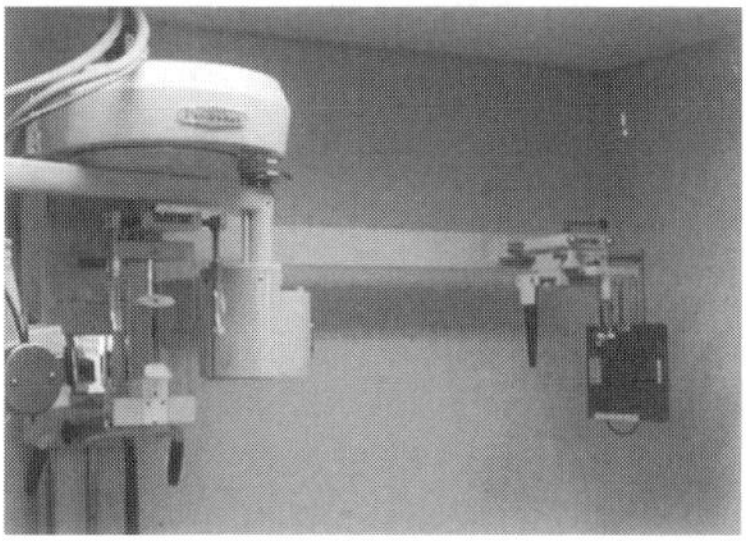

オルソパントモグラフ付セファログラ
ム撮影装置

たとえばレントゲンで見るポイントと模型《もけい》のポイント、それからコンピュータで見るポイントを同じところにとれば、ひとつのポイントを三つの角度から解析《かいせき》できるようになります。非常《ひじょう》に立体的《りったいてき》にあごや口の中を見られるようになるのです。これらの検査《けんさ》の装置《そうち》を、「SAMシステム」といいます。

さらに「シロナソグラフ」というコンピュータを使った検査装置《けんさそうち》では、かみ合わせのチェックができます。これは、噛《か》んでいるときの歯の動きを、前から見た動き、横から見た動き、上から見た動きと、三次元的《さんじげんてき》に捉《とら》えます。かみ合わせに異常《いじょう》がない場合、噛《か》むときの歯の動きは、一定の、きれいな動きをしています。ところがかみ合わせに異常《いじょう》があると、へんなクセがあったり、行きと帰りの口の動きがバラバラで不安定《ふあんてい》になります。その動きが、コンピュータによってそのまま再現《さいげん》されますから、かみ合わせの異常《いじょう》がすぐにわかります（図20）。

さらに最近《さいきん》は、「ナソヘキサグラフ」というコンピュータも利用《りよう》しています。「SAMシステム」と「アキシオグラフ」、さらに「シロナソグラフ」「ナソヘキサグラフ」等を連携《れんけい》させれば、不正咬合《ふせいこうごう》の原因《げんいん》がつかめます。仮《かり》に原因《げんいん》が完璧《かんぺき》にわからなくても、正常《せいじょう》かどうかの判断《はんだん》はつきます。歯の動きとあごの動きは連動《れんどう》していますから、このようにいくつかの検査結果《けんさけっか》を組み合わせれば、総合的《そうごうてき》な診断《しんだん》ができるようになります。

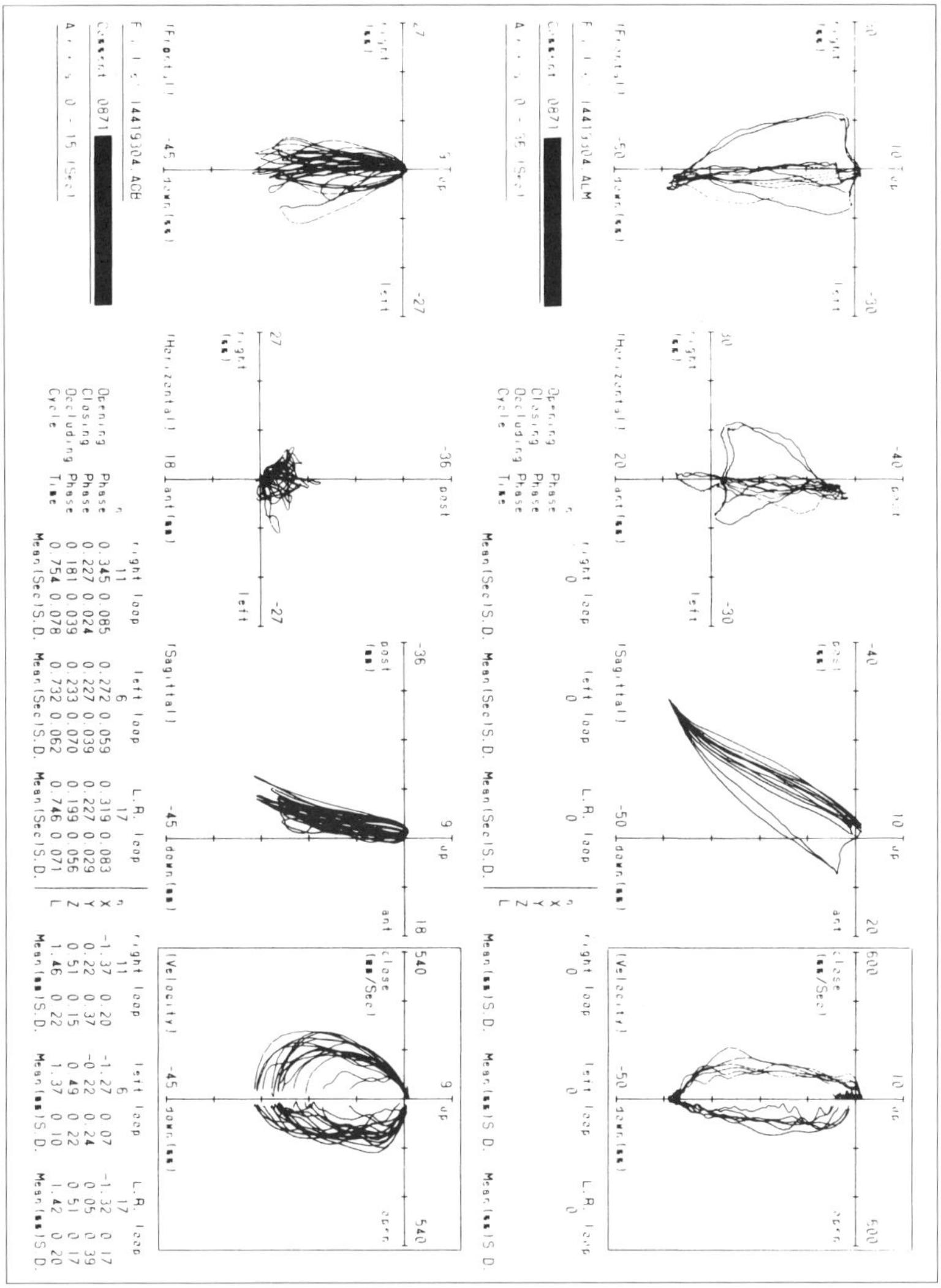

図20 シロナソグラフの検査例（下顎の切歯の動きで咬合状態をチェック）

⑤データに基《もと》づいて咬合《こうごう》を再構成《さいこうせい》

矯正《きょうせい》の治療《ちりょう》も、コンピュータの導入《どうにゅう》によって画期的《かっきてき》に進歩しました。

コンピュータが都合のいいところは、患者《かんじゃ》さんの口の動きを何度も再現《さいげん》できることです。再現《さいげん》して動きをチェックすることによって、いろいろなことが見えてきます。歯が並《なら》ぶべき位置《いち》も、生物的《せいぶつてき》な機能《きのう》を考えれば決まってきます。

その歯の位置《いち》を、私《わたし》はコンピュータのデータに基《もと》づいて割《わ》り出《だ》しています。頭蓋《とうがい》に対してどの方向に、どれくらいの距離《きょり》で、どれくらいの角度をもってその歯がくるのか。隣《となり》の歯と接触《せっしょく》している角度、前歯の角度、奥《おく》の関節《かんせつ》とのバランス……そういうものをすべて計測《けいそく》して、自然《しぜん》の原則《げんそく》、原理に基《もと》づいたあるべき姿《すがた》に再構築《さいこうちく》するのです。

生物学や歯の発生学を考えたら、それは当然《とうぜん》のことなのです。あるべき位置《いち》にピッタリおさまって、歯は歯としての機能《きのう》を発揮《はっき》し、顎関節《がくかんせつ》への負担《ふたん》も少なくすみ、結果的《けっかてき》にはきれいな歯並《はなら》びになっていくのです。決して見た目ではなく、生物としての機能《きのう》を優先《ゆうせん》させた基準《きじゅん》点《てん》があるのです。

その人が本来持っている歯並《はなら》びの位置《いち》に戻《もど》してやるのが、生体としての機能《きのう》を考えたうえでベストの治療《ちりょう》です。

このようにコンピュータを駆使《くし》して、いま不正咬合《ふせいこうごう》の治療《ちりょう》は、口腔《こうくう》の再構成《さいこうせい》というところにまで進んでいます。たとえば矯正《きょうせい》しても、歯がすり減《へ》っていたり、かぶせた冠《かん》がねじれていたら、やはりひずみが出てきます。もちろんこうした補綴治療《ほてつちりょう》も、すべてコンピュータのデータに基《もと》づいて高さや角度が決まってきます。

カンや便宜性《べんぎせい》だけでする矯正《きょうせい》は、行《ゆ》き詰《づ》まっていきます。いま求《もと》められているのは、機能《きのう》を重視《じゅうし》した、根拠《こんきょ》のある矯正治療《きょうせいちりょう》なのです。

■便宜性（べんぎせい）
あることをするのに都合《つごう》の良い性質《せいしつ》

PART

5

小臼歯《しょうきゅうし》を抜《ぬ》かずに
ここまで治《なお》った!
“非抜歯《ひばっし》”矯正治療例《きょうせいちりょうれい》

矯正治療前

主訴…………乱ぐい歯
診断…………アングルⅠ級　第3大臼歯による歯列不正、左側反対咬合
治療方針…小臼歯を抜かず8488咬合として28本矯正
治療方法…マルチブラケット法＋ゴム＋拡大装置
治療期間…28カ月
開始年齢…14歳

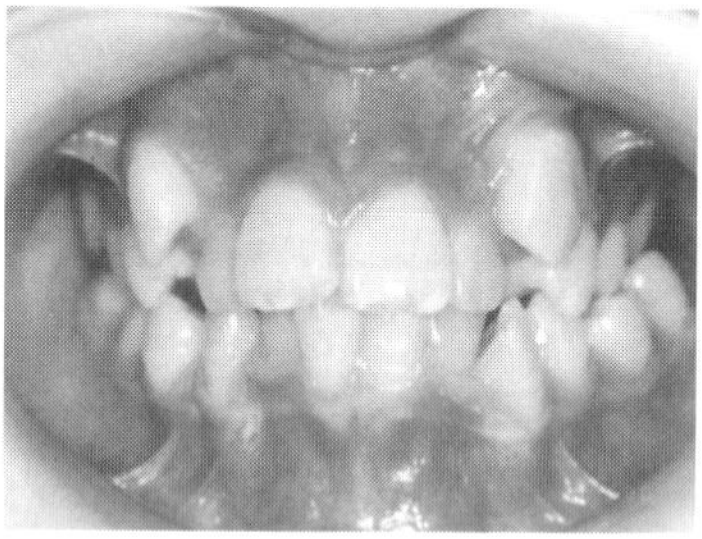

[正面]

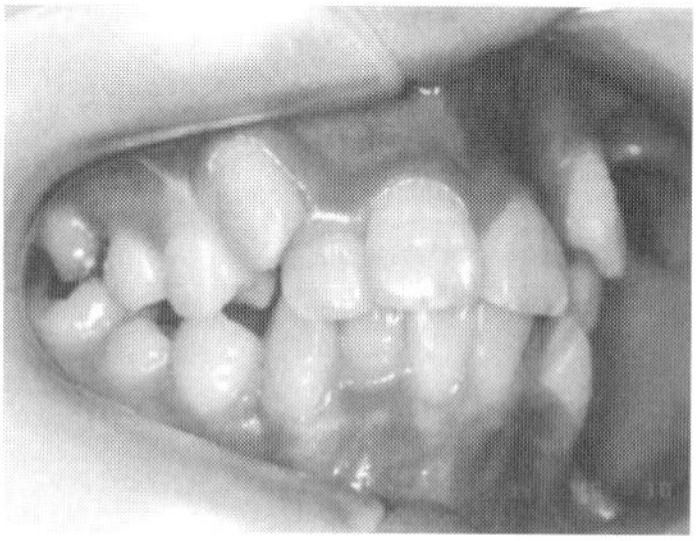

[右]

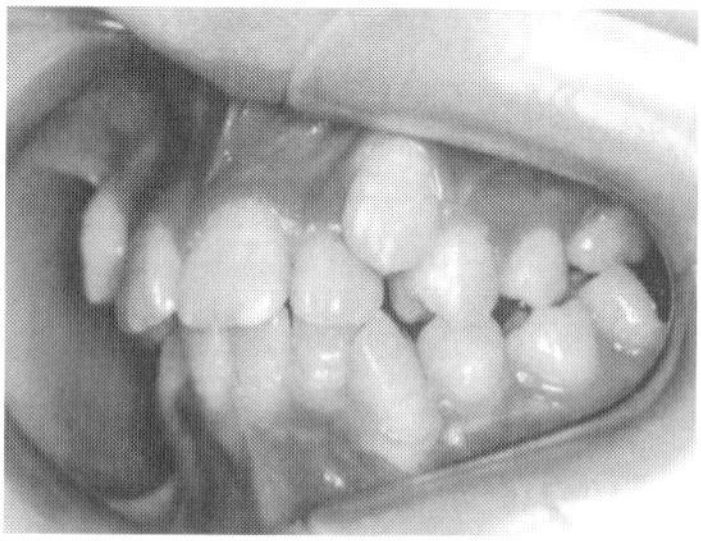

[左]

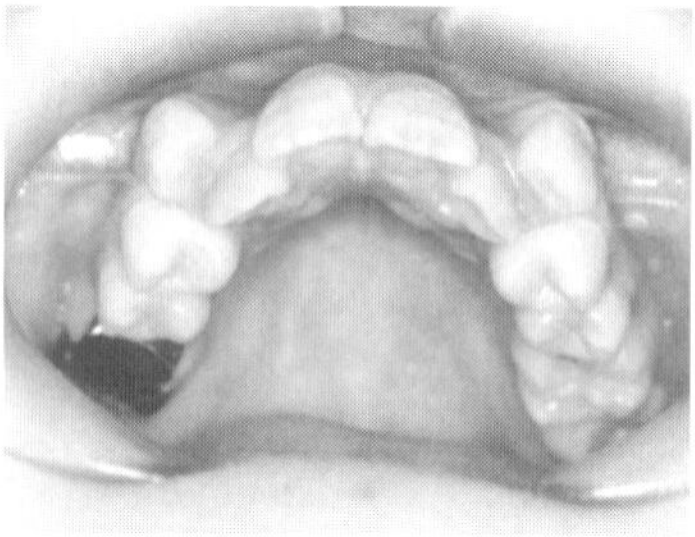

[上]

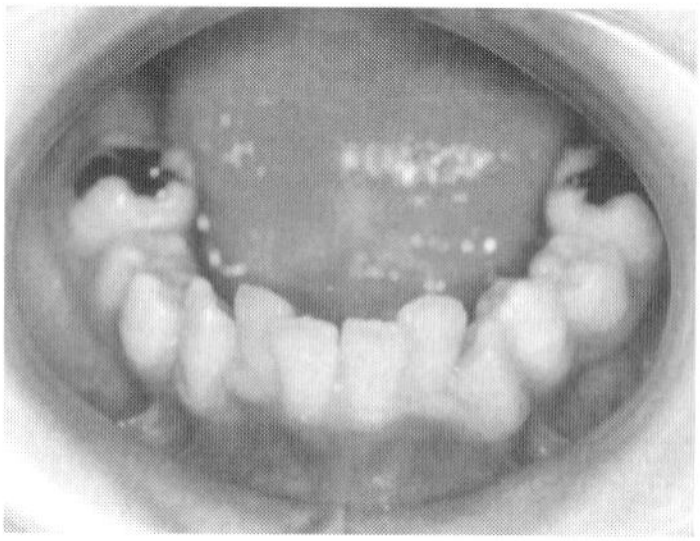

[下]

矯正治療後

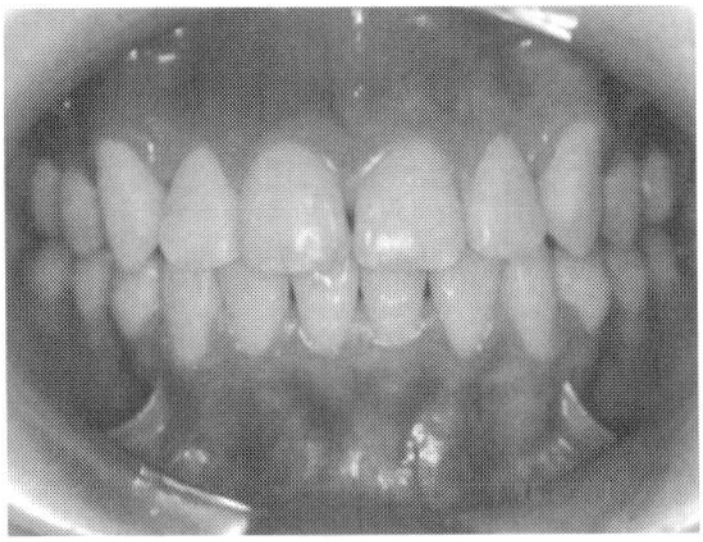

［正面］

コメント

歯並びが悪くて歯の入るスペースがないので、ご本人は抜歯しなければ治らないと考えていました。しかし当院の治療システムで、コンピュータによって咀嚼、発音などの顎機能を検査チェックし、そのうえで歯並びを矯正したので、これだけのスペース不足でも親知らず以外は１本も抜かずに治療できました。

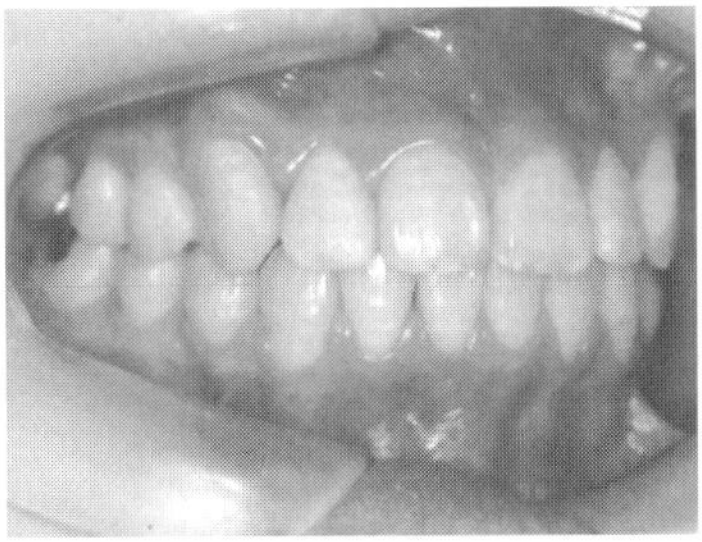

［右］

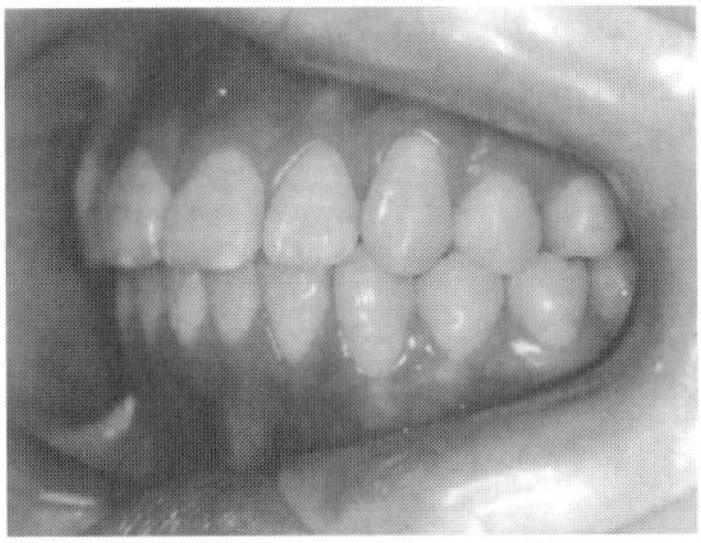

［左］

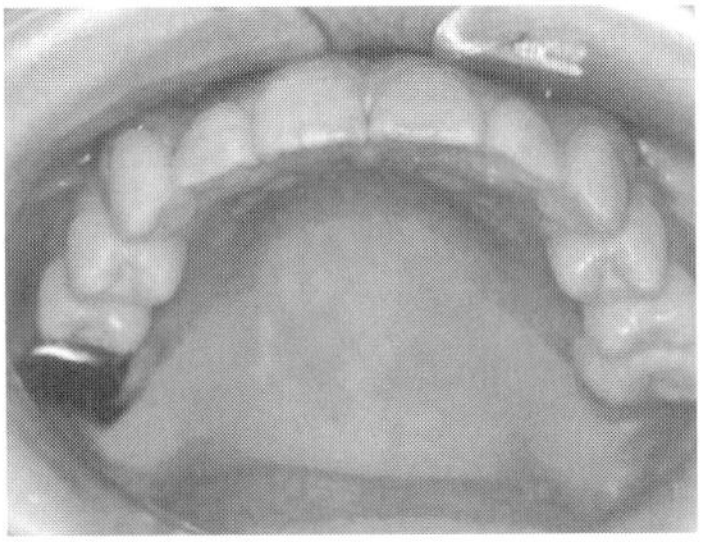

［上］

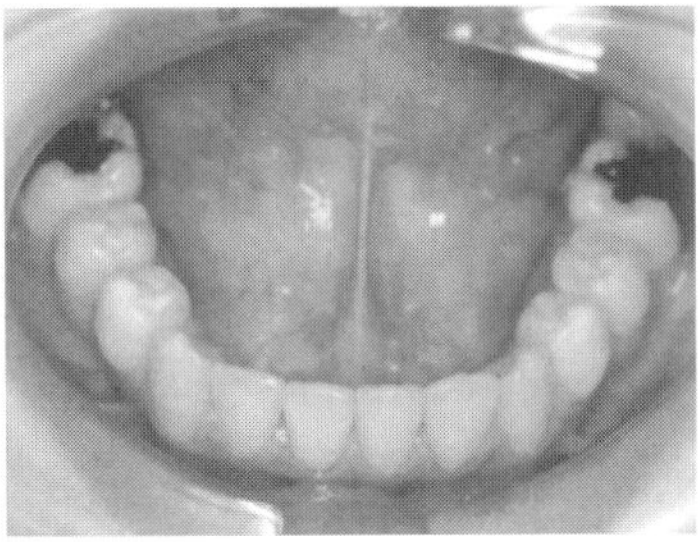

［下］

矯正治療前

主訴…………乱ぐい歯
診断…………アングルⅠ級　第３大臼歯による歯列不正
治療方針…8028運動をめざして8488咬合へ
治療方法…マルチブラケット法＋ゴム
治療期間…22カ月
開始年齢…17歳

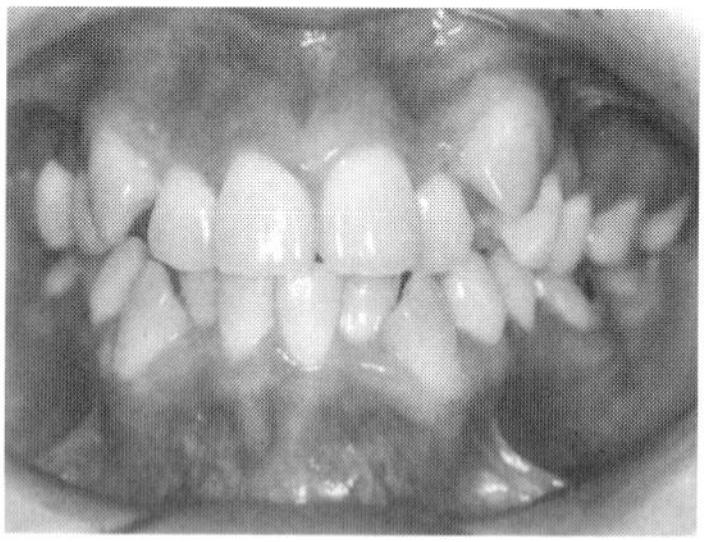
[正面]

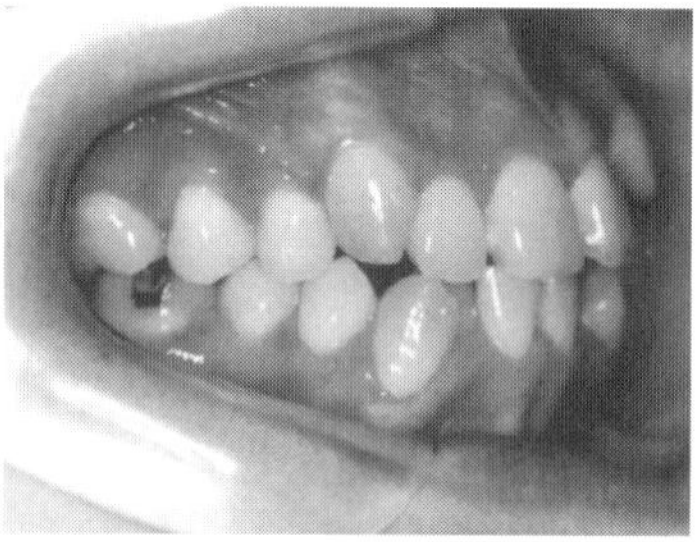
[右]

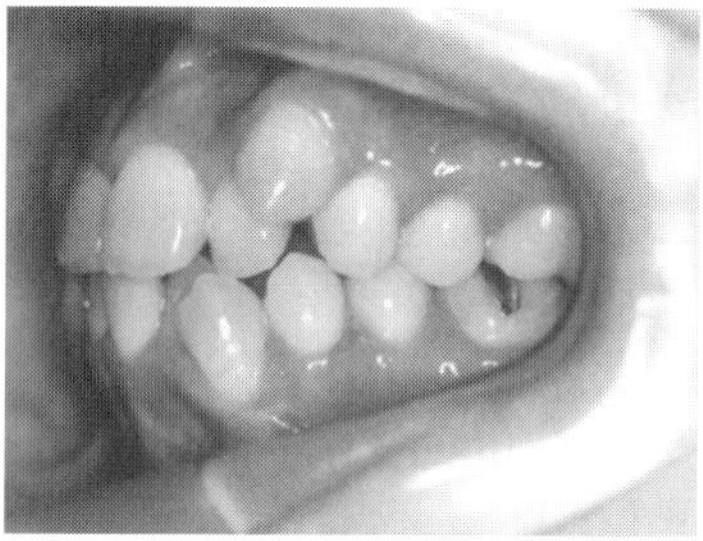
[左]

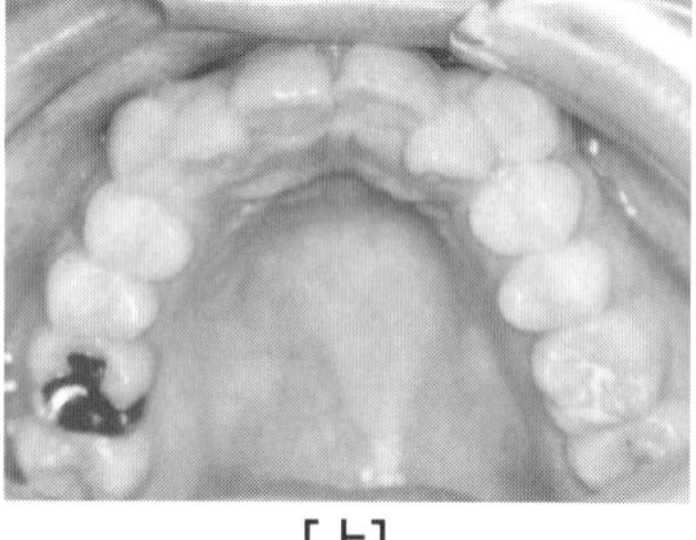
[上]

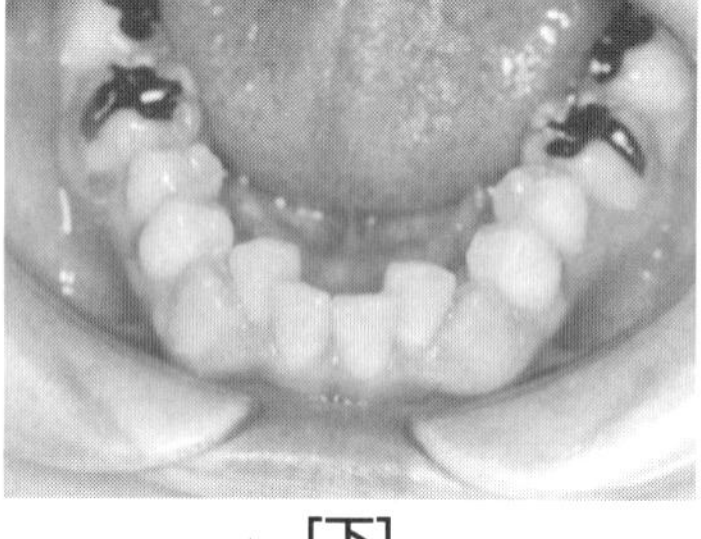
[下]

矯正治療後

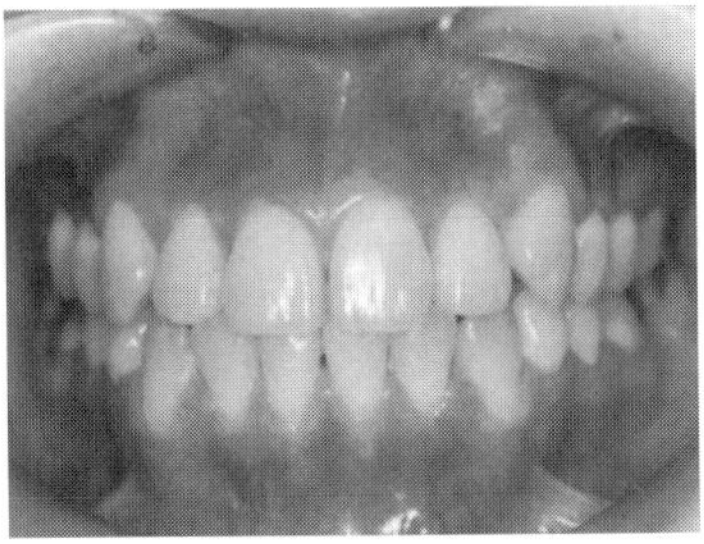

[正面]

コメント

顎機能検査の結果、歯並びの問題だけでなく、顎関節にも障害があることがわかりました。そこで小臼歯を抜かず、親知らずを抜く治療を行いました。矯正後は歯並びがきれいになっただけでなく、長年悩まされていた頭痛や肩こりもとれ、ご本人も大喜びでした。顎機能に問題があると、こうした不定愁訴がおきてきます。

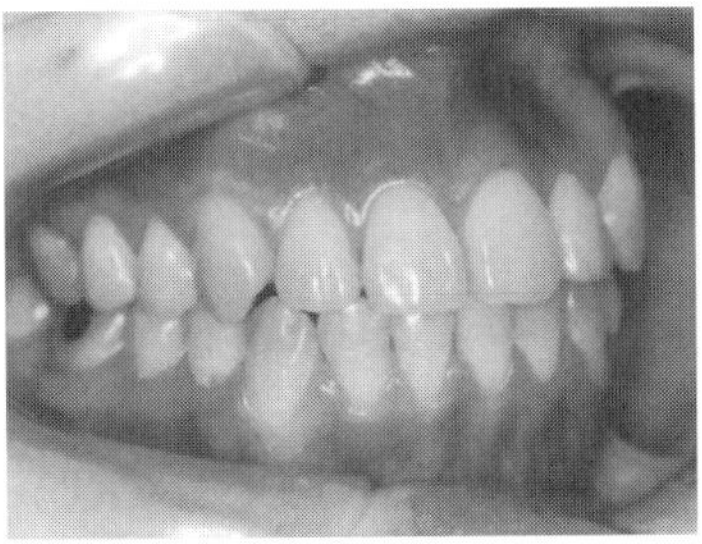

[右]

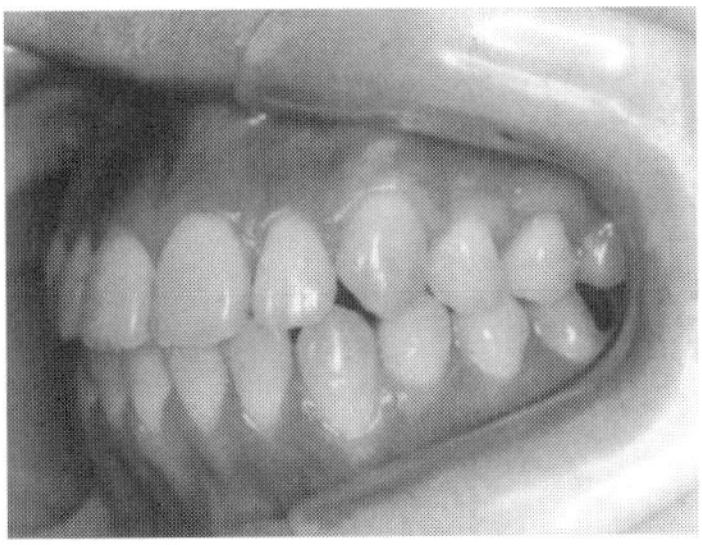

[左]

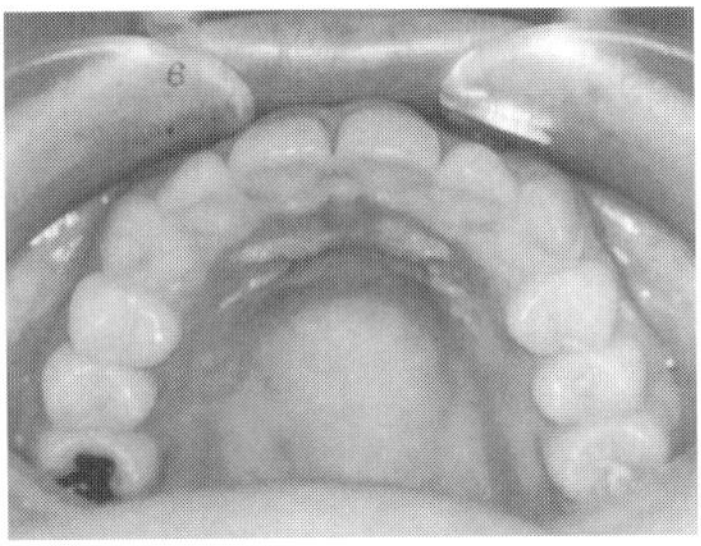

[上]

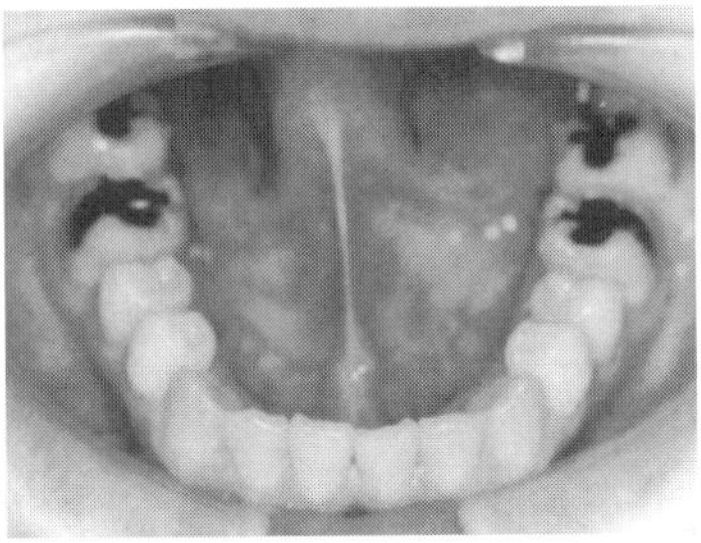

[下]

矯正治療前

主訴…………八重歯
診断…………アングルⅡ級　2類　ディープバイト
治療方針…小臼歯を抜かずに8488咬合にする
治療方法…マルチブラケット法＋ゴム
治療期間…31カ月
開始年齢…13歳

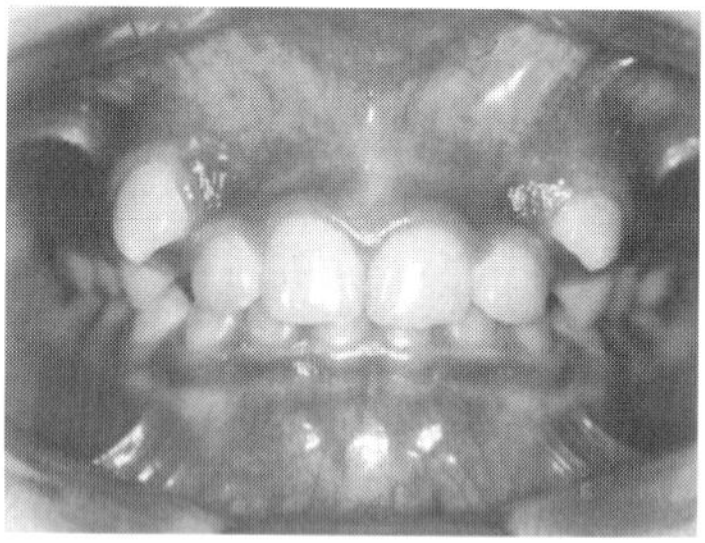
[正面]

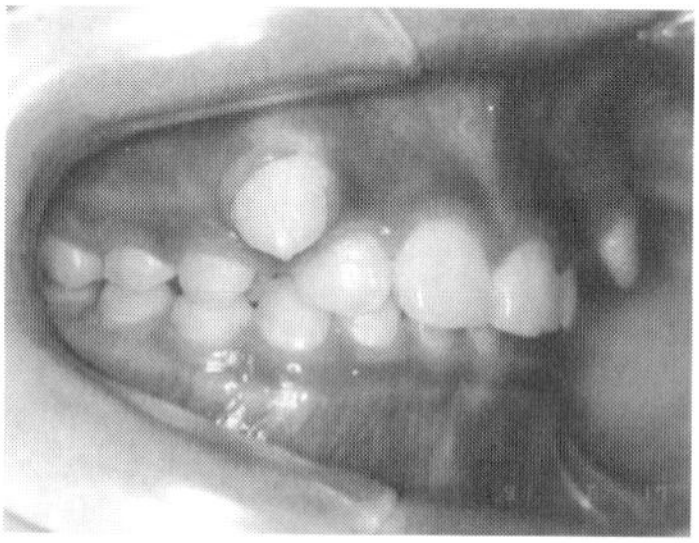
[右]

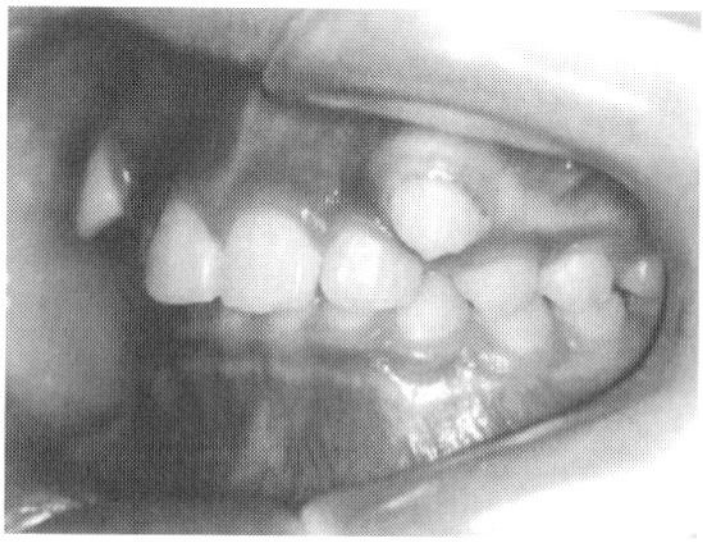
[左]

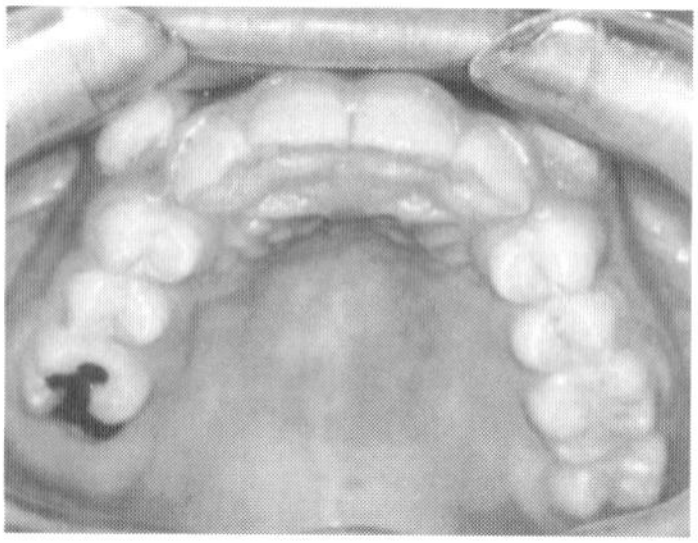
[上]

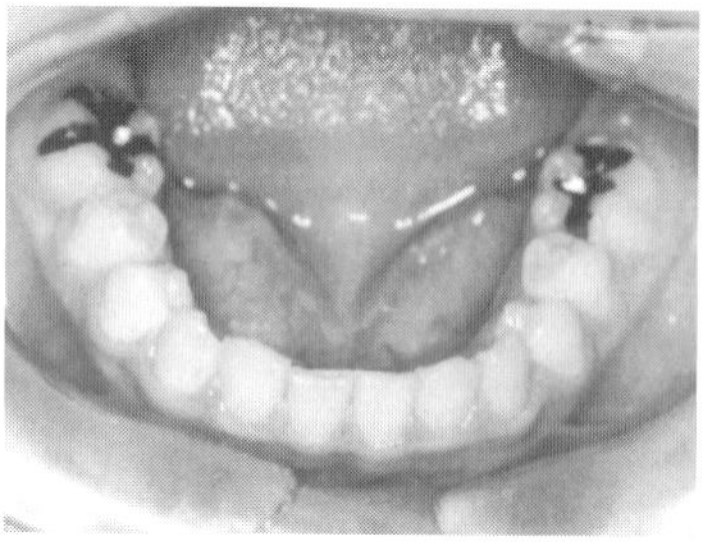
[下]

叢生（乱ぐい歯）

矯正治療後

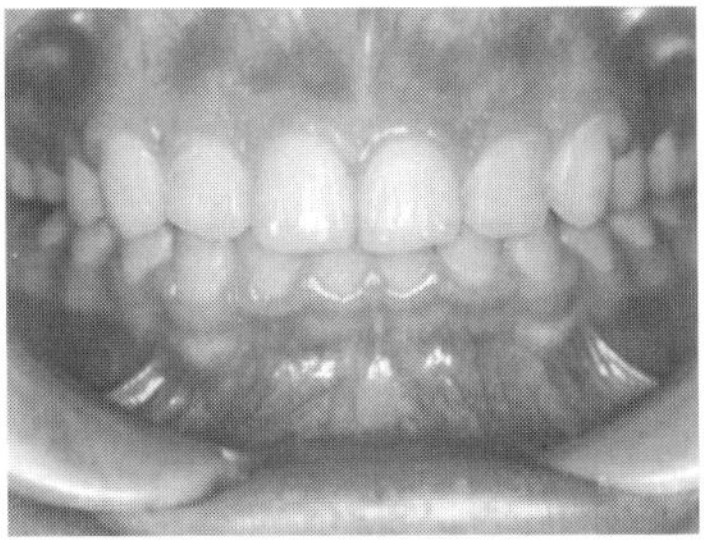

［正面］

コメント

八重歯が上唇にひっかかるためしゃべりにくく、また笑うと八重歯が目立ってとても気にしていました。一見スペースがなさそうですが、原因と考えられた下顎の親知らず、上顎の第２大臼歯を抜いて（健全な親知らずを利用）28本矯正をし、きれいに並びました。頭痛もときどきありましたが、矯正後はそれも治り、快適な日常生活を送っています。

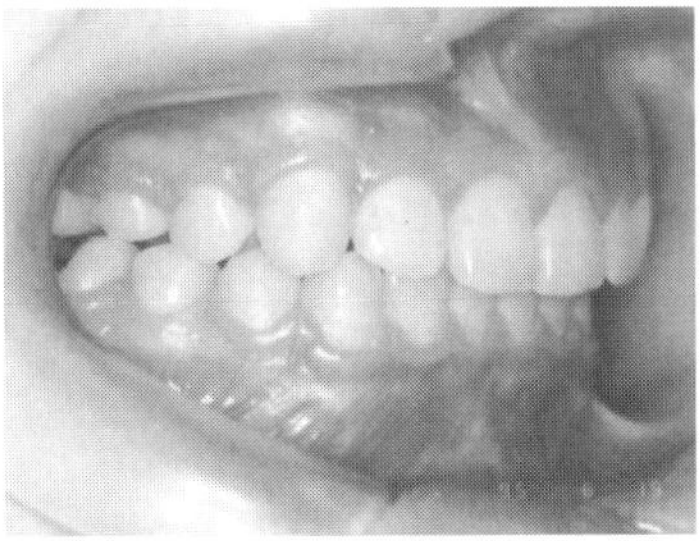

［右］

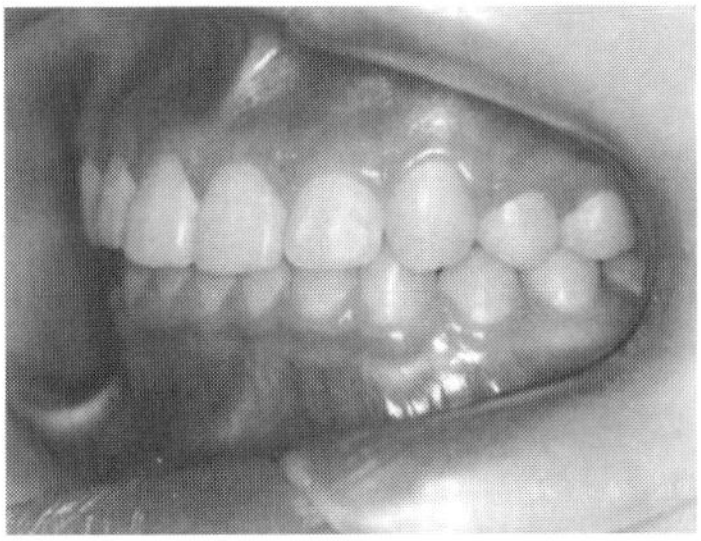

［左］

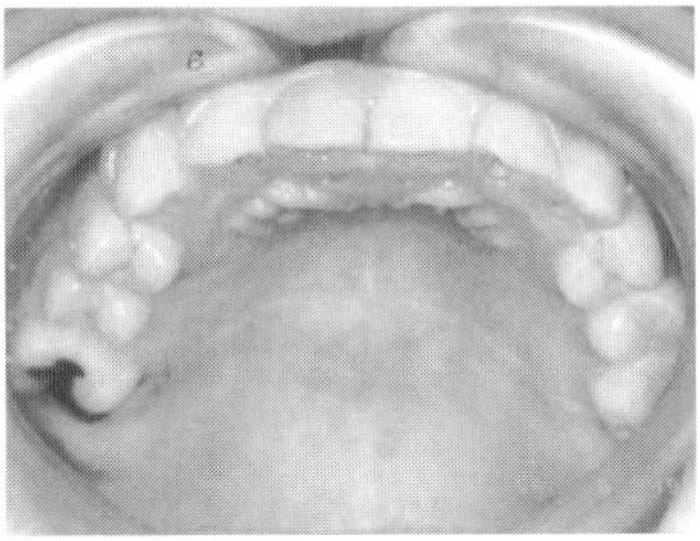

［上］

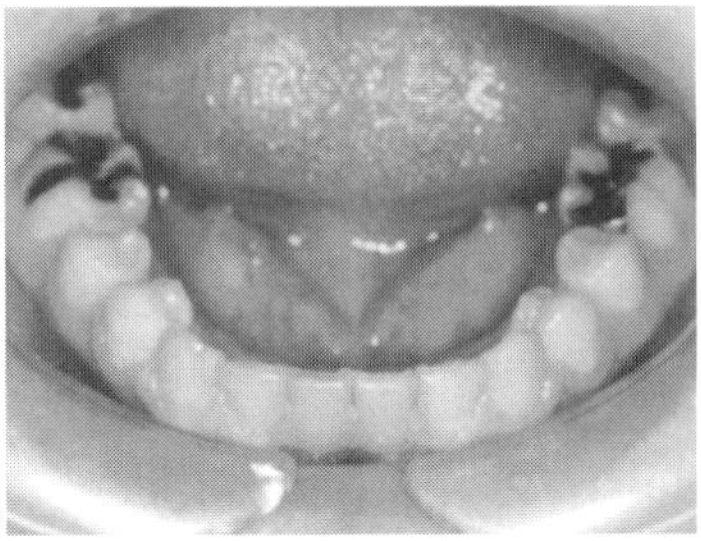

［下］

矯正治療前

主訴…………出っ歯（しゃべりにくく、口が閉じられない）
診断…………アングルⅡ級　第３大臼歯による歯列不正
治療方針…中間歯（小臼歯）を抜かず、28本矯正
治療方法…マルチブラケット法＋ゴム
治療期間…32カ月
開始年齢…18歳

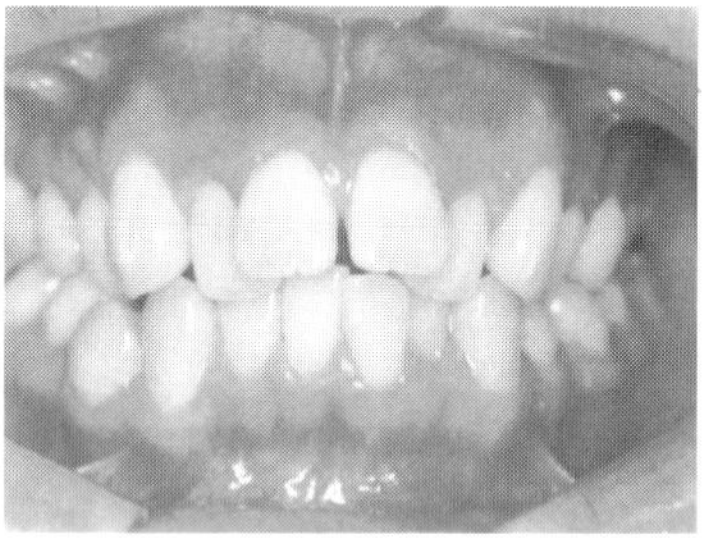

［正面］

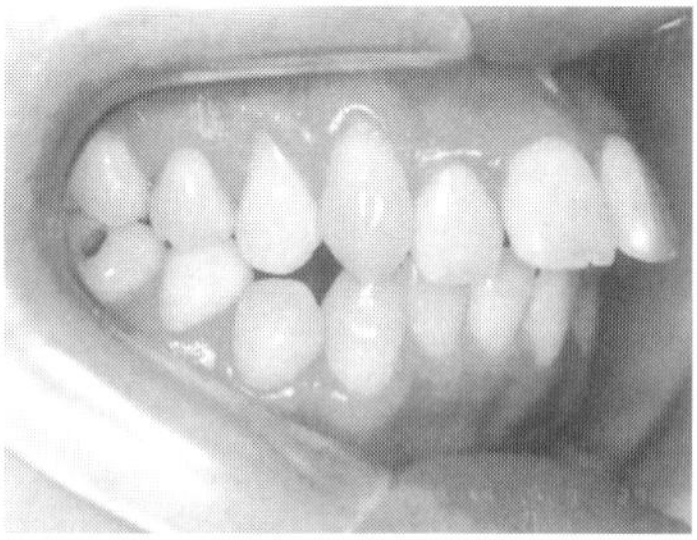

［右］

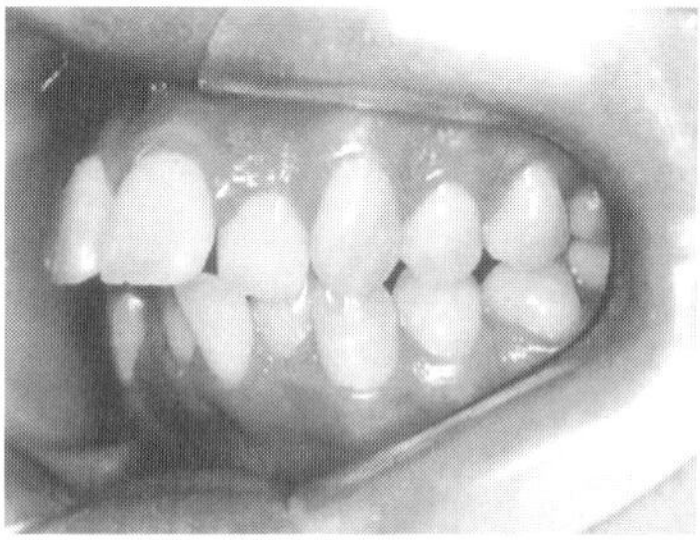

［左］

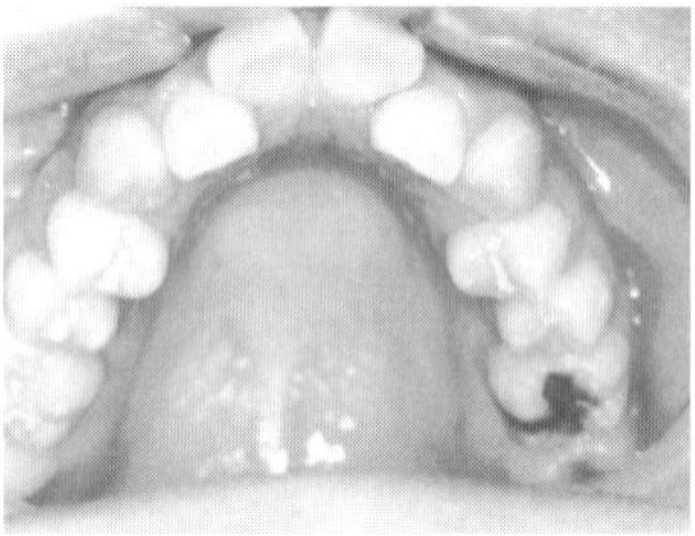

［上］

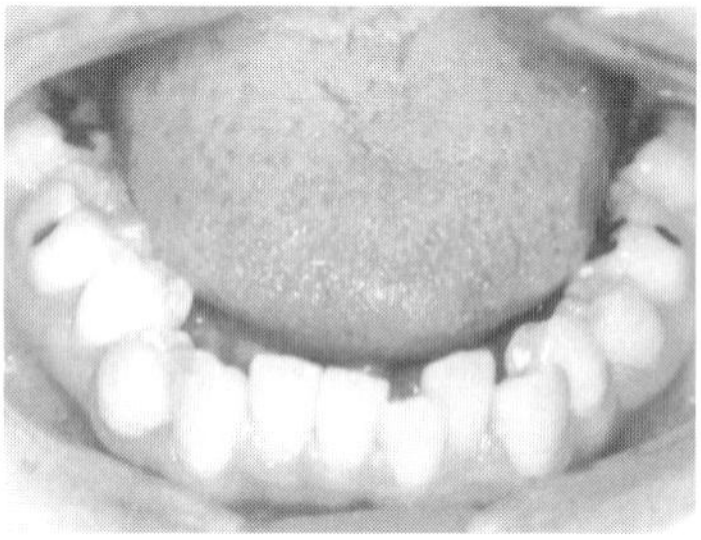

［下］

矯正治療後

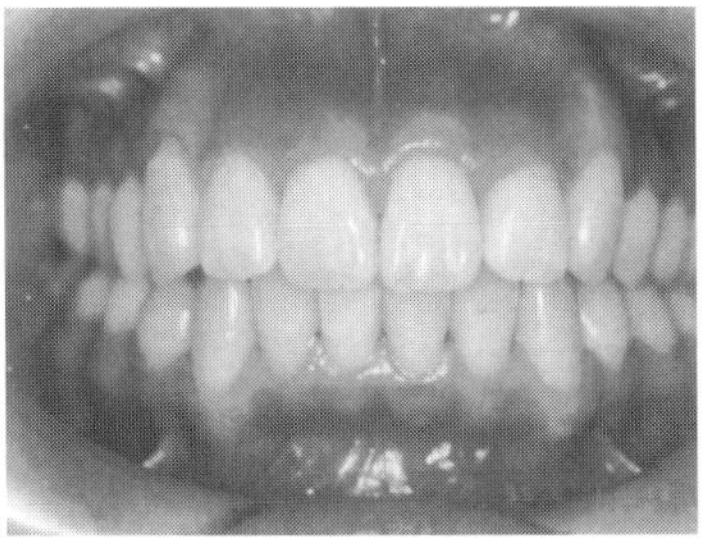

[正面]

コメント

12ミリのオーバージェットの出っ歯があり、明らかなスペース不足でした。しかし8488咬合を確保するために、小臼歯の抜歯を避け、かわりに原因と思われた下顎の親知らず、上顎の第2大臼歯（健全な第3大臼歯を利用）を抜きました。少し時間がかかりましたが、口がしっかり閉じられるようになり、ご本人、おかあさんとも、とても喜んでおられます。

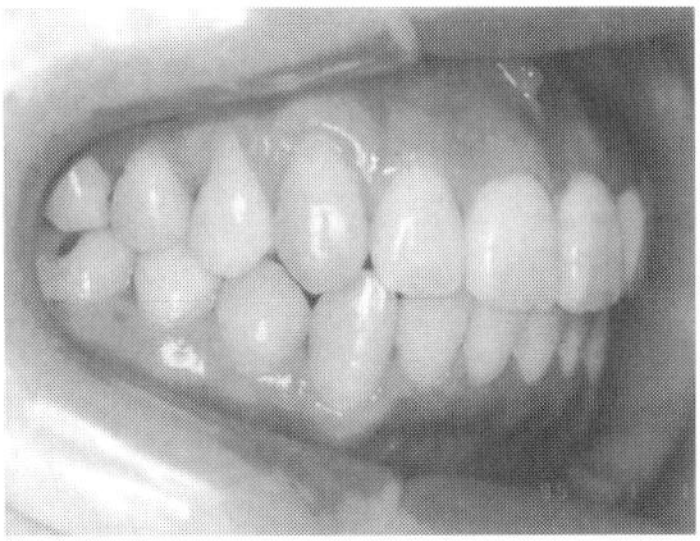

[右]

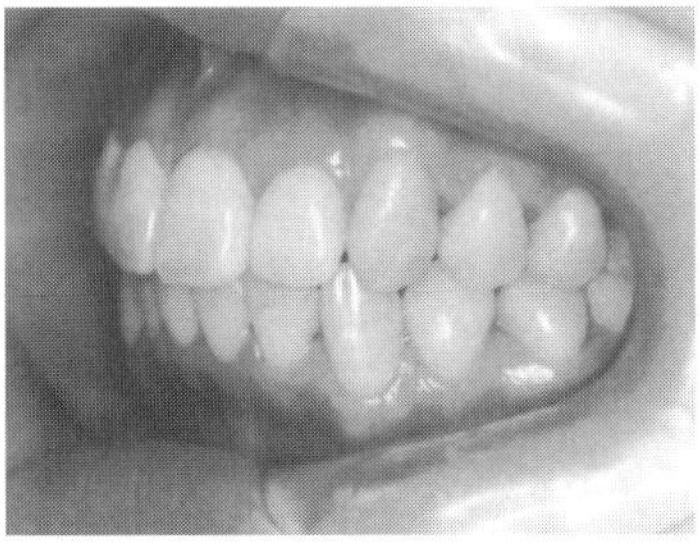

[左]

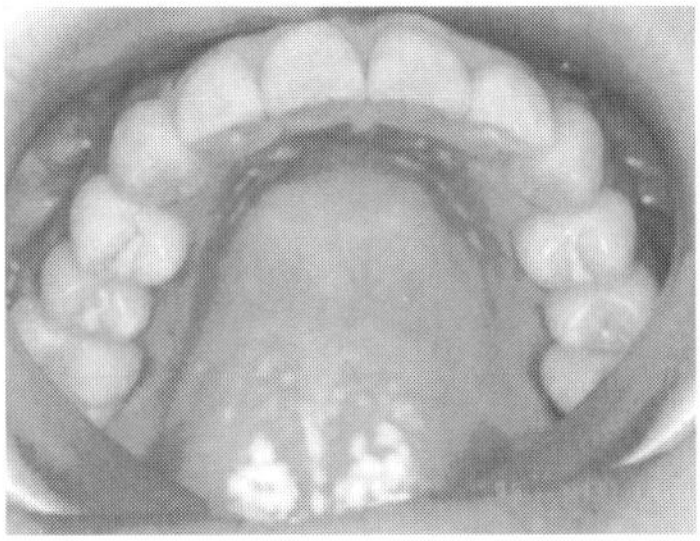

[上]

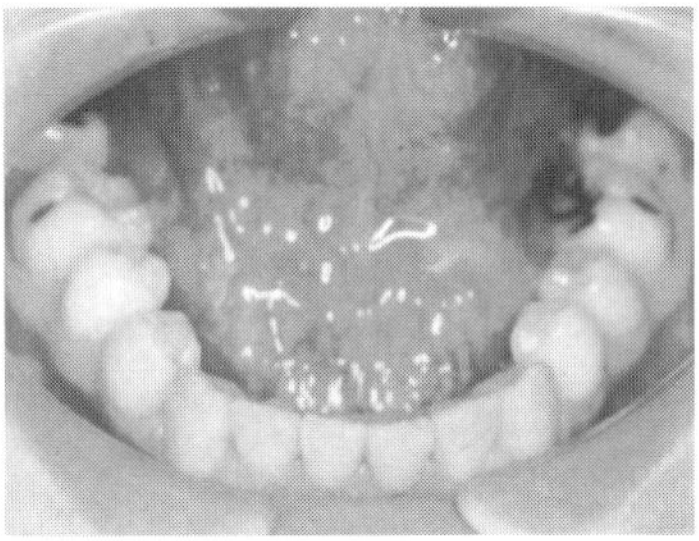

[下]

矯正治療前

主訴…………出っ歯（発音が悪く、口が閉じられない）
診断…………アングルⅡ級　ディープバイト
治療方針…小臼歯を抜かずに8488咬合を作る
治療方法…マルチブラケット法＋ゴム
治療期間…32カ月
開始年齢…19歳

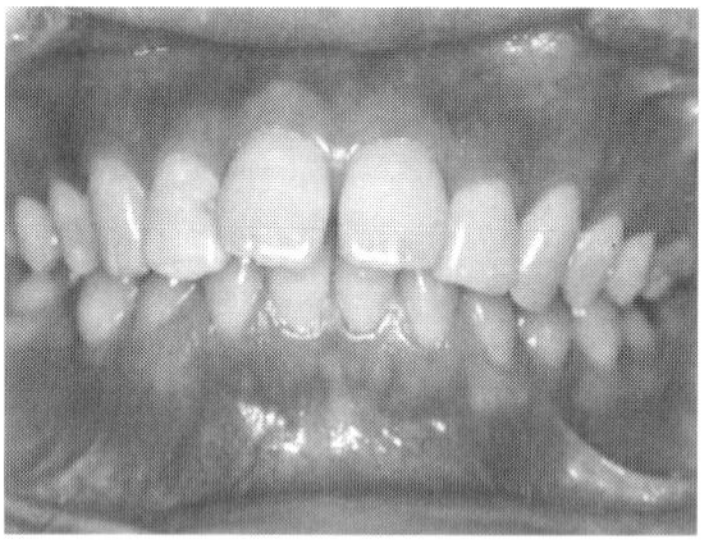

[正面]

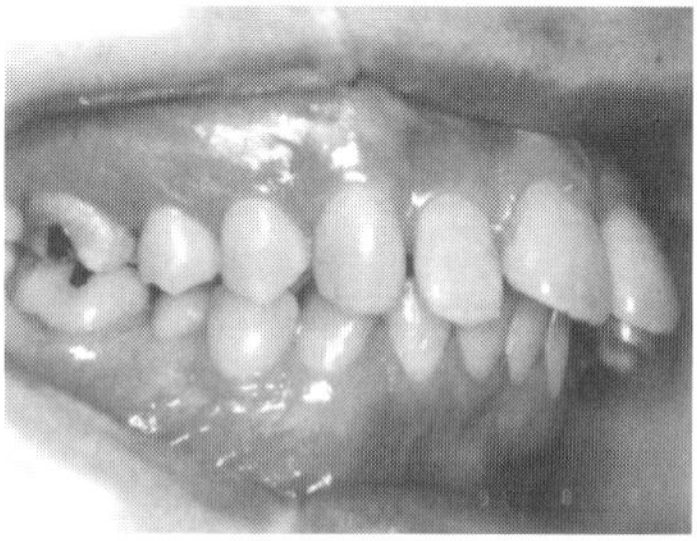

[右]

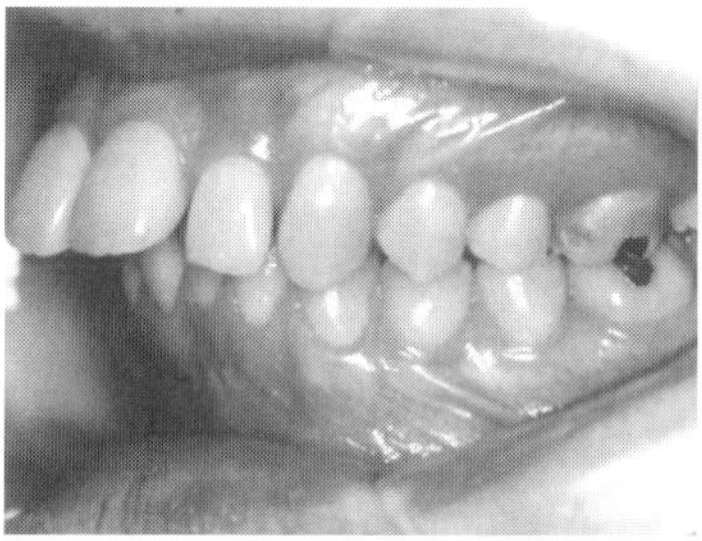

[左]

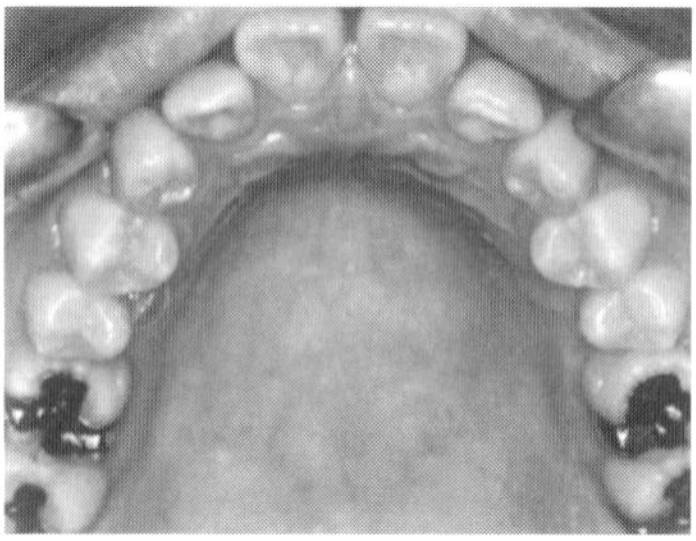

[上]

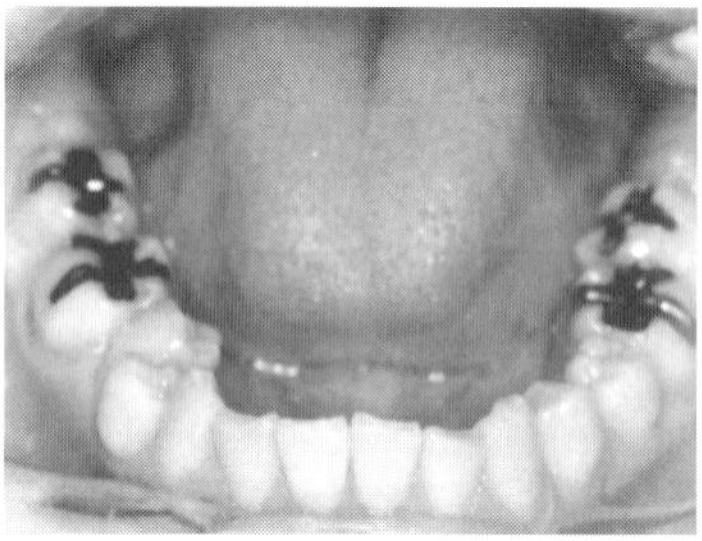

[下]

矯正治療後

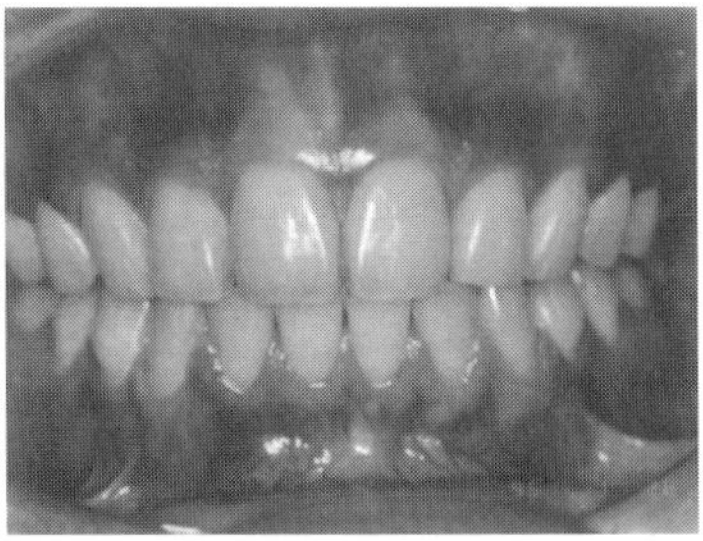

［正面］

コメント

一見上の顎が出ているように見えますが、じつは下顎後退位による上顎前突でした。肩こりと顎機能障害があるため小臼歯は抜かず、原因と考えられる下顎の親知らず、上顎の第２大臼歯（健全な第３大臼歯を利用）を抜いて治療しました。最終的には8488咬合を確保してフィニッシュ。肩こりはとれ、口も閉じられるようになって、ご本人も満足しています。

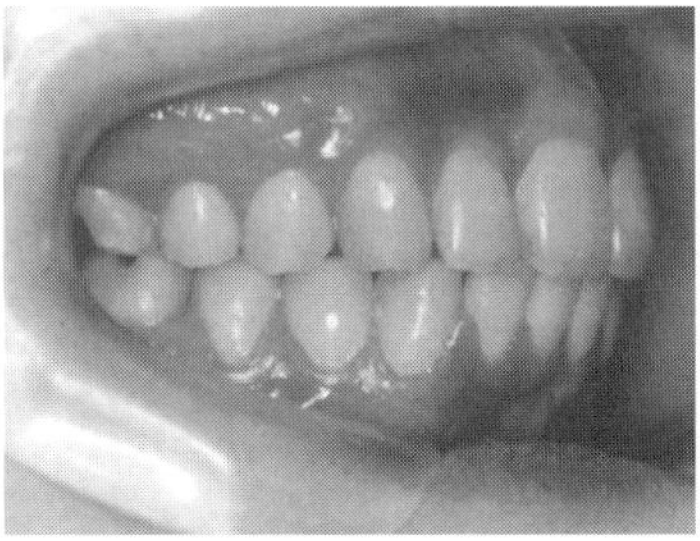

［右］

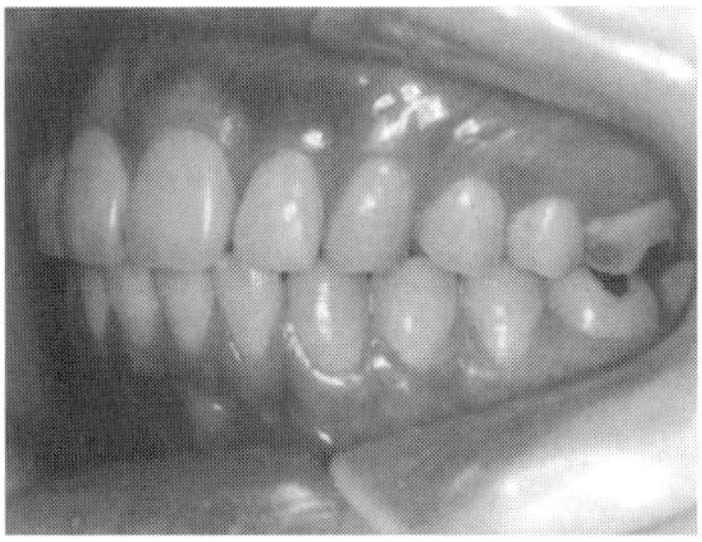

［左］

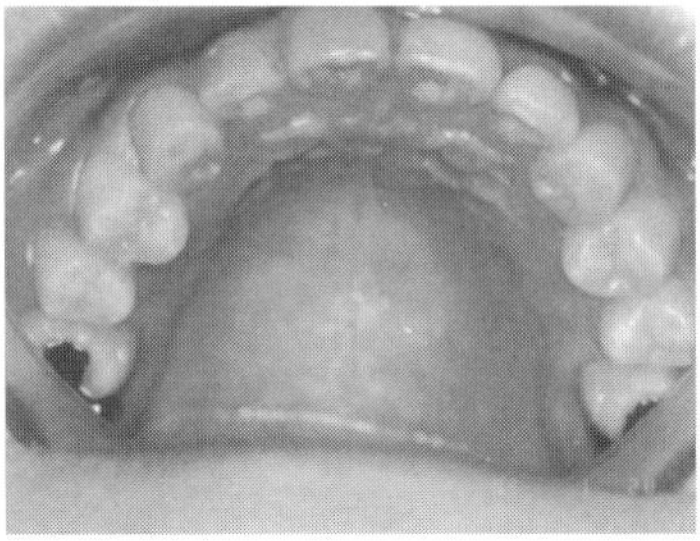

［上］

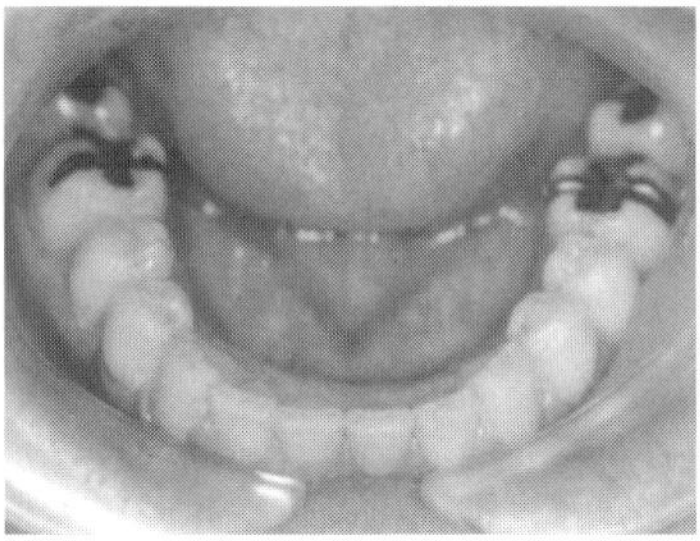

［下］

矯正治療前

主訴…………うけ口（しゃべりにくい）
診断…………アングルⅢ級
治療方針…8488咬合の確立
治療方法…マルチブラケット法＋ゴム
治療期間…10カ月
開始年齢…27歳

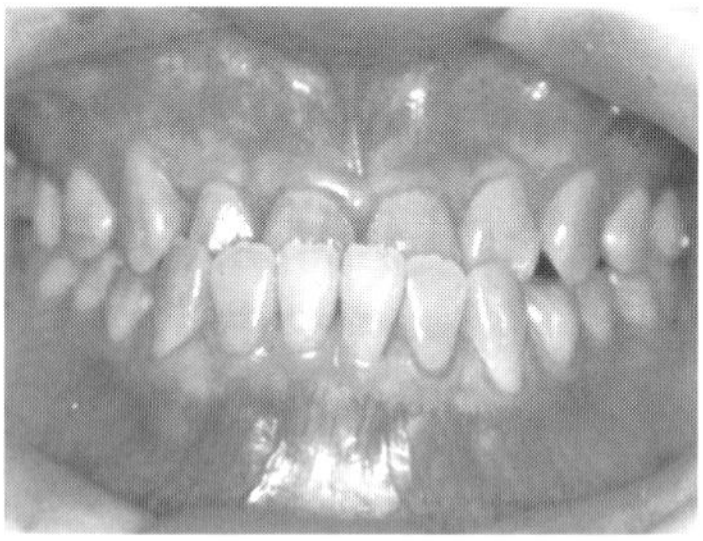
[正面]

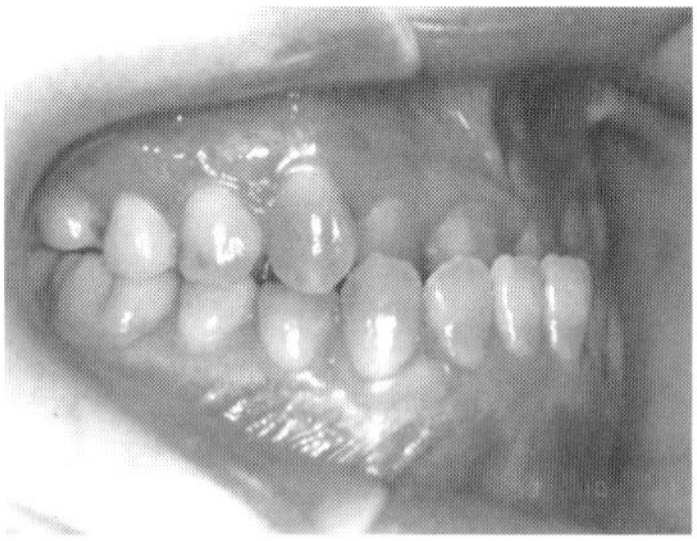
[右]

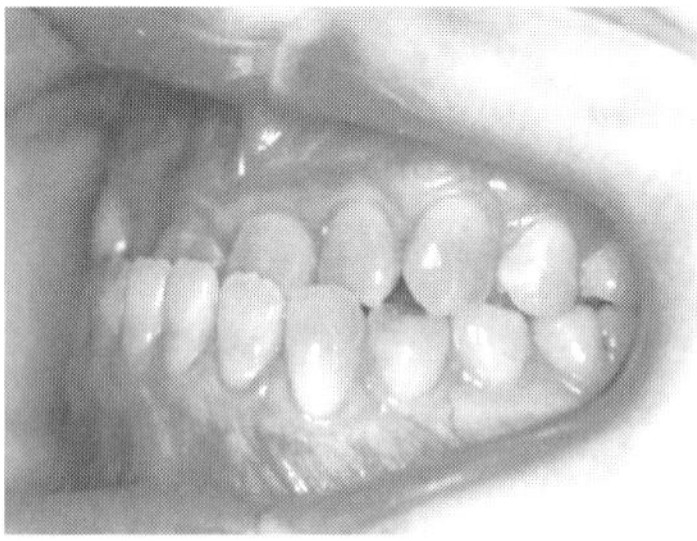
[左]

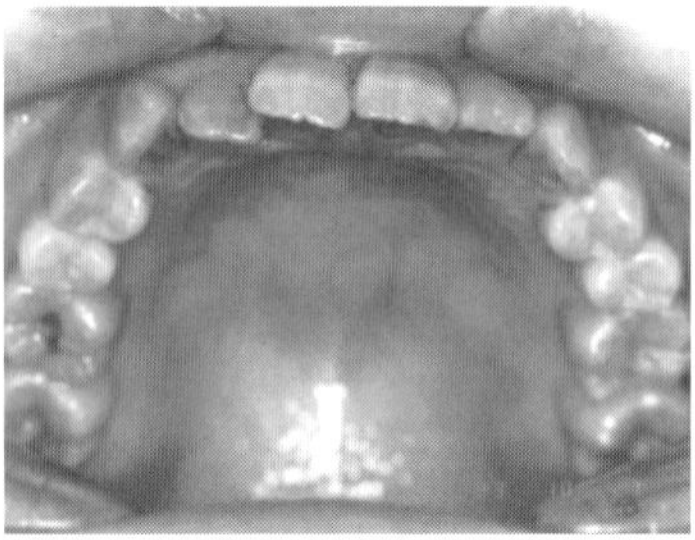
[上]

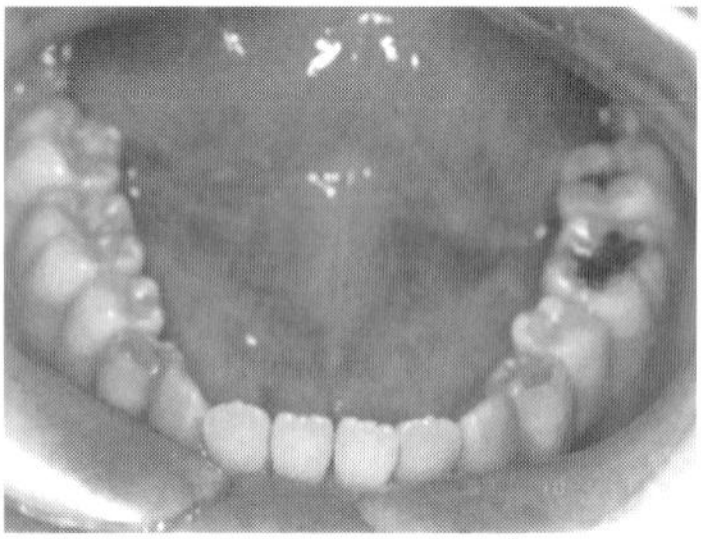
[下]

矯正治療後

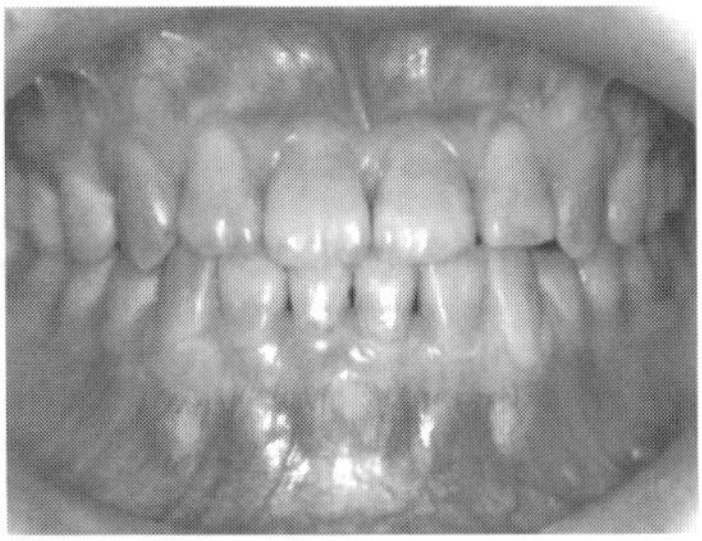
［正面］

コメント

従来なら手術が適応になる症例です。ご本人も手術でなければ治らないだろうと諦めていました。また矯正するにしても、2、3年かかるだろうと思っていたようです。ところが当院のシステムで、たった10カ月で治療が終了しました。これほど短期間で治るとは思わず、非常に驚いておられました。

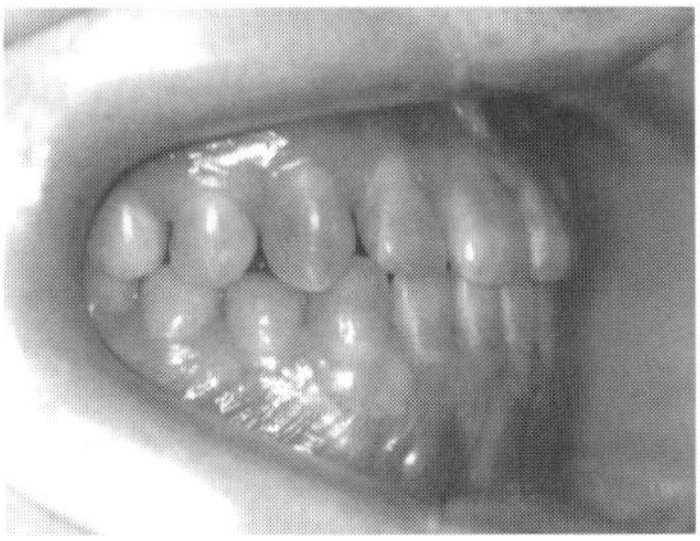
［右］

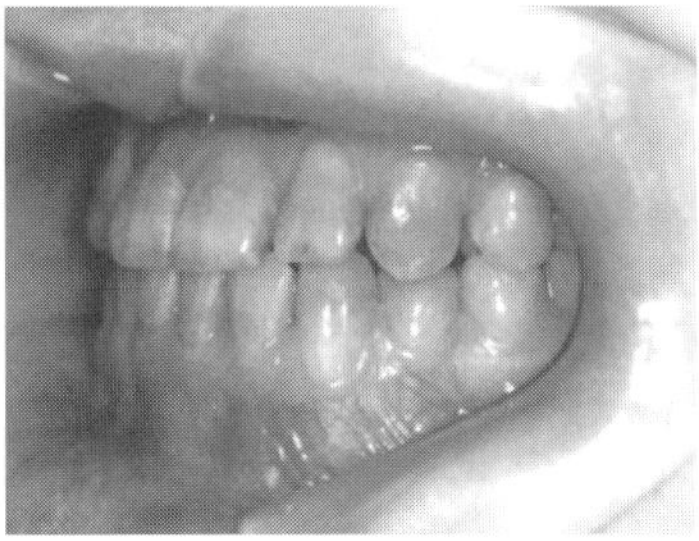
［左］

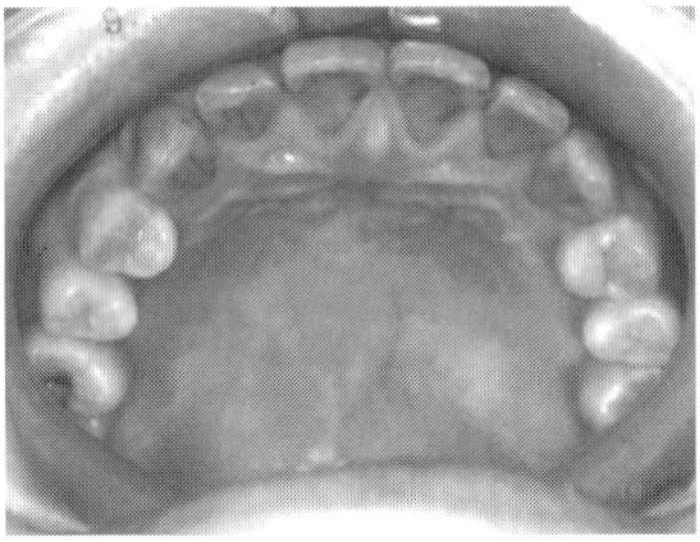
［上］

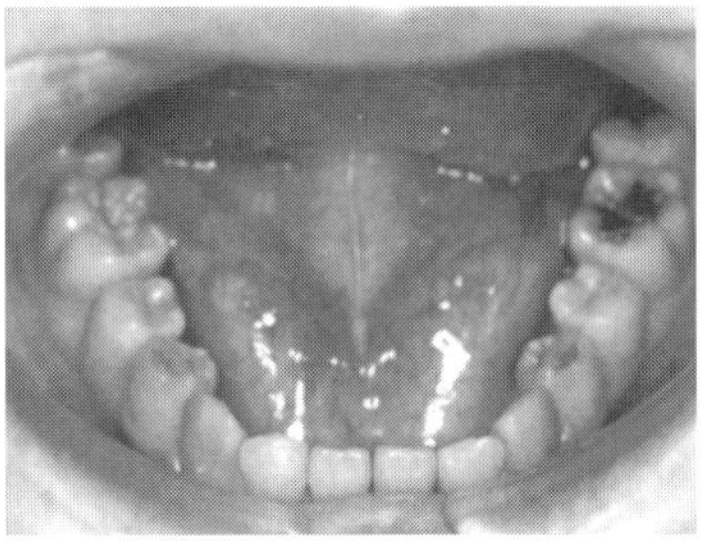
［下］

矯正治療前

主訴…………うけ口（16年間矯正治療）
診断…………アングルⅢ級　第3大臼歯による歯列不正
治療方針…8028運動で、8488咬合を作る
治療方法…マルチブラケット法＋ゴム
治療期間…16カ月
開始年齢…26歳

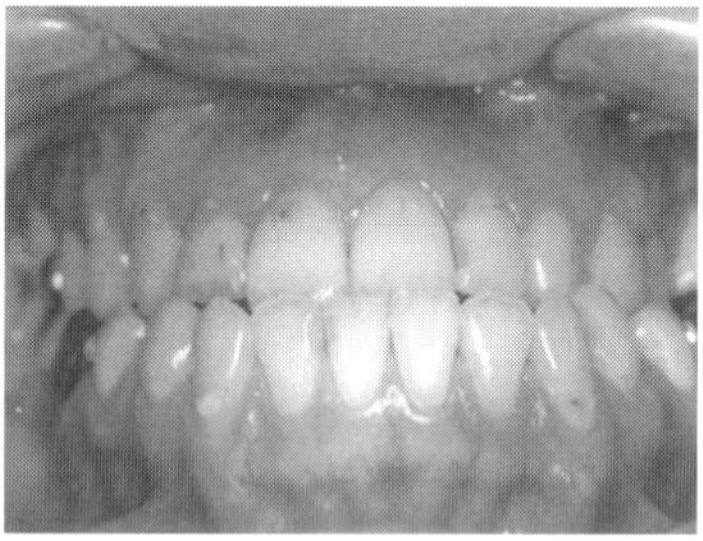

[正面]

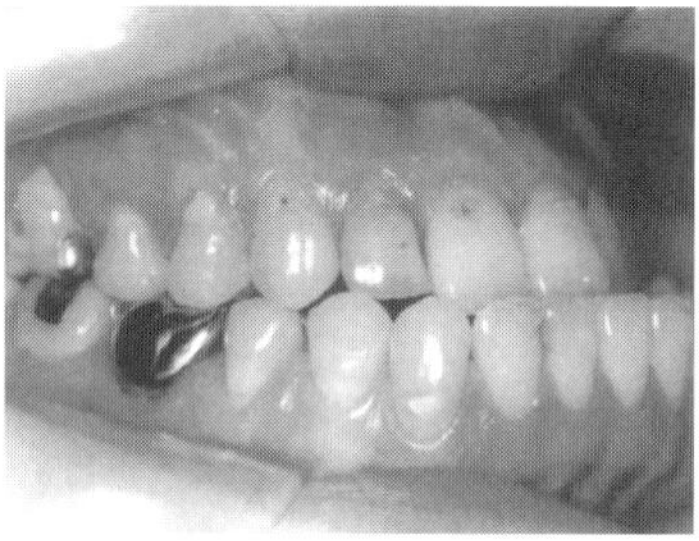

[右]

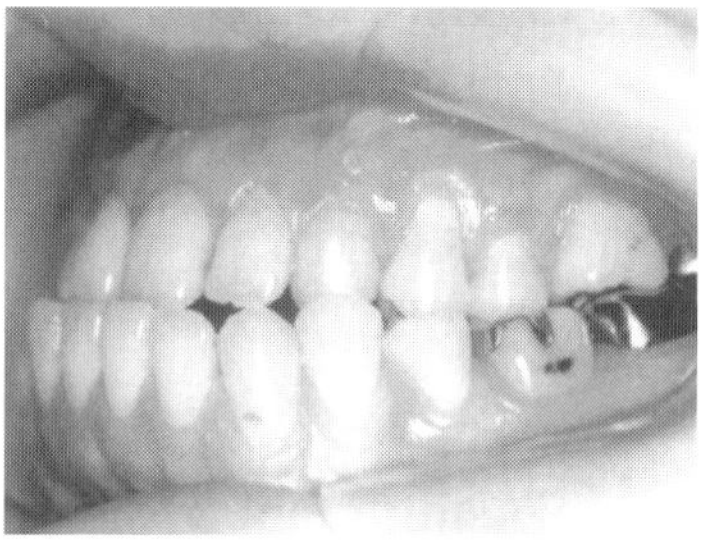

[左]

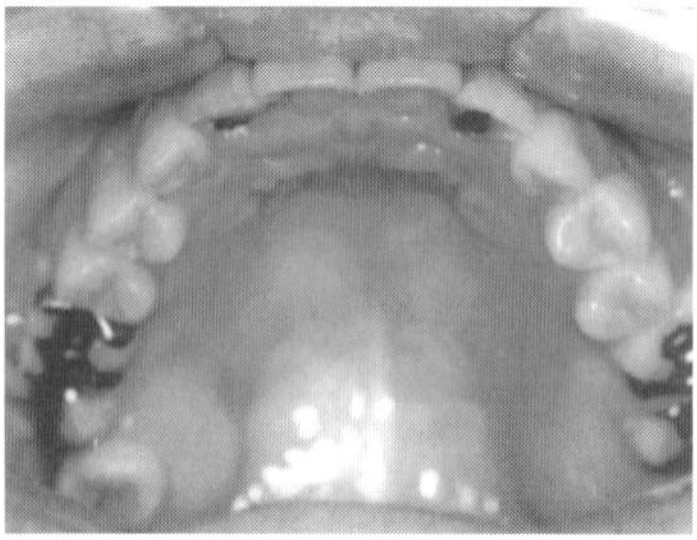

[上]

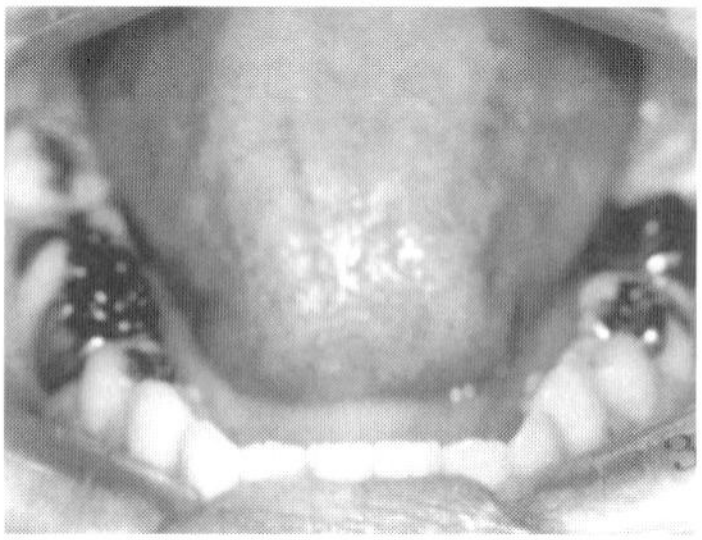

[下]

矯正治療後

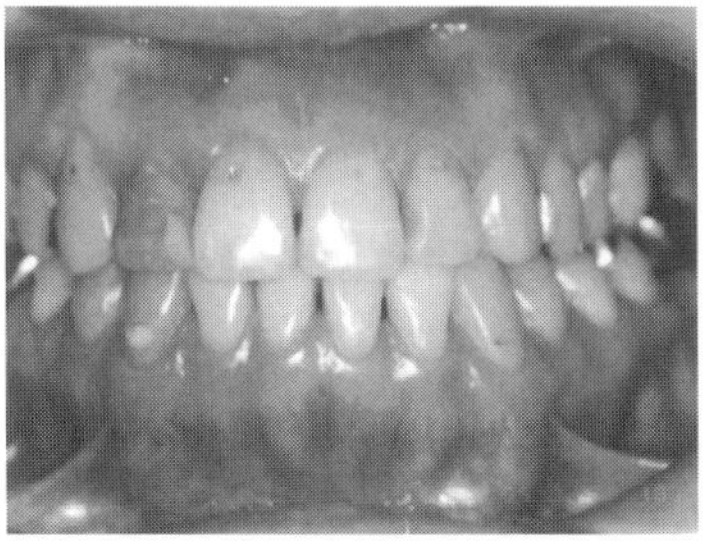

［正面］

コメント

受け口で小学校のときから16年間、大学病院や矯正歯科で矯正治療をつづけてきましたが、治りませんでした。それまでも手術でなければ治らないといわれてきましたが、ある講演会で私の話を聞いて来院され、わずか16カ月の矯正治療だけで治りました。また頬のエラもとれてスッキリとやさしい顔になり、二重に喜んでおられます。

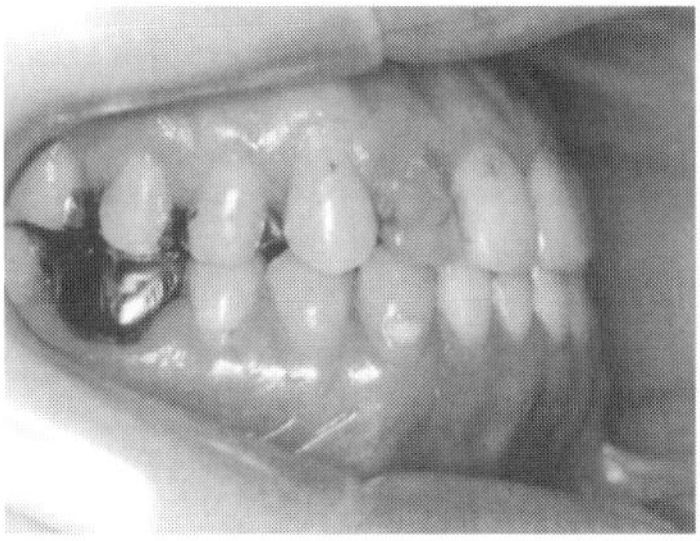

［右］

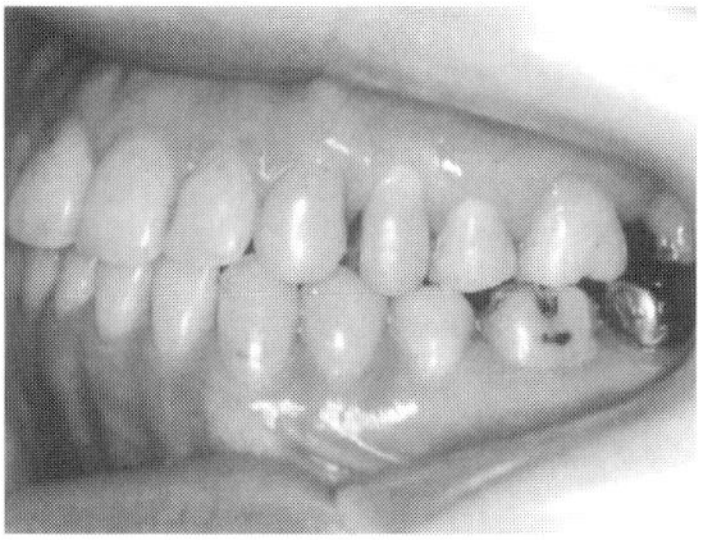

［左］

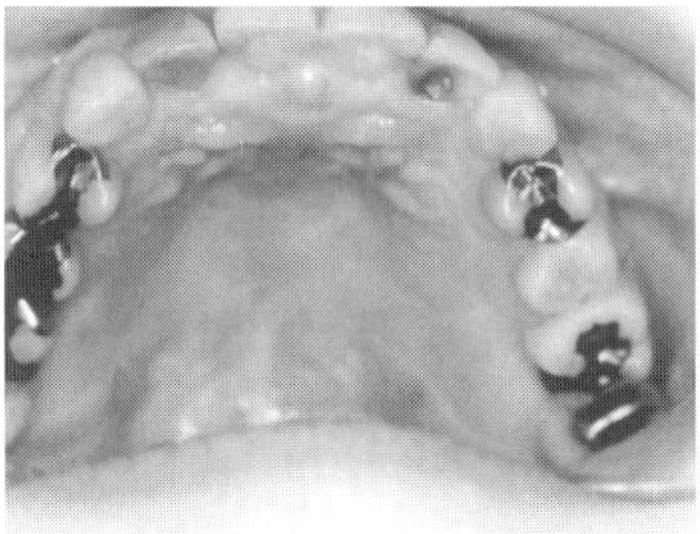

［上］

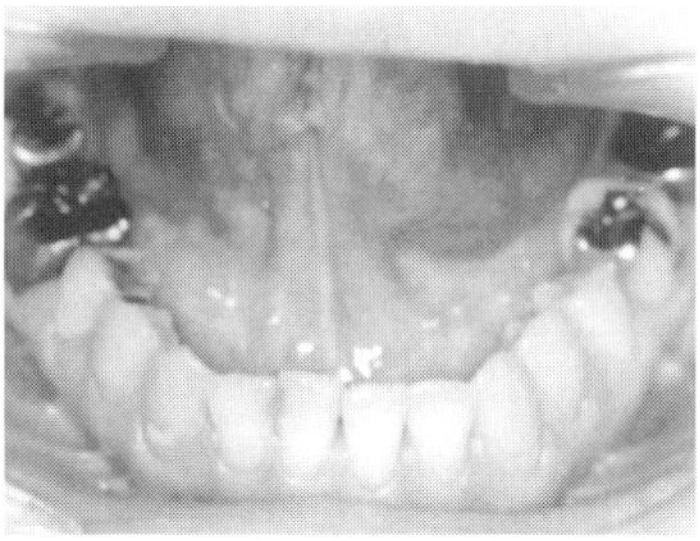

［下］

矯正治療前

主訴…………開咬（前歯でかめず、発音がおかしい）
診断…………アングルⅡ級　オープンバイト
治療方針…8488咬合で、8028を目ざす
治療方法…マルチブラケット法＋ゴム
治療期間…10カ月
開始年齢…17歳

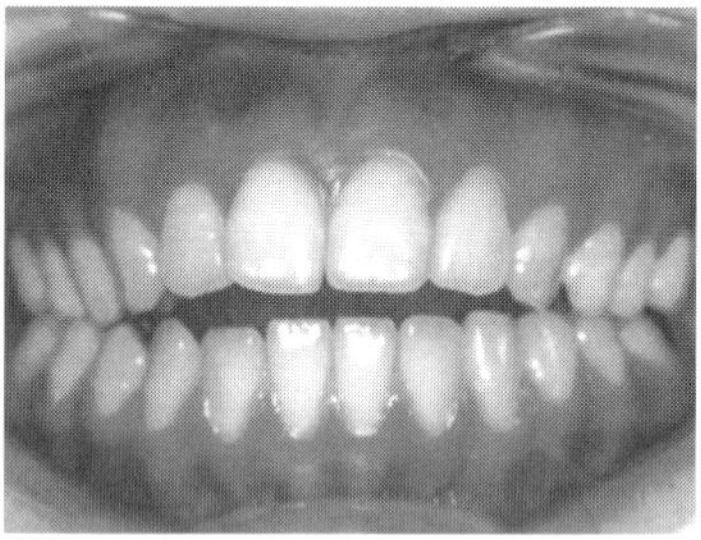

［正面］

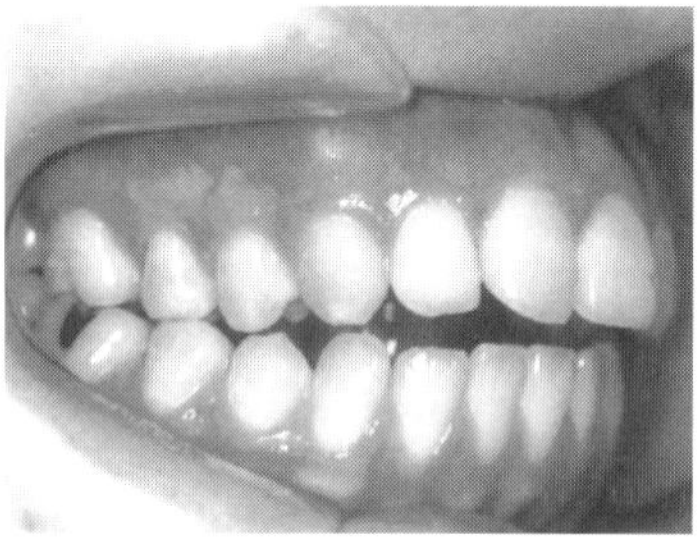

［右］

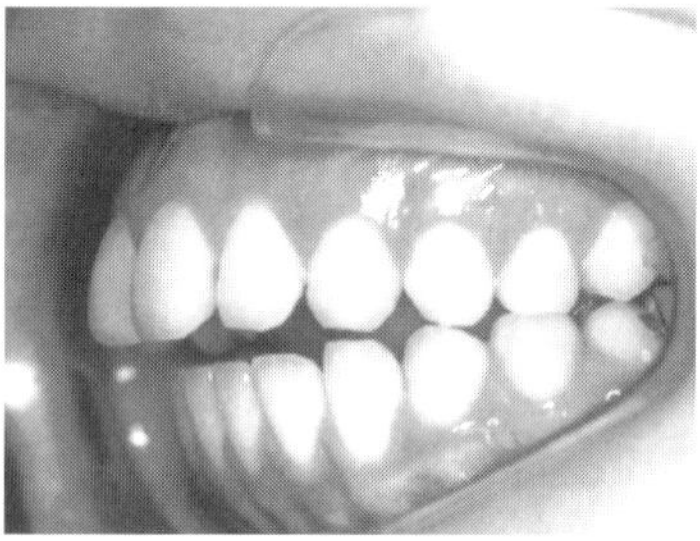

［左］

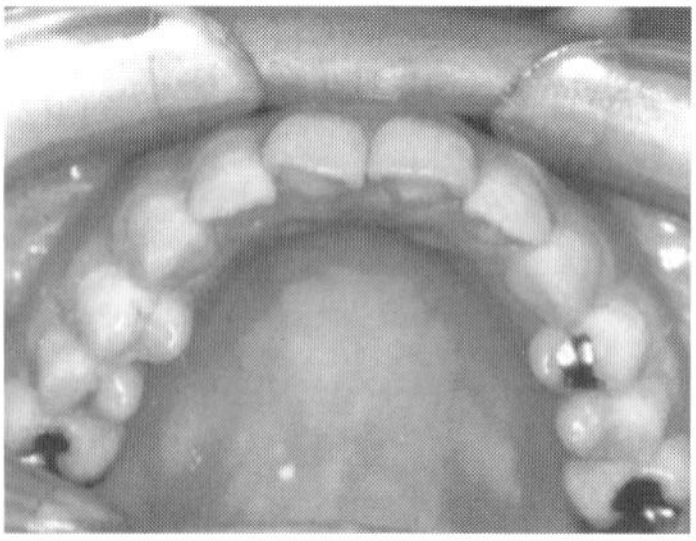

［上］

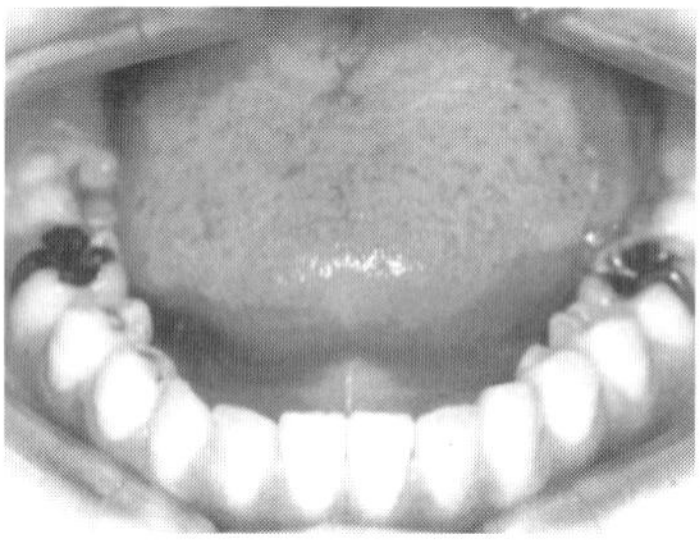

［下］

矯正治療後

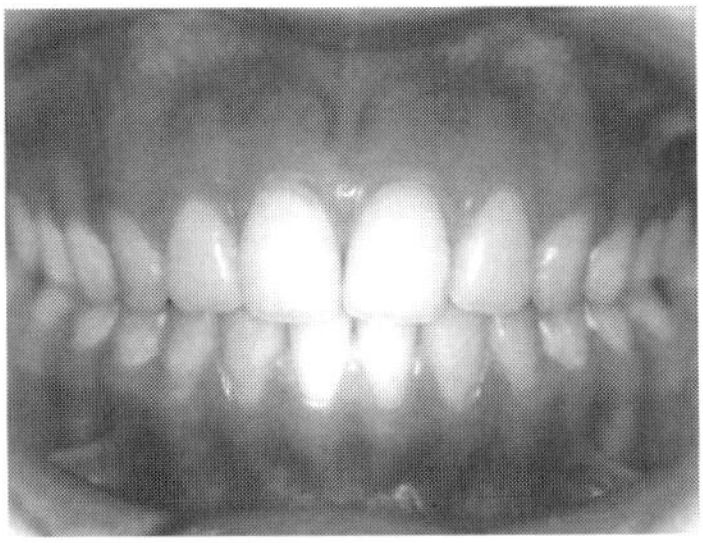

[正面]

コメント

開咬はいままでむずかしい治療といわれ、小臼歯と親知らずの８本を抜いて３、４年もかかっていました。ところが当院では、小臼歯を抜かず、原因である下顎の親知らず、上顎の第２大臼歯（健全な第３大臼歯を利用）を抜歯するだけで、10カ月という短期間で治療できました。これもコンピュータを駆使した顎機能検査のたまものです。

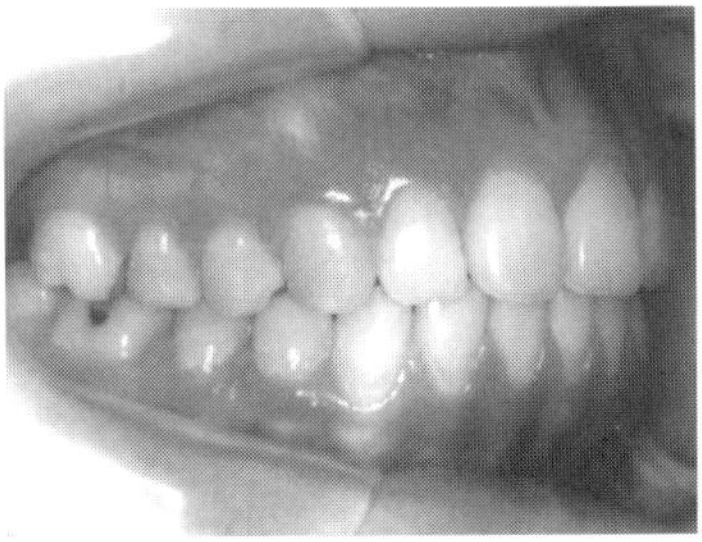

[右]

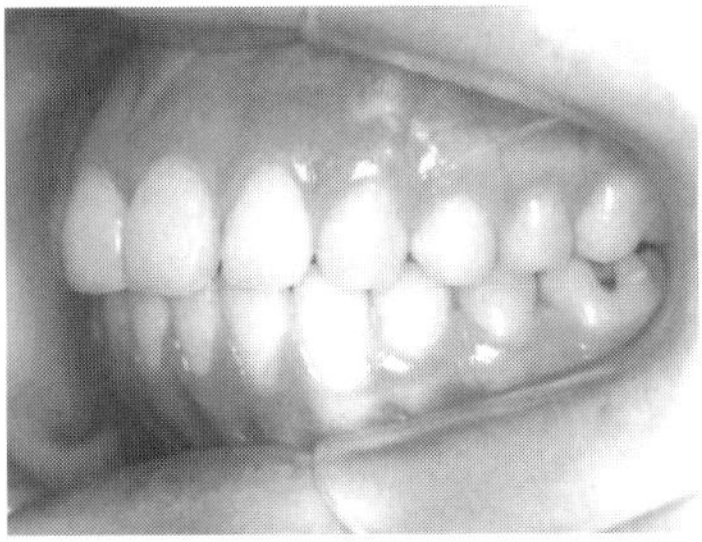

[左]

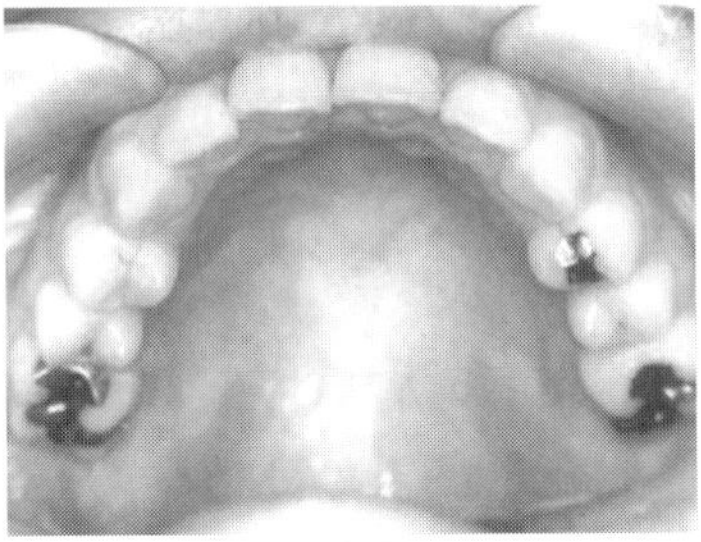

[上]

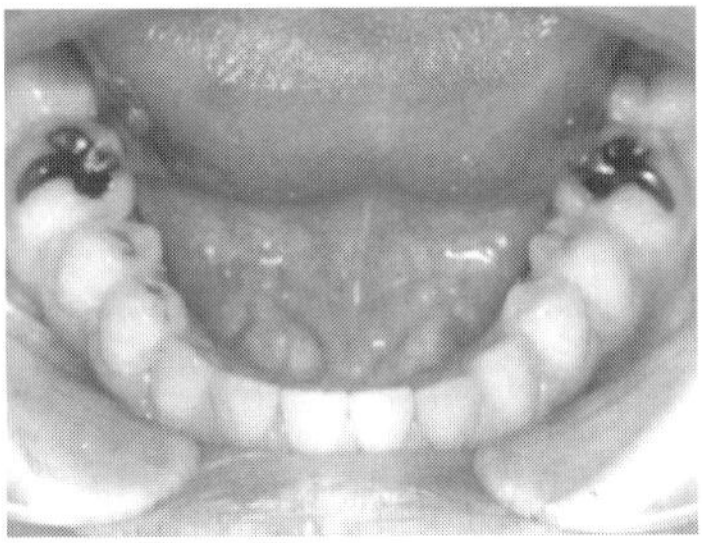

[下]

矯正治療前

主訴…………開咬（かめなくて舌が出る、発音が悪い）
診断…………アングルⅠ級　第3大臼歯による歯列不正
治療方針…8488咬合にするため28本矯正
治療方法…マルチブラケット法＋ゴム＋拡大装置
治療期間…29カ月
開始年齢…11歳

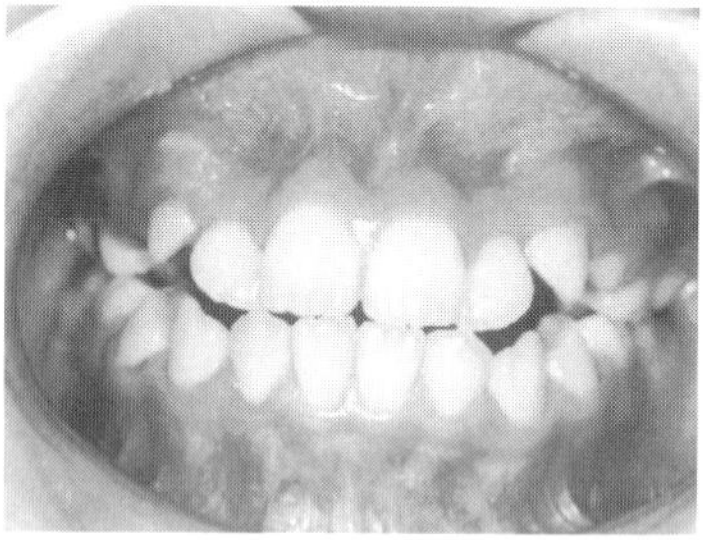

［正面］

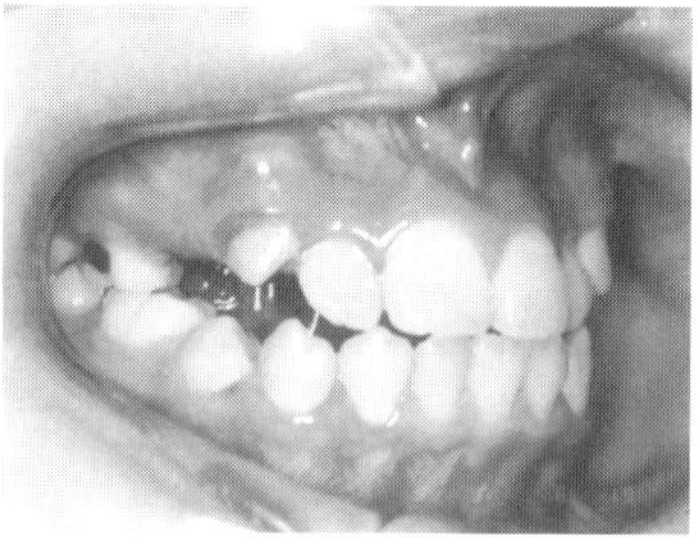

［右］

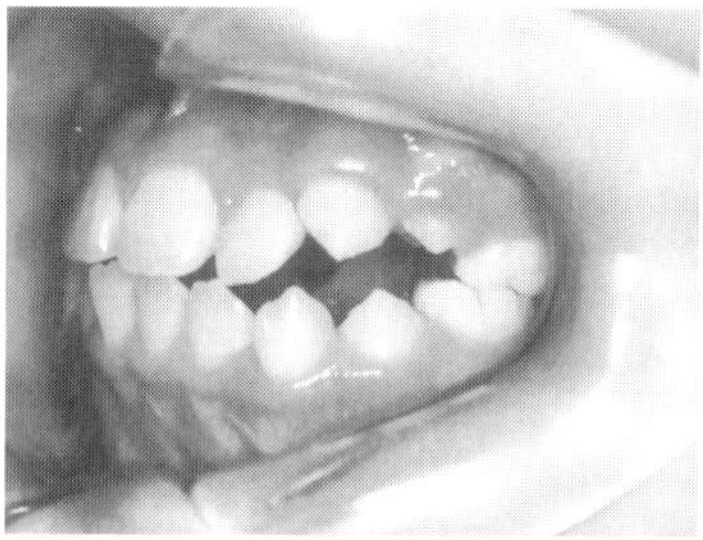

［左］

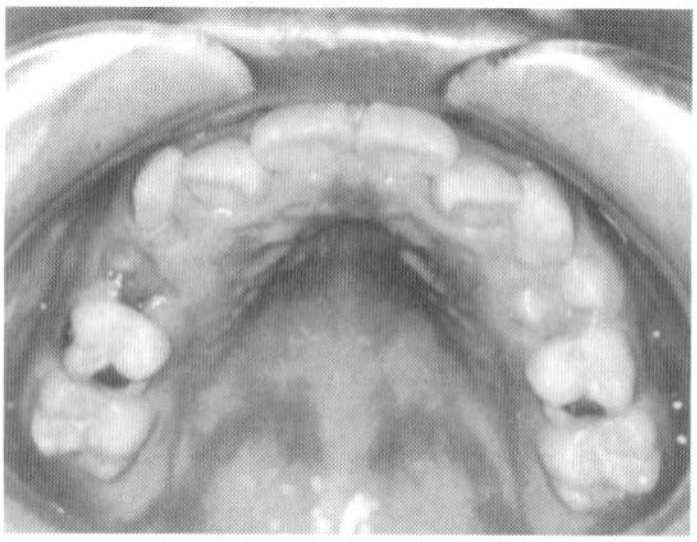

［上］

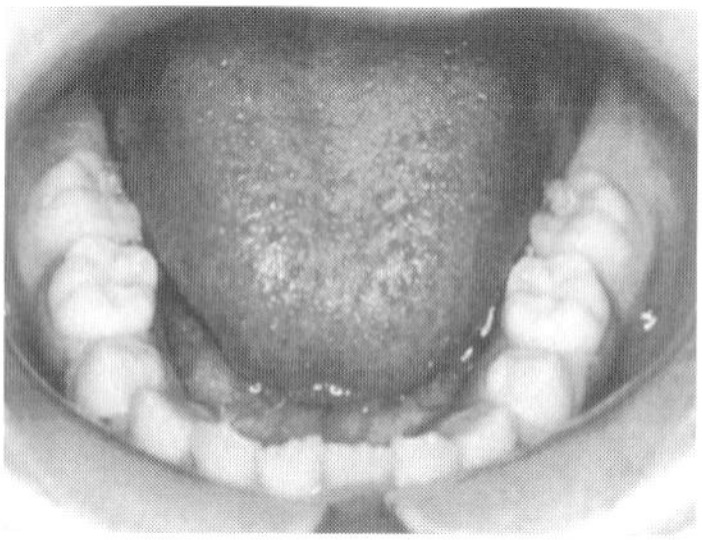

［下］

矯正治療後

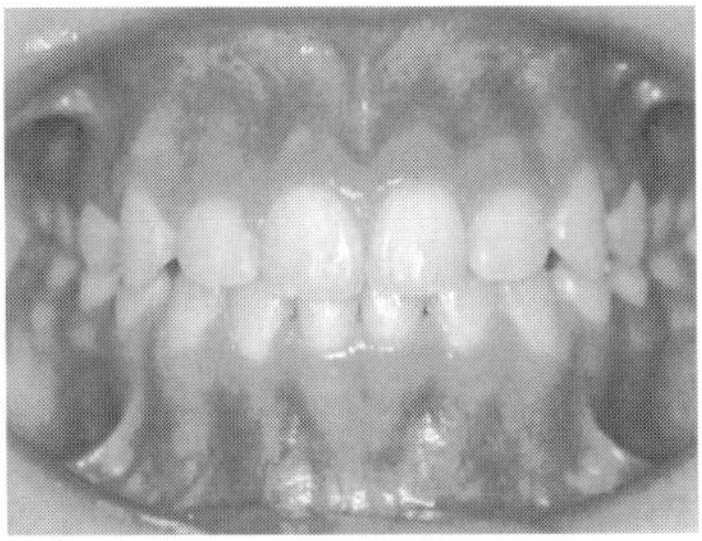

[正面]

コメント

ラーメンがかめなくて、ベロを出してかんでいました。「サ行」「タ行」の発音が悪く、またよく肩がこっていました。他の矯正歯科で、舌や骨を切る手術をしなければ治らないといわれていましたが、当院の矯正だけの治療で骨や舌を切ることなく、きれいに治りました。発音も改善し、よくかめるようになったと喜んでおられます。

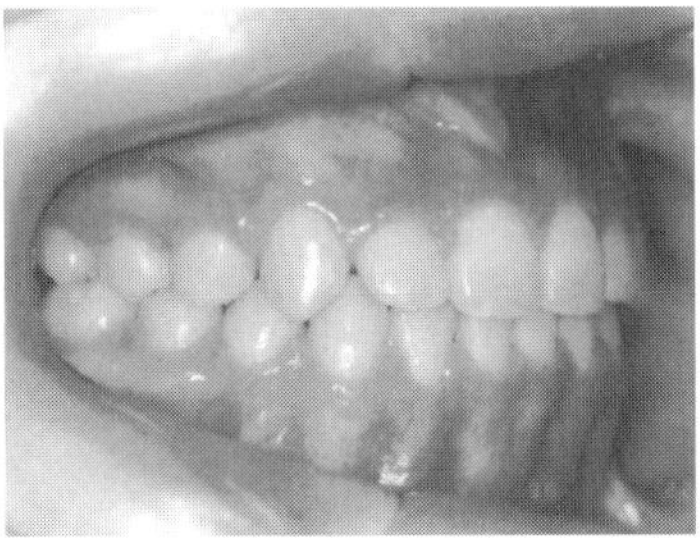

[右]

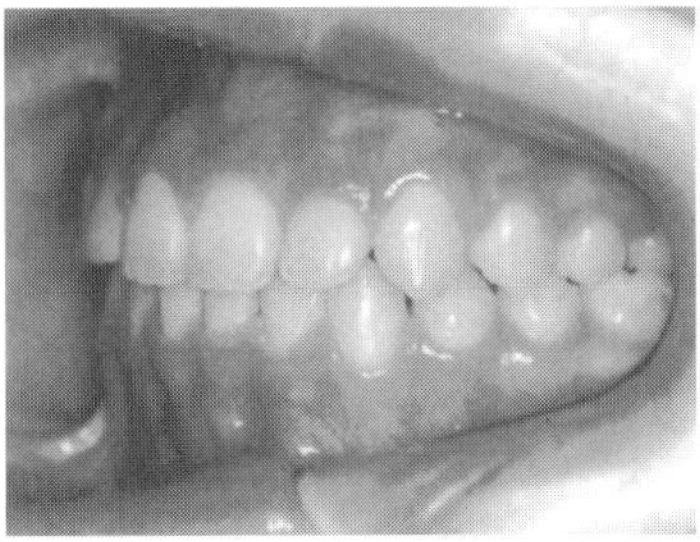

[左]

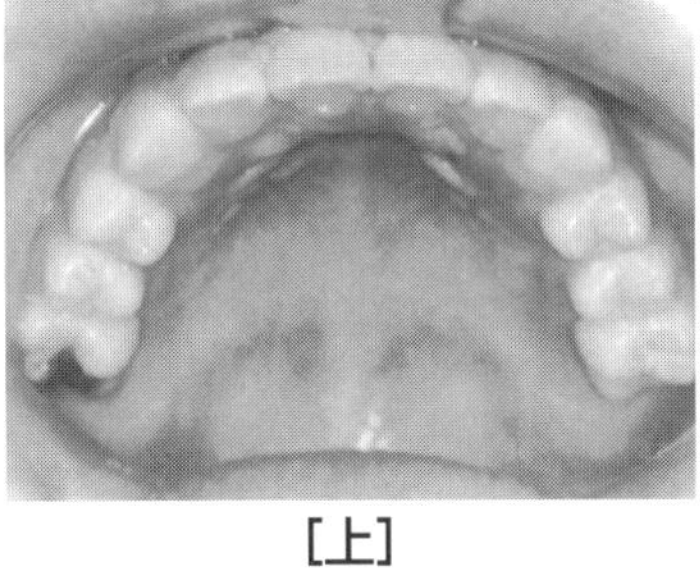

[上]

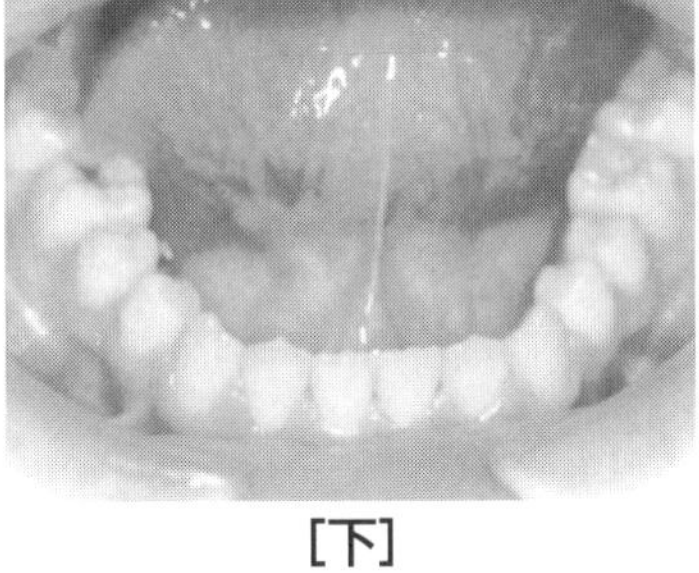

[下]

矯正治療前

主訴…………受け口＋乱ぐい歯（よくかめない）
診断…………アングルⅢ級　第３大臼歯による歯列不正、右下第２小臼歯先欠
治療方針…8488咬合の状態を作る
治療方法…マルチブラケット法＋ゴム
治療期間…29カ月
開始年齢…24歳

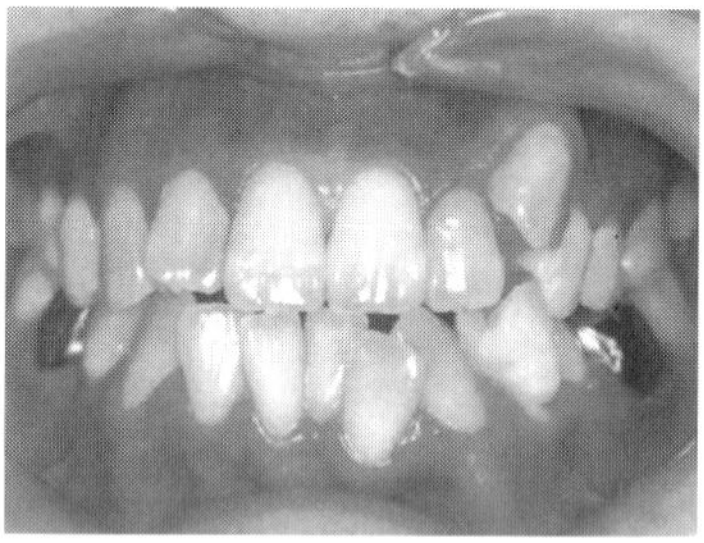

［正面］

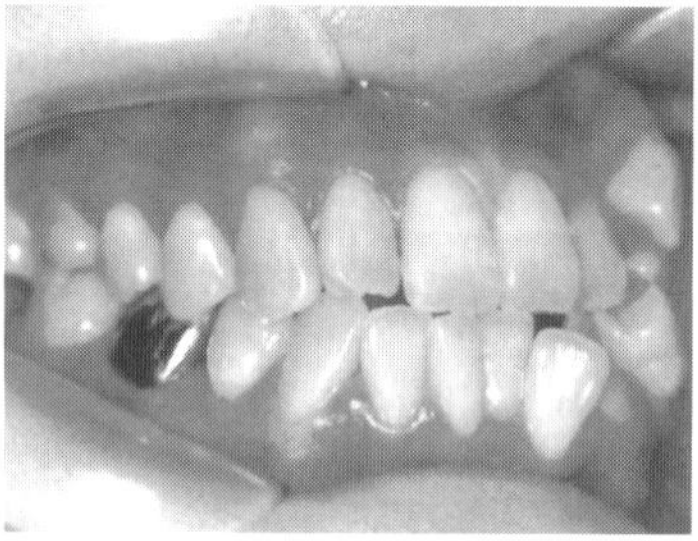

［右］

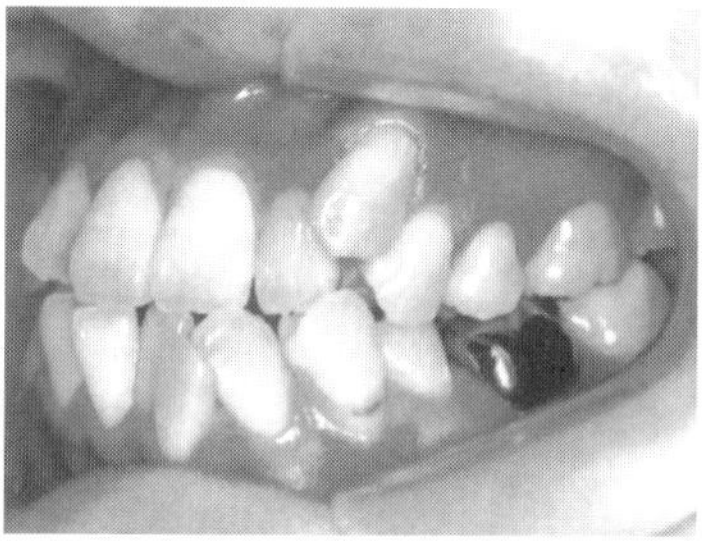

［左］

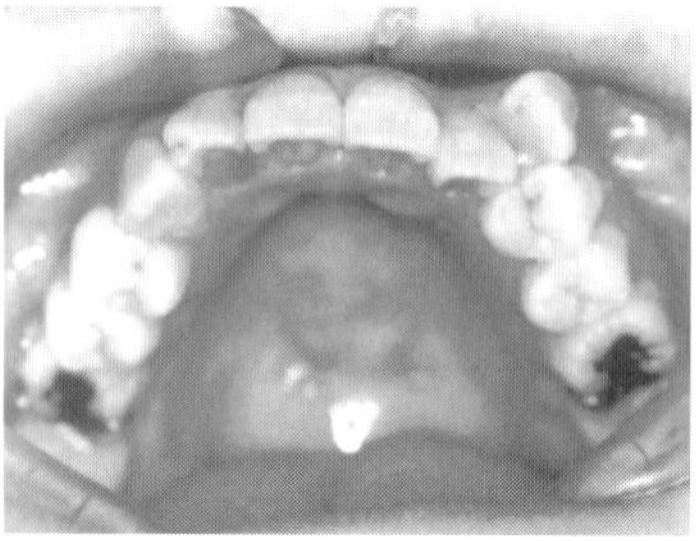

［上］

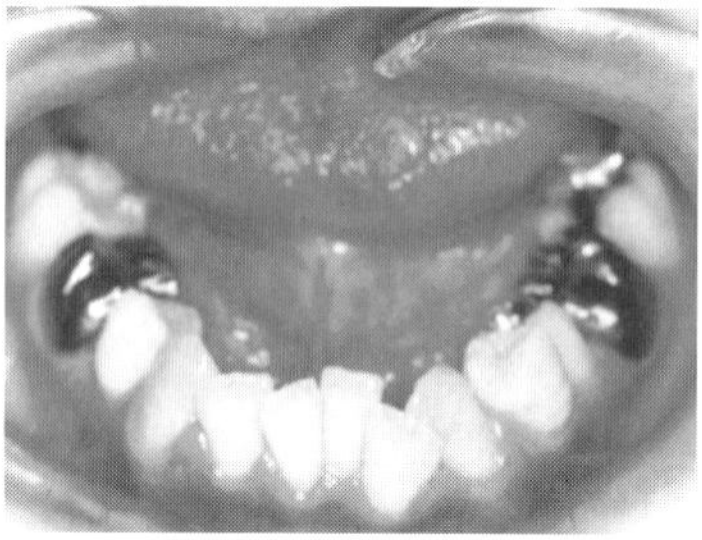

［下］

矯正治療後

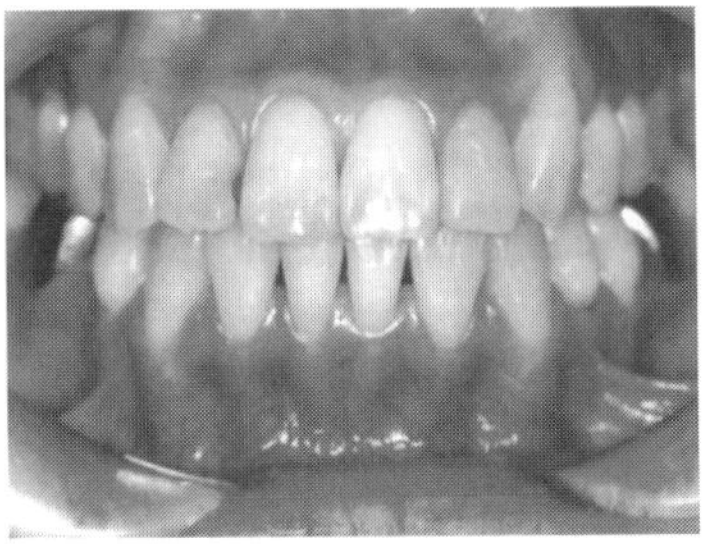

[正面]

コメント

この方は歯並びだけでなく、顎機能にも問題がありました。ご本人は小臼歯を抜歯しなければ矯正できないと思っていましたが、親知らずだけの抜歯で正面の正中も合い、きれいな歯並びになりました。よくかめるようになり、喜んでおられます。なお、すでに抜けている下顎第二小臼歯は、将来的には補綴治療をしなければなりません。

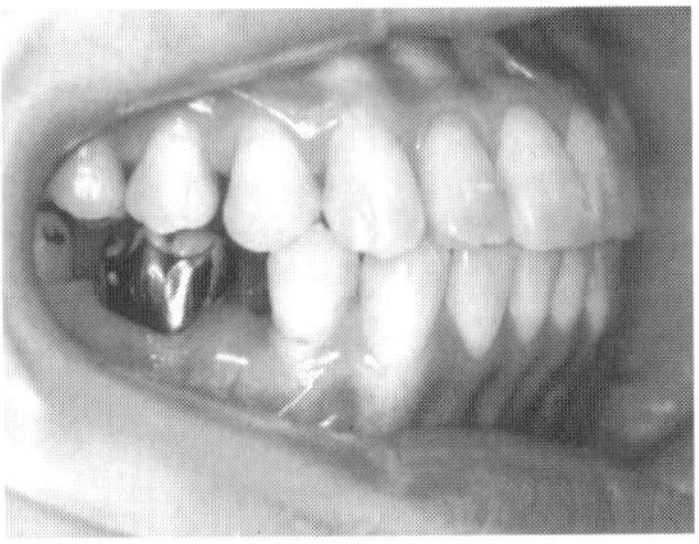

[右]

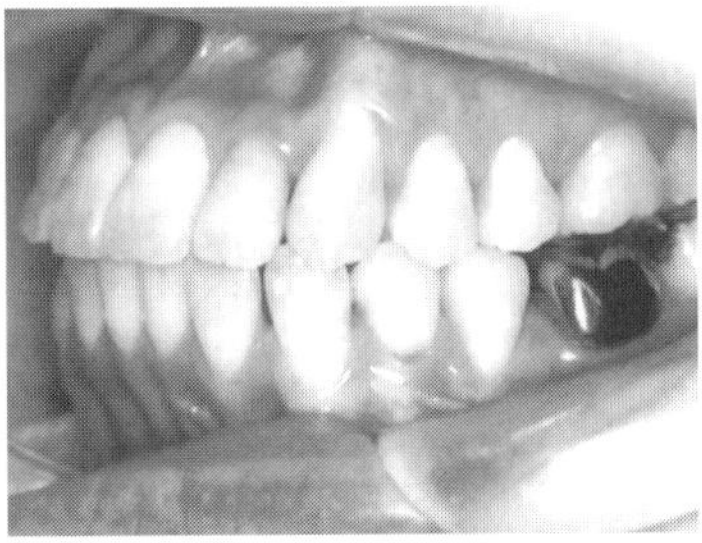

[左]

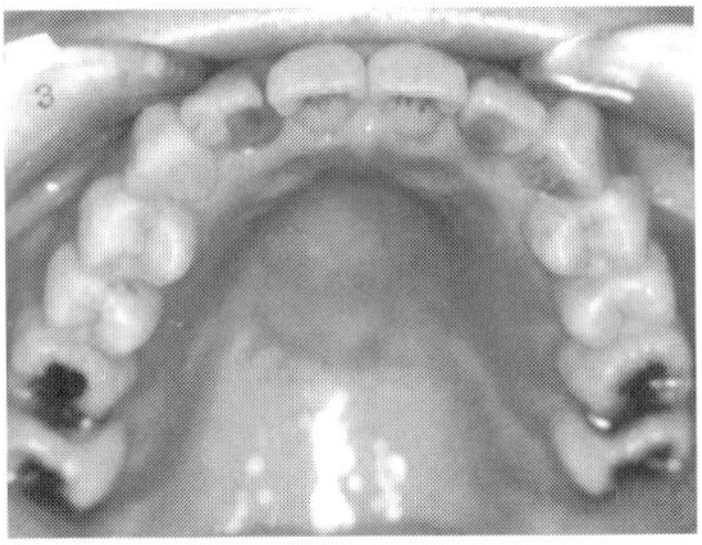

[上]

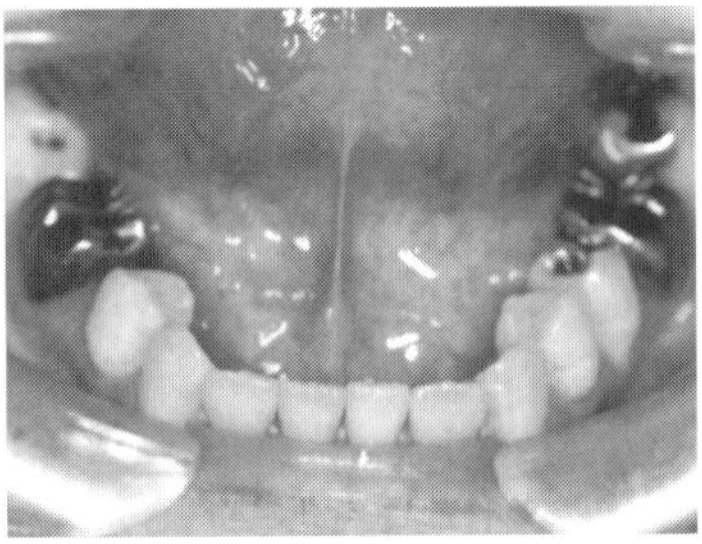

[下]

矯正治療前

主訴…………受け口＋八重歯
診断…………アングルⅢ級　第３大臼歯による歯列不正
治療方針…28本矯正で8488咬合にする
治療方法…マルチブラケット法＋ゴム＋拡大装置
治療期間…30カ月
開始年齢…26歳

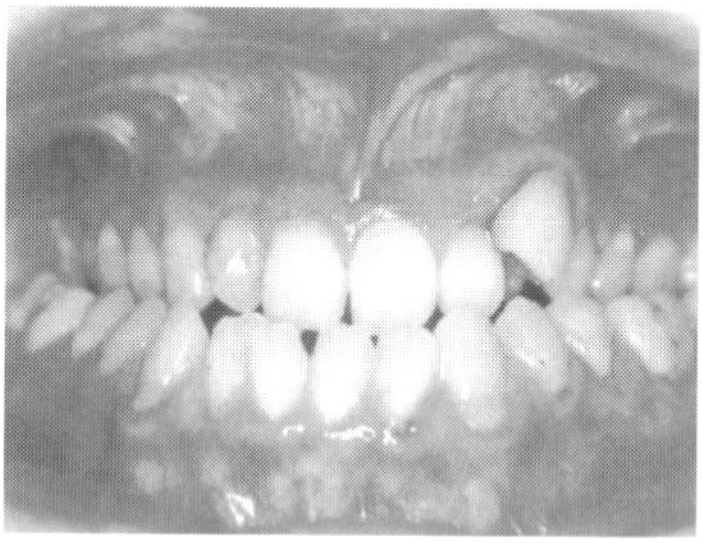

［正面］

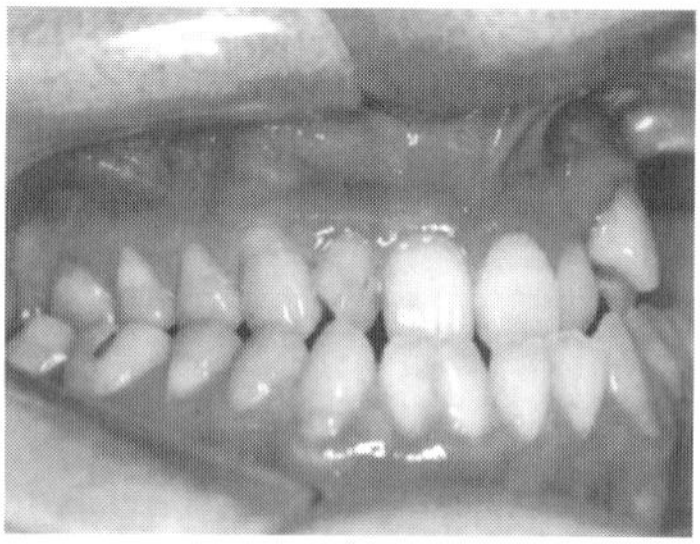

［右］

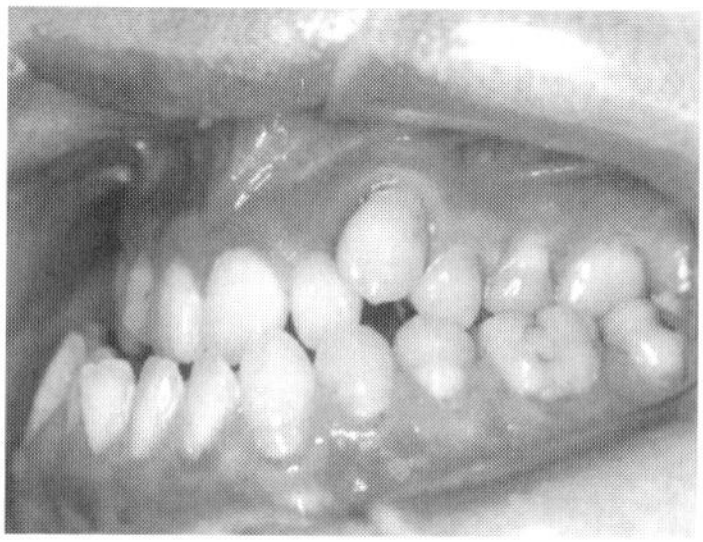

［左］

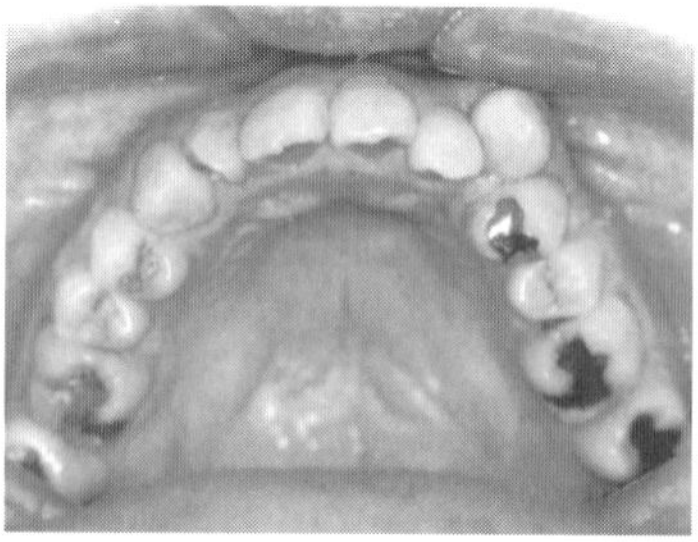

［上］

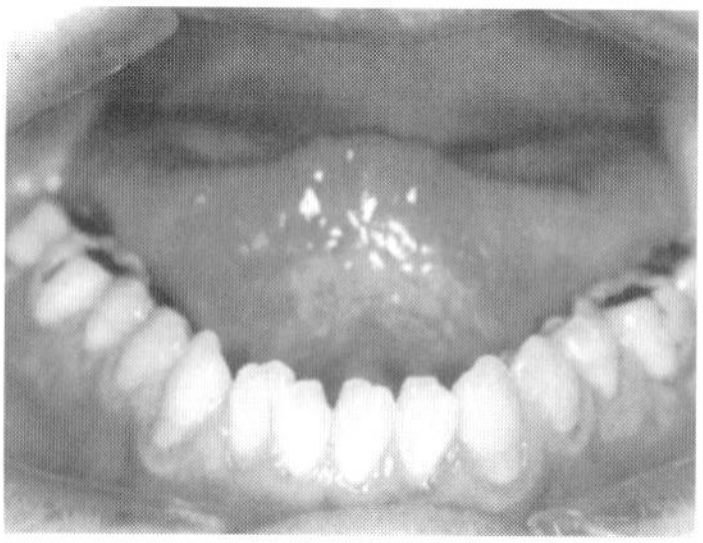

［下］

矯正治療後

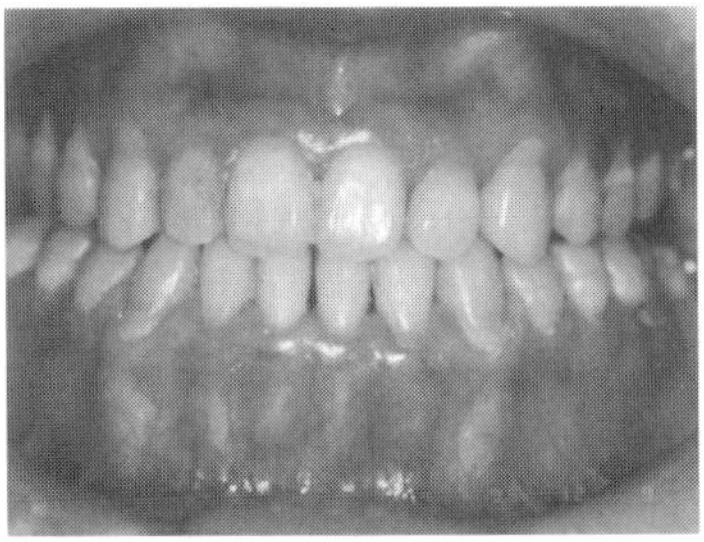

[正面]

コメント

手術は受けたくないという希望で来院されました。成人の受け口は、以前は手術以外は考えられませんでしたが、当院のシステムで、矯正だけで治療することにしました。ご本人も矯正だけできれいに治ったのが、信じられない様子でした。治療後2年以上たっていますが、再発（後戻り）もなく、安定しています。

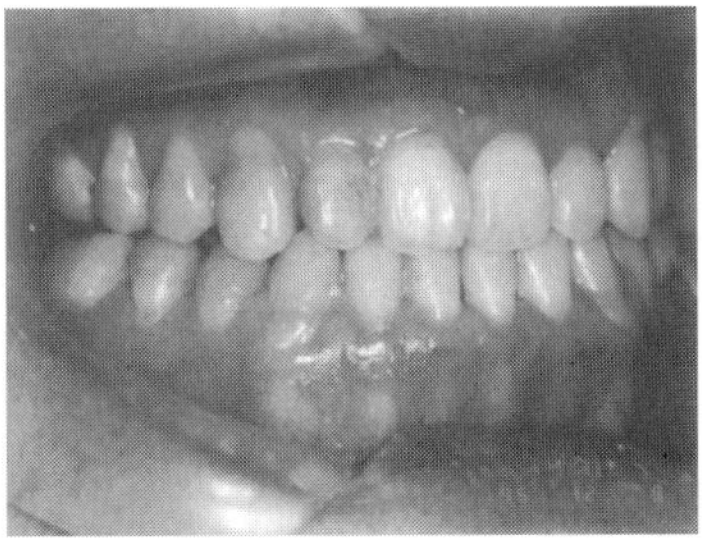

[右]

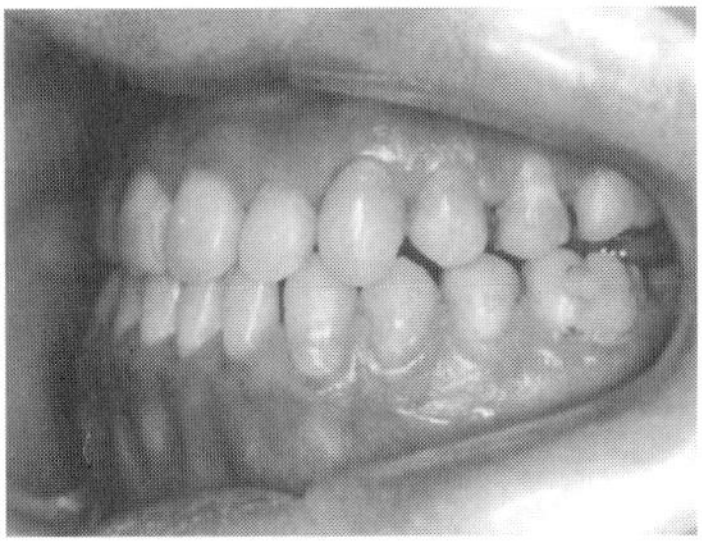

[左]

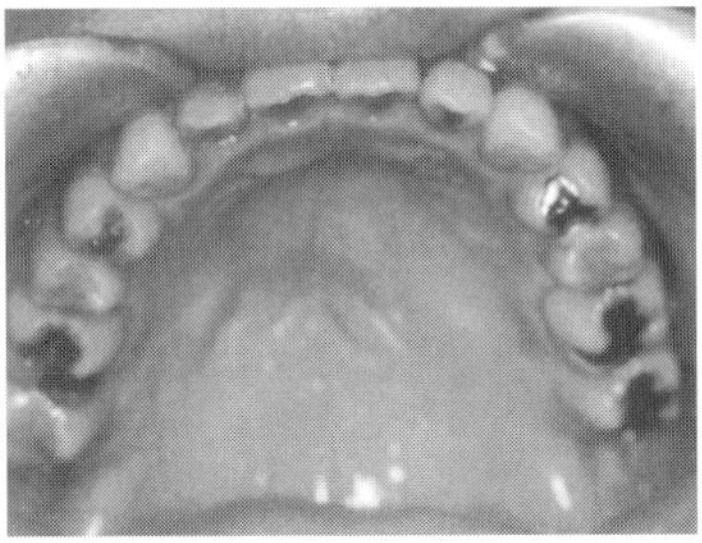

[上]

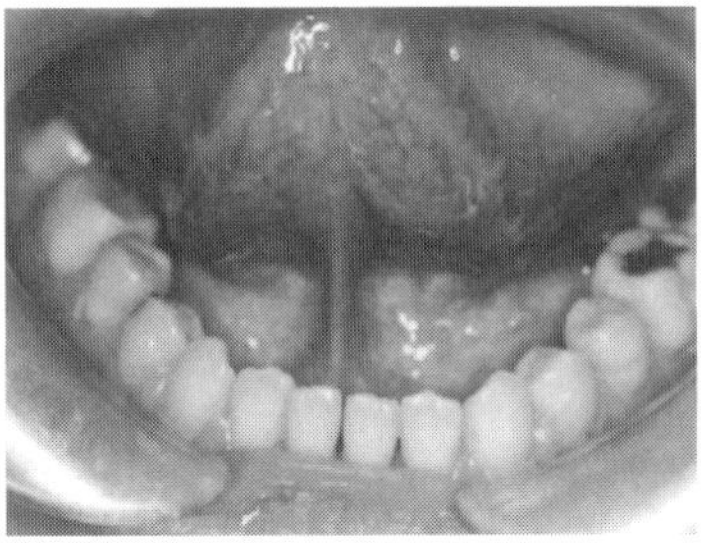

[下]

矯正治療前

主訴…………出っ歯＋乱ぐい歯（みがきにくい）
診断…………アングルⅡ級　第３大臼歯による歯列不正
治療方針…8488咬合にする
治療方法…マルチブラケット法＋ゴム
治療期間…20カ月
開始年齢…15歳

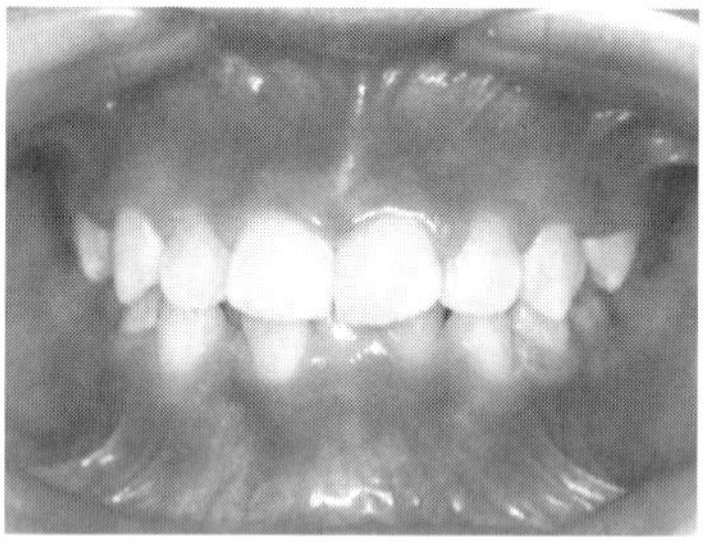

［正面］

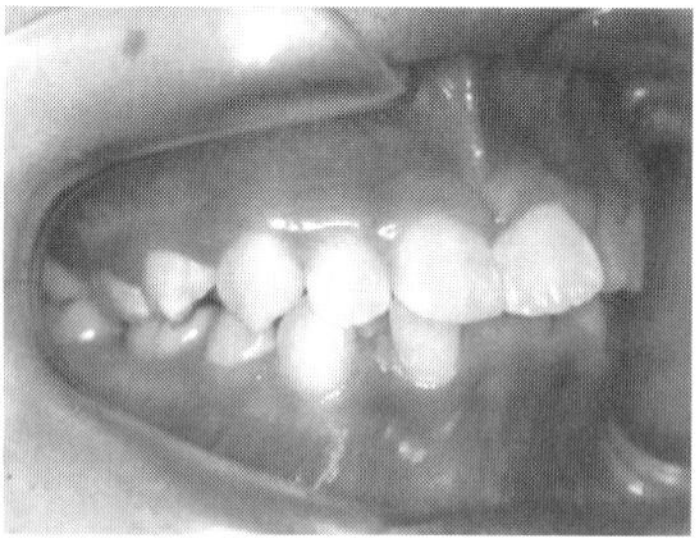

［右］

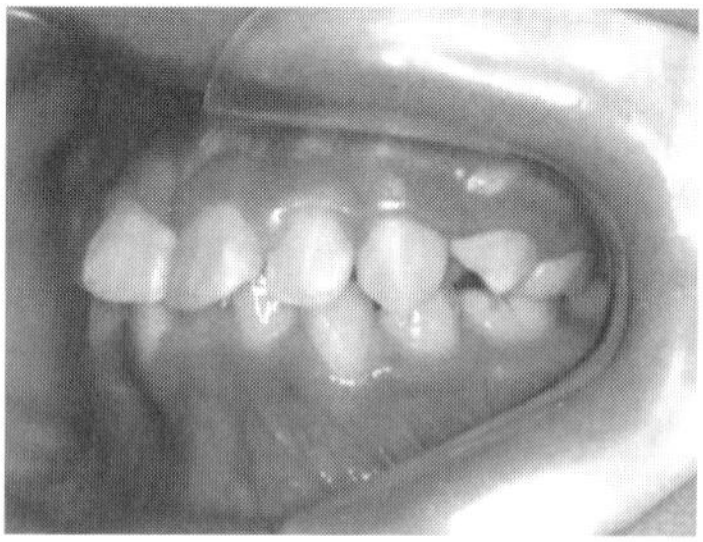

［左］

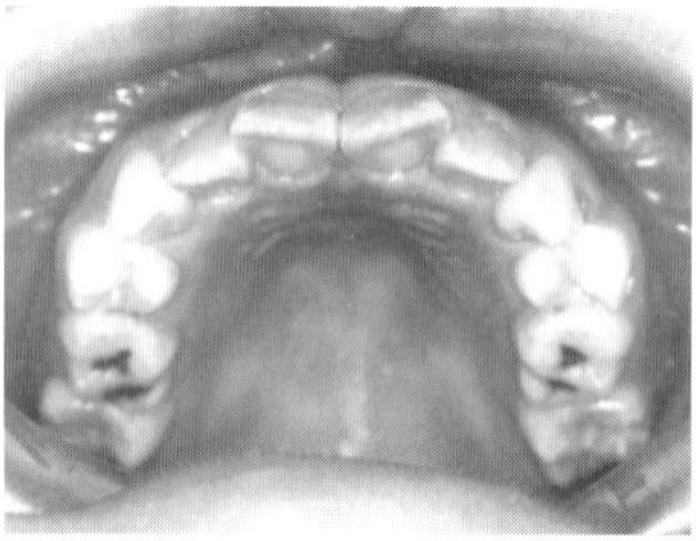

［上］

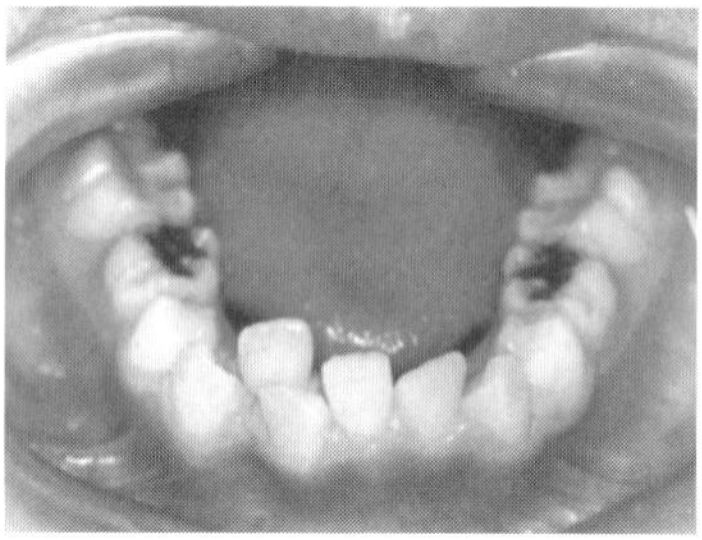

［下］

矯正治療後

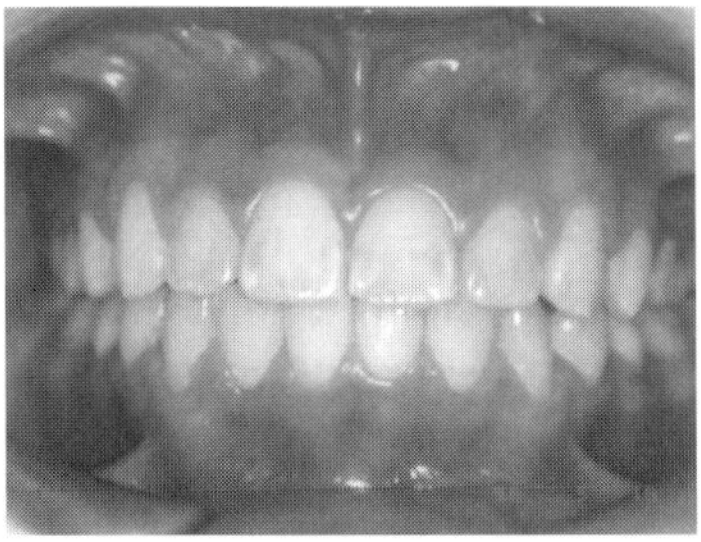

[正面]

コメント

歯がでこぼこで見栄えが悪く、みがきにくいため矯正したいといって来院されました。おかあさんも同じように歯並びが悪く、小臼歯を抜かなければきれいに並ばないと覚悟していたようです。ところが親知らずを２本抜いただけで28本の歯すべてが治り、出っ歯もひっこんで、たいへん満足なさっています。

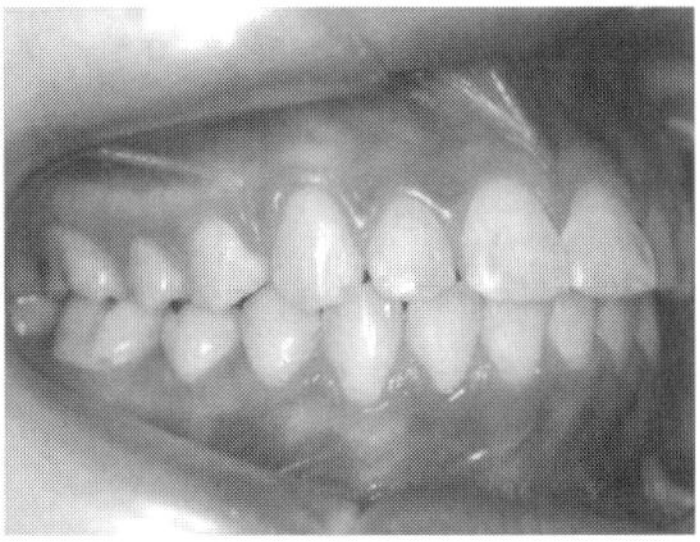

[右]

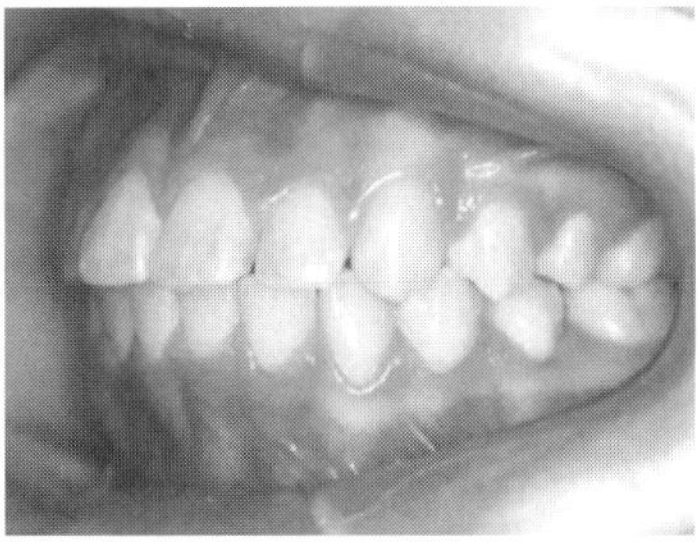

[左]

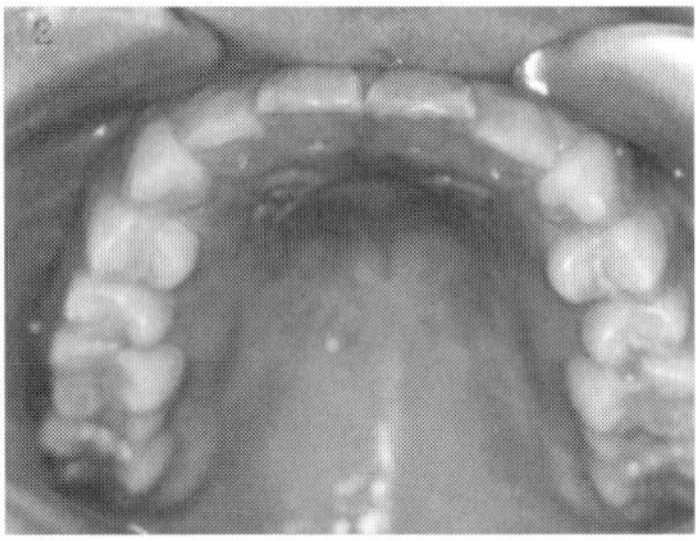

[上]

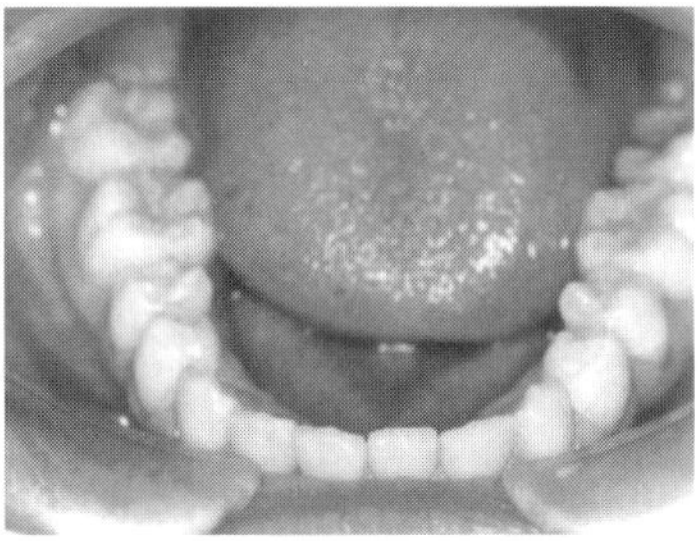

[下]

矯正治療前

主訴…………受け口＋開咬（ものがかめず、しゃべりにくい）
診断…………アングルⅢ級　オープンバイト
治療方針…8488咬合で28本の歯列矯正
治療方法…マルチブラケット法＋ゴム
治療期間…15カ月
開始年齢…28歳

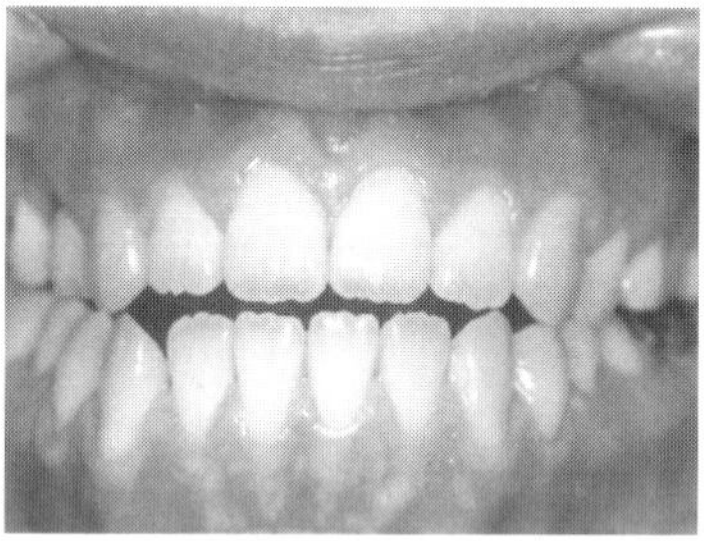
[正面]

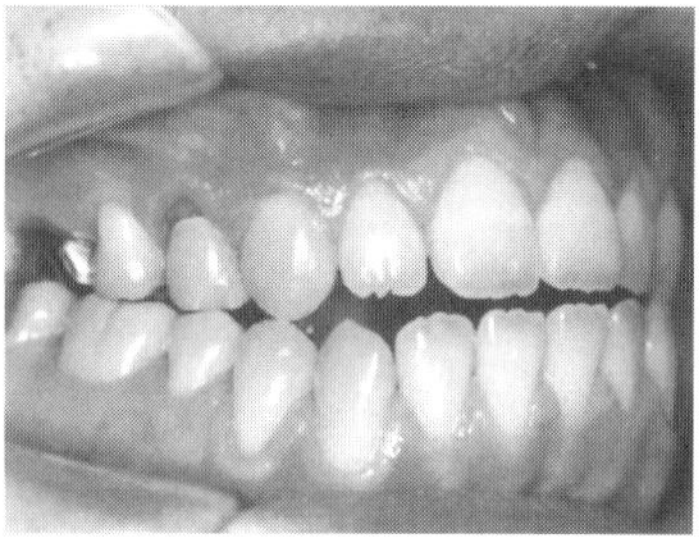
[右]

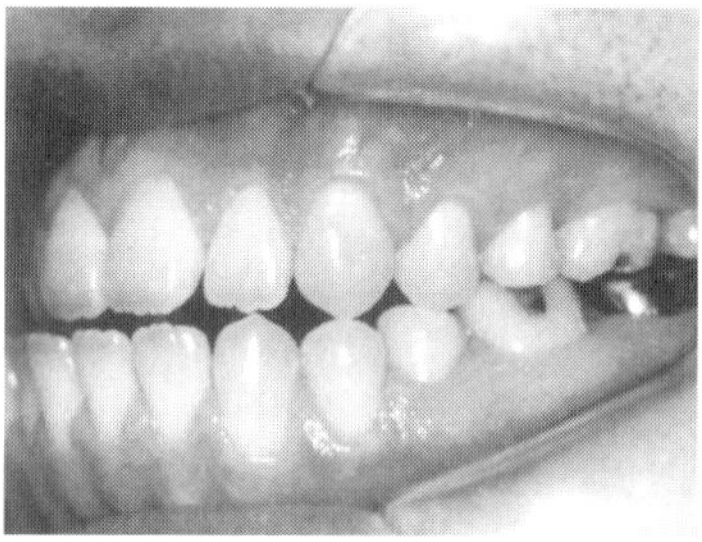
[左]

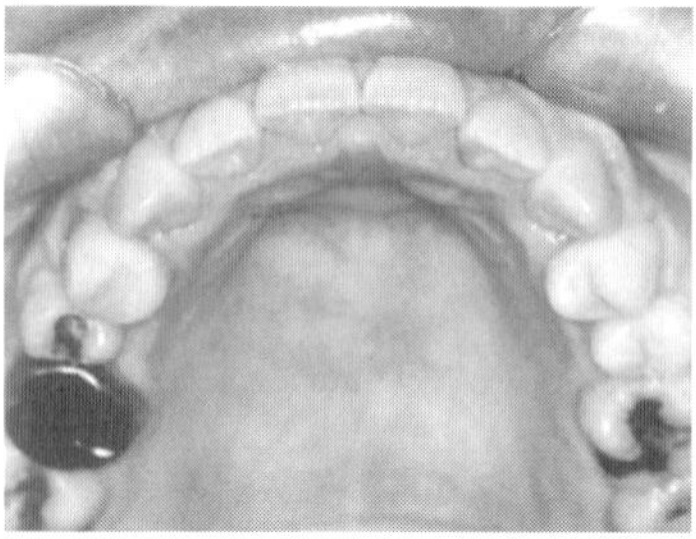
[上]

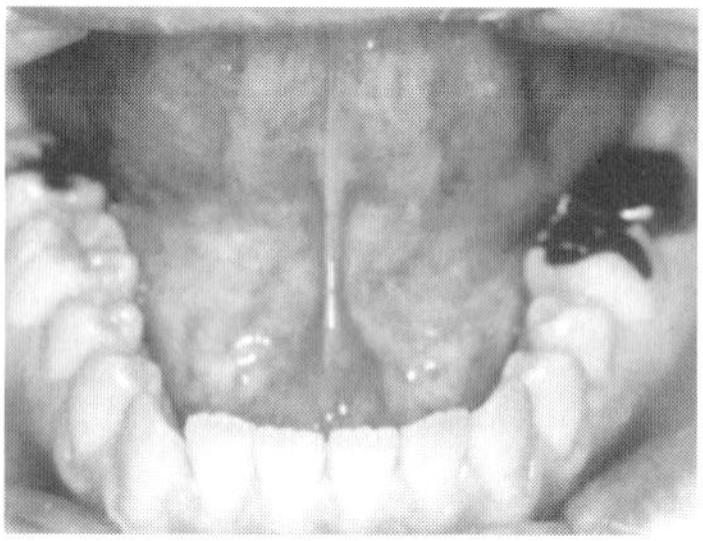
[下]

矯正治療後

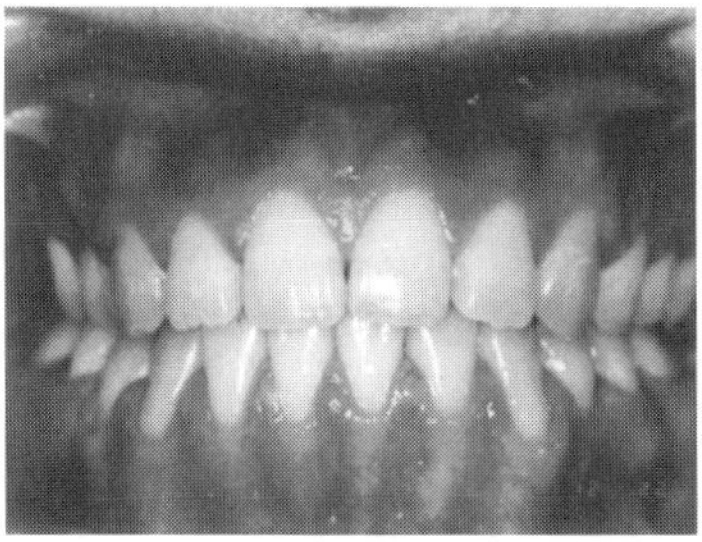

［正面］

コメント

奥歯までかみ合っていないために、肉類はもちろんのこと、うどんやそばのような軟らかいものもほとんどかみ切れず、そのまま飲み込んでいました。またしゃべりにくく、発音も不明瞭でした。ところが15カ月という短期間でみごとにかめるようになり、発音も改善しました。

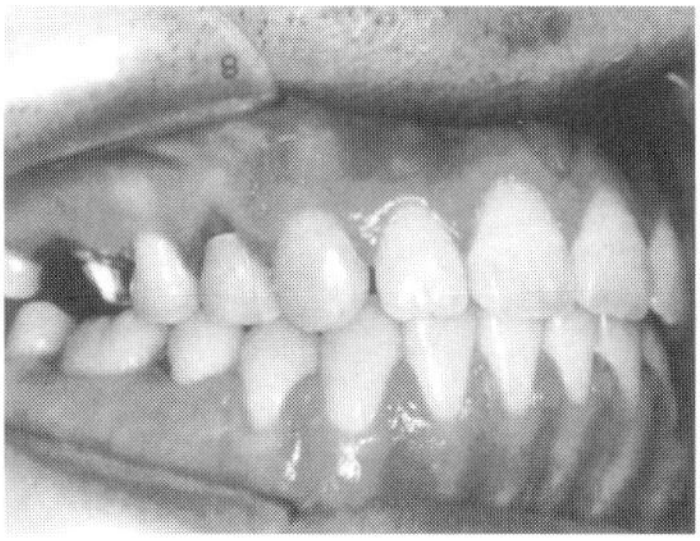

［右］

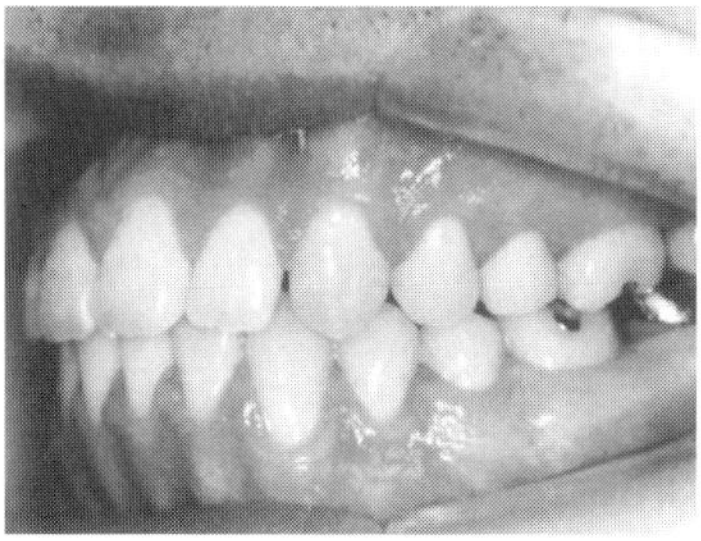

［左］

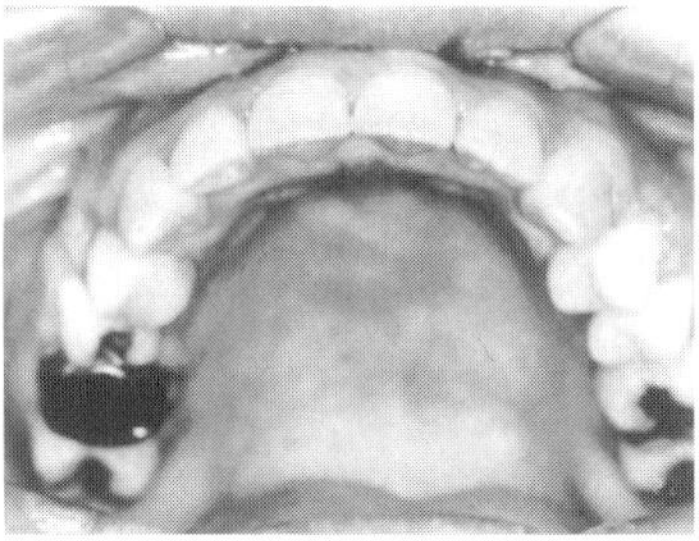

［上］

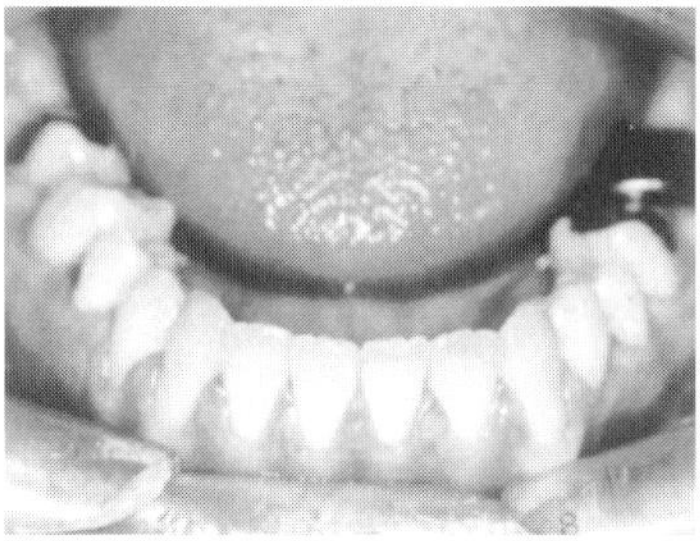

［下］

矯正治療前

主訴…………受け口＋乱ぐい歯
診断…………アングルⅢ級　第３大臼歯による歯列不正
治療方針…8028を目ざして8488咬合とする
治療方法…マルチブラケット法＋ゴム＋ラピッド拡大
治療期間…24カ月
開始年齢…13歳

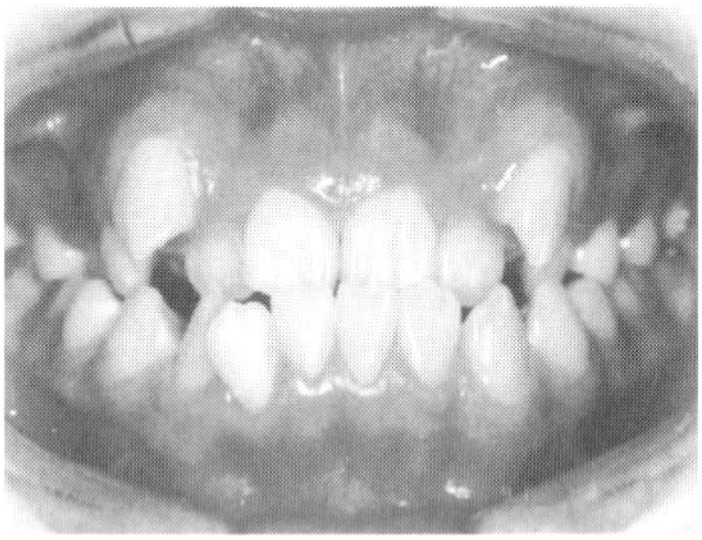

[正面]

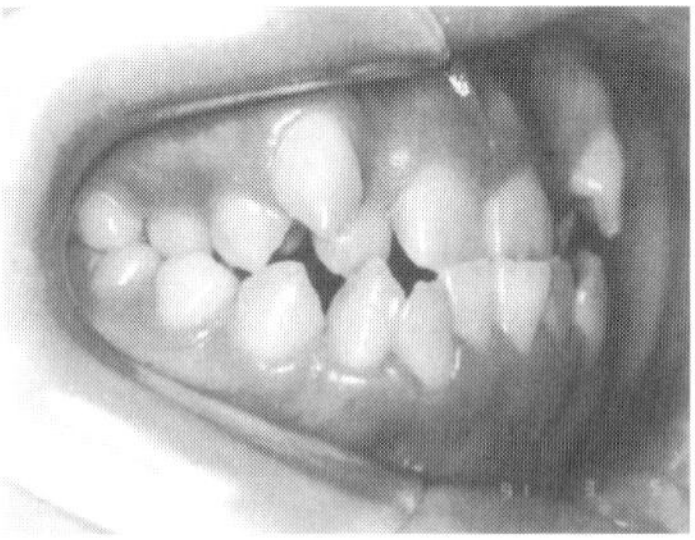

[右]

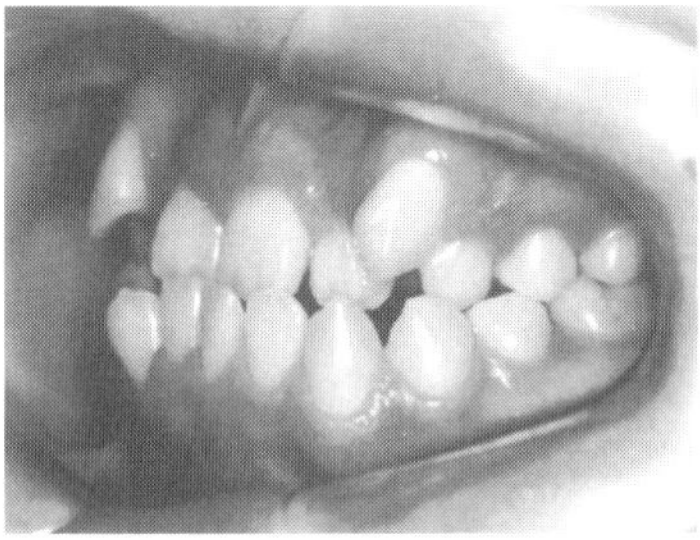

[左]

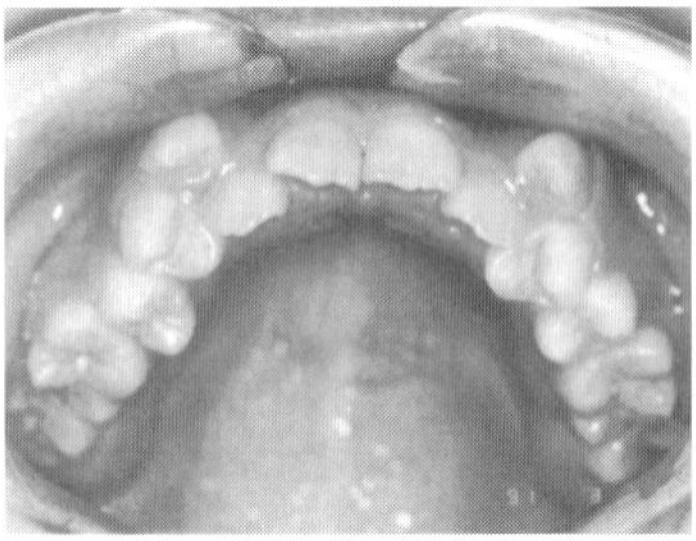

[上]

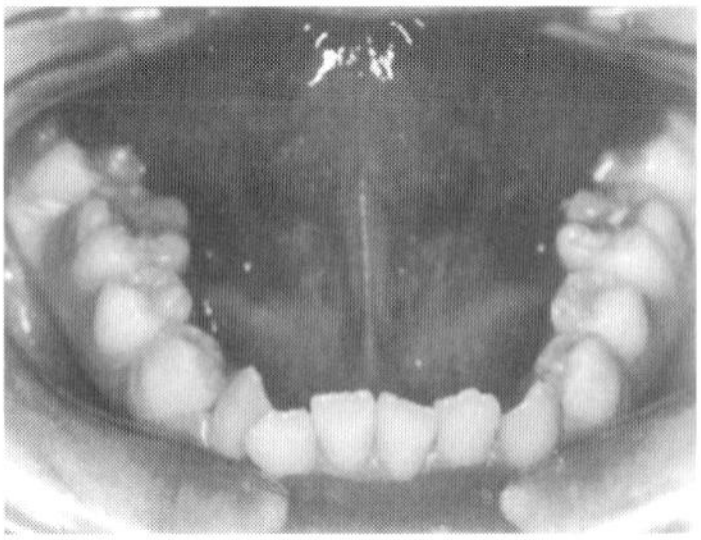

[下]

矯正治療後

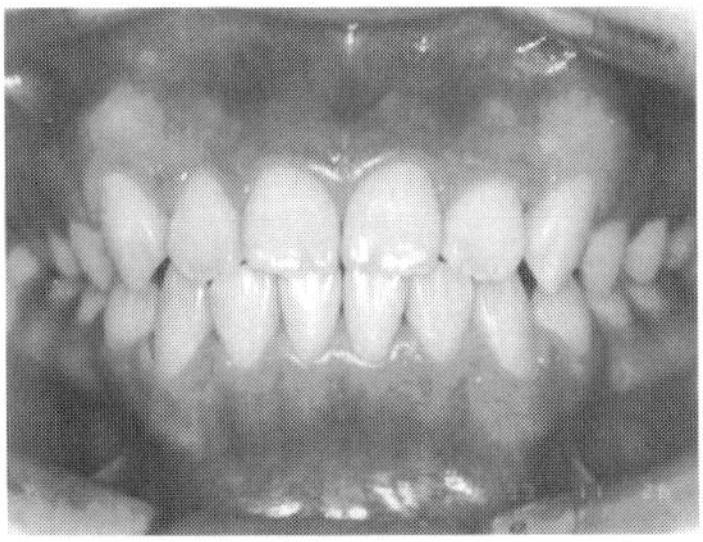

[正面]

コメント

受け口で八重歯なので、ご本人は犬歯の抜歯と手術をしないと矯正できないと考えていました。ところが下顎親知らずと上顎第 2 大臼歯（健全な第 3 大臼歯を利用）の抜歯だけで、正中もそろい、きれいな歯並びになりました。矯正だけで治ったことに、ご本人からもおかあさんからもおおいに感謝されました。

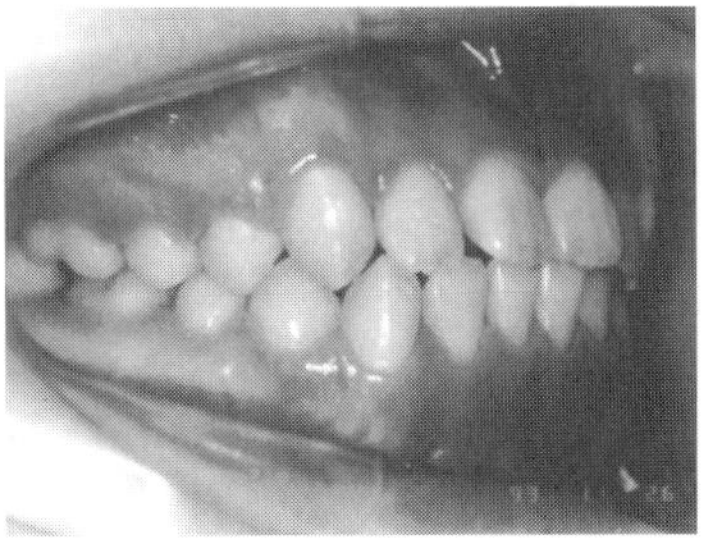

[右]

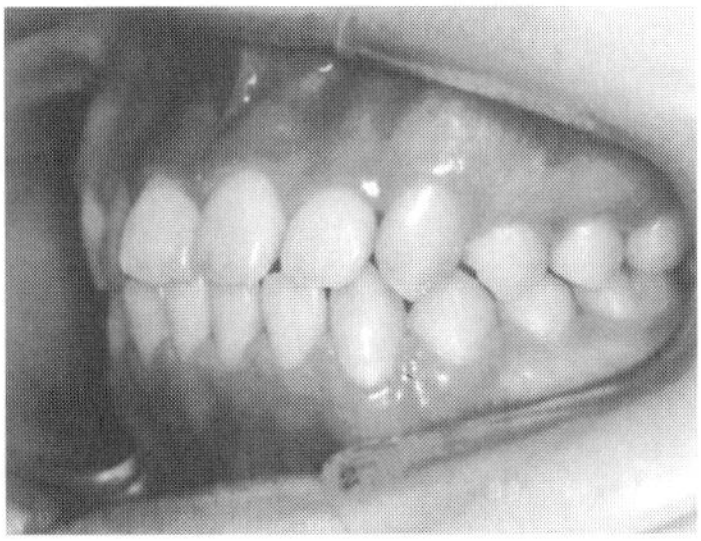

[左]

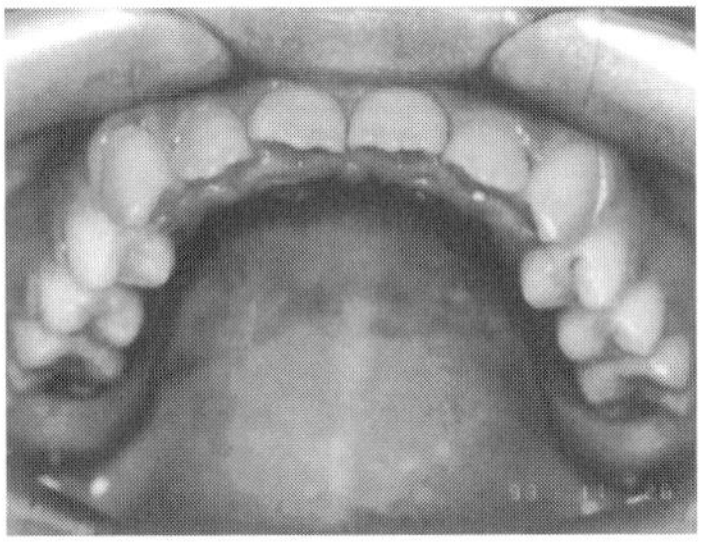

[上]

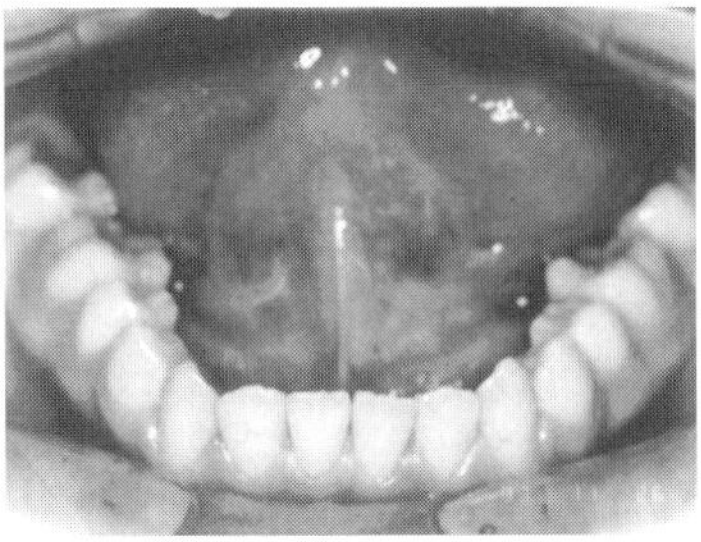

[下]

■アングルⅠ級・Ⅱ級・Ⅲ級（P136）

六歳臼歯《ろくさいきゅうし》の噛《か》み方で不正咬合《ふせいこうごう》を分類《ぶんるい》する。Ⅰ級＝叢生《そうせい》等、Ⅱ級＝出《で》っ歯、Ⅲ級＝受け口など

■マルチブラケット法（P136）

ブラケット（ブレース）をすべての歯に付けて治療《ちりょう》する方法

■ディープバイト（P140）

噛《か》みあわせが深《ふか》いこと。過《か》蓋咬合《がいこうごう》

■オーバージェット（P143）

出《で》っ歯

■ラピッド（ラピッドエクスパンション）（P162）

急速《きゅうそく》に拡大《かくだい》する方法で、短期間に比較的《ひかくてき》強い力で大きい量の拡大を行う

PART 6

ここが知《し》りたい!
岸本式《きしもとしき》“非抜歯《ひばっし》”矯正《きょうせい》
Q&A

矯正治療《きょうせいちりょう》は、基本的《きほんてき》には治療内容《ちりょうないよう》も、かかる期間《きかん》も、費用《ひよう》も、一人《ひとり》ひとり異《こと》なります。したがって矯正歯科《きょうせいしか》に行《い》って直接相談《ちょくせつそうだん》されるのがいちばんよいのですが、なかなか矯正歯科《きょうせいしか》に足《あし》を運《はこ》びにくいようです。しかも矯正《きょうせい》は期間《きかん》が長《なが》くかかるだけに、始《はじ》める決心《けっしん》がつきにくいものです。

そこで、専門《せんもん》の矯正歯科《きょうせいしか》に行《い》く前《まえ》に、だれもが持《も》っている不安《ふあん》や知《し》りたいことを、私《わたし》が行《おこな》っている「小臼歯《しょうきゅうし》を抜《ぬ》かない矯正治療《きょうせいちりょう》」のことも交《まじ》えながら、質問形式《しつもんけいしき》でまとめてみました。まずはこれを読《よ》んで、矯正治療《きょうせいちりょう》がどんなものか、予備知識《よびちしき》を持《も》ってください。矯正治療《きょうせいちりょう》を受《う》けるには、適《てき》したタイミングがありますから、できれば一日《にち》も早《はや》く、矯正《きょうせい》の相談《そうだん》を受《う》けられることをおすすめします。

Q1 子《こ》どもの歯並《はなら》びがよくありません。いつ矯正《きょうせい》の相談《そうだん》に行《い》くべきか、迷《まよ》っています。

A

もちろん歯並《はなら》びがおかしいと気《き》づいたときに、すぐに相談《そうだん》に行《い》かれるのがいいと思《おも》います。子《こ》どもの場合《ばあい》一年《ねん》の差《さ》は大《おお》きく、一年遅《ねんおく》れたばかりに矯正《きょうせい》にいちばんよいタイミングを逃《のが》してしまうこともあります。

ただし相談《そうだん》に行《い》ったから、必《かなら》ずしも矯正《きょうせい》しなければならないとか、すぐに矯正装置《きょうせいそうち》をつけなければいけないというわけではありません。乳歯《にゅうし》の段階《だんかい》なら矯正《きょうせい》しないで治《なお》るケースもありますし、矯正装置《きょうせいそうち》をつける時期《じき》も、歯《は》の状態《じょうたい》や成長段階《せいちょうだんかい》、本人の協力度を検診《けんしん》して見《み》ながら決《き》めていきます。定期検診《ていきけんしん》を受《う》けながら、最良《さいりょう》の時期《じき》が来《く》るまで、予防《よぼう》を行《おこな》うとよいでしょう。（本文《ほんぶん》一一六ページ参照《さんしょう》）

Q2 子《こ》どもの矯正治療《きょうせいちりょう》を始《はじ》めるのは、何歳《なんさい》ごろがいちばんいいのでしょうか。

A

装置《そうち》をつける時期《じき》というのであれば、基本的《きほんてき》には患者《かんじゃ》さんの歯《は》の状態《じょうたい》によって違《ちが》ってきます。子《こ》どもさんの場合《ばあい》は、一般的《いっぱんてき》には小学校《しょうがっこう》の高学年《こうがくねん》から中学生《ちゅうがくせい》までのあいだにするケースが多《おお》くなります。この時期《じき》なら症状《しょうじょう》がわかりやすく出《で》ていますし、顎関節《がくかんせつ》への影響《えいきょう》もまだそれほど現《あらわ》れていません。不定愁訴《ふていしゅうそ》も、比較的《ひかくてき》少ない時期《じき》です。しかも矯正《きょうせい》治療《ちりょう》の必要性《ひつようせい》がわかる年《とし》ごろですから、協力度《きょうりょくど》も高《たか》くなります。したがってあえて適齢期《てきれいき》をいえば、第《だい》二大臼歯《だいきゅうし》が生《は》える十〜十三歳《さい》ごろです。

しかしなかには、小学校《しょうがっこう》の低学年《ていがくねん》から矯正《きょうせい》が必要《ひつよう》な子《こ》どもさんもいます。ですから異常《いじょう》を見《み》つけたら、永久歯《えいきゅうし》が生《は》えそろってからなどと思《おも》わず、相談《そうだん》だけでも早《はや》めにされたほうがいいでしょう。

Q3 矯正《きょうせい》は何歳《なんさい》までできるのでしょうか。

A

何歳《なんさい》でもけっこうです。ただし、自分《じぶん》の歯《は》の本数《ほんすう》が少《すく》なくなってブリッジや入《い》れ歯《ば》が多《おお》くなると、それだけむずかしくなります。また、年《とし》をとると歯周病《ししゅうびょう》（歯槽膿漏《しそうのうろう》）にかかりやすくなりますから、矯正《きょうせい》できるチャンスは狭《せま》くなってきます。歯周病《ししゅうびょう》になると歯《は》ぐきが弱《よわ》くなってしまい、矯正装置《きょうせいそうち》をつけられなくなります。

結局年齢《けっきょくねんれい》ではなく、その人《ひと》の口《くち》の中《なか》がどういう状態《じょうたい》か、ということでしょう。若《わか》くても歯《は》がボロボロなら矯正《きょうせい》は無理《むり》ですし、六〇歳《さい》、七〇歳《さい》でも歯《は》や歯《は》ぐきが丈夫《じょうぶ》なら、それなりに十分矯正《じゅうぶんきょうせい》はできます。実年齢《じつねんれい》ではなく、歯《は》の本数《ほんすう》や口腔内《こうくうない》の状態《じょうたい》が問題《もんだい》なのです。（本文《ほんぶん》五四ページ参照《さんしょう》）

Q4 大人《おとな》の矯正《きょうせい》と子《こ》どもの矯正《きょうせい》は違《ちが》うのでしょうか。

A

やはり違《ちが》いますね。もちろん装置《そうち》をつけて歯《は》を動《うご》かすという原理《げんり》は一緒《いっしょ》ですが、大人《おとな》はあごの骨《ほね》ができあがっていますから、放《ほう》っておくと歯並《はなら》びはどんどん悪《わる》くなる一方《いっぽう》です。ところが子《こ》どもは、まだ成長期《せいちょうき》にありますから骨《ほね》が柔《やわ》らかいし、骨《ほね》の成長《せいちょう》を矯《きょう》正《せい》に利用《りよう》することができるので、より理想的《りそうてき》な治療《ちりょう》を施《ほどこ》すことができ、治療後《ちりょうご》の結果《けっか》がよいのです。しかし大人《おとな》のように、いつでも始《はじ》められるわけではありません。第《だい》二大臼歯《だいきゅうし》が出《で》るまで待《ま》たなければならないケースもあり、始《はじ》めるタイミングを見計《みはか》らわなければなりません。

Q5 子《こ》どもの歯《は》を矯正《きょうせい》したいのですが、子《こ》どもがそれをなかなか理解《りかい》できません。どう説得《せっとく》したらいいでしょうか。

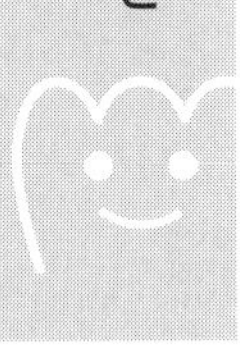

A

おかあさんが子《こ》どもさんに説明《せつめい》されるよりも、まず専門医《せんもんい》の矯正歯科《きょうせいしか》につれてきてください。私《わたし》たちは矯正《きょうせい》の専門医《せんもんい》ですから、子《こ》どもさんにもよくわかるように説《せつ》明《めい》します。小学校《しょうがっこう》の高学年《こうがくねん》になっていれば、ほとんどの子《こ》どもが、私《わたし》たちの説明《せつめい》を理解《りかい》できます。おかあさんが「まだわからないから無理《むり》だ」などと判断《はんだん》せず、矯正《きょうせい》を受《う》ける本人《ほんにん》がプロの説明《せつめい》をきちんと受《う》けることが大事《だいじ》です。

矯正《きょうせい》は、本人《ほんにん》の協力度《きょうりょくど》が低《ひく》いと、成功《せいこう》しません。その意味《いみ》でも、最初《さいしょ》のカウンセリングが非常《ひじょう》に大事《だいじ》です。

Q6 なぜ歯並《はなら》びの矯正《きょうせい》が必要《ひつよう》なのでしょうか。

A

歯並《はなら》びが、その人《ひと》の健康状態《けんこうじょうたい》を表《あらわ》しているからです。日本《にほん》も含《ふく》めて、これからは世界的《せかいてき》に就職難《しゅうしょくなん》の時代《じだい》が来《く》るでしょう。先進国《せんしんこく》では、メガネが就職試験《しゅうしょくしけん》の合否《ごうひ》の対象《たいしょう》になっているほどで、メガネをかけている人《ひと》は、コンタクトに替《か》えて面接試験《めんせつしけん》を受《う》けています。

歯並《はなら》びも同様《どうよう》に、面接《めんせつ》のときの合否《ごうひ》の対象《たいしょう》になるのです。なぜなら、歯並《はなら》びがきれいなことは、健康状態《けんこうじょうたい》もいいことを表《あらわ》しているからです。健康診断《けんこうしんだん》で血液検査《けつえきけんさ》や尿検査《にょうけんさ》に異常《いじょう》が出《で》たら、合格《ごうかく》しませんね。それと同《おな》じように、歯並《はなら》びに異常《いじょう》があると合格《ごうかく》しないのです。これからはますます矯正《きょうせい》が必要《ひつよう》な時代《じだい》になるでしょう。（本文《ほんぶん》五三ページ参照《さんしょう》）

Q7 矯正装置《きょうせいそうち》はどれぐらいの期間《きかん》つけなくてはならないのですか。

A

どこまで矯正《きょうせい》するかによって、また歯科医《しかい》の手法《しゅほう》によっても矯正期間《きょうせいきかん》も変《か》わってきます。私《わたし》が行《おこな》っている原因《げんいん》となる奥歯《おくば》（親知《おやし》らず）だけを抜《ぬ》いて二八本《ぽん》の矯正《きょうせい》をする方法《ほうほう》なら一～三年程で、小臼歯抜歯をする矯正（三～五年）より短かい期間《きかん》ですみます。完全《かんぜん》に全部《ぜんぶ》の歯《は》を治《なお》して、逆《ぎゃく》に従来《じゅうらい》の期間《きかん》より短かくすむようになったのです。

Q8 矯正装置《きょうせいそうち》をつける期間《きかん》に幅《はば》があるのはなぜですか。

A 不正咬合《ふせいこうごう》がひどい人《ひと》ほど長《なが》くかかると思《おも》われるかもしれませんが、必《かなら》ずしもそうではありません。むしろ治療《ちりょう》のむずかしい人《ひと》ほど、本人《ほんにん》が一生懸命治《いっしょうけんめいなお》そうと協力《きょうりょく》されので、早《はや》く治《なお》ることがあります。じぶんの歯《は》を治《なお》すのは自分《じぶん》ですから、本人《ほんにん》が治《なお》す気《き》になって一生懸命《いっしょうけんめい》すれば、期間《きかん》は短縮《たんしゅく》できます。（本文《ほんぶん》一一六ページ参照《さんしょう》）

Q9 治療期間《ちりょうきかん》を短《みじか》くするポイントは何《なん》ですか。

A まず虫歯《むしば》をつくらないことです。装置《そうち》をはずして虫歯《むしば》の治療《ちりょう》を優先《ゆうせん》させますので期間《きかん》はそれだけ長《なが》くなります。虫歯《むしば》にならないようにするには、一にも二にも正《ただ》しいブラッシングです。

治療中《ちりょうちゅう》は月《つき》に一度装置《どそうち》の調節《ちょうせつ》や歯《は》の検査《けんさ》をしますが、次《つぎ》の治療《ちりょう》の約束《やくそく》を守《まも》ることも大切《たいせつ》です。予約《よやく》した日《ひ》に来《こ》られないと、歯《は》が動《うご》きすぎたり止《と》まったりして、その分期間《ぶんきかん》がかかります。またそのとき、一回毎《かいごと》の治療時間《ちりょうじかん》を十分《じゅうぶん》とることも必要《ひつよう》です。

ほかにも、矯正装置《きょうせいそうち》につける輪《わ》ゴムを取《と》り替《か》えたり、家《いえ》で患者《かんじゃ》さんがしなければならないことはいろいろあります。そうした矯正医《きょうせいい》からいわれたことをきちんと守《まも》れば、矯正期間《きょうせいきかん》は短《みじか》くなります。

Q10 矯正装置《きょうせいそうち》がとれても、まだその後《あと》に別《べつ》の装置《そうち》をはめなければいけないと聞《き》きましたが……。

A

歯《は》を動《うご》かしても、その後《ご》に骨《ほね》ができるまで時間《じかん》がかかります。骨《ほね》ができなければ、せっかく動《うご》かした歯《は》が骨《ほね》のできていないところに動《うご》いてしまいますから、それを防《ふせ》ぐためにリテーナーという保定装置《ほていそうち》をつけます。その期間《きかん》が一～二年《ねん》。矯正期間《きょうせいきかん》とほぼ同《おな》じくらいかかります。といってもリテーナーはマウスピースのようなもので、当初《とうしょ》は一日中使《にちじゅうし》用《よう》しますが、しばらくするとつけるのは夜《よる》だけになりますから、矯正装置《きょうせいそうち》に比《くら》べたらずっと楽《らく》です。

保定期間《ほていきかん》が終《お》わっても、リテーナーを一週間《しゅうかん》とか十日《か》に一度《ど》つけていれば、歯《は》がひどく動《うご》くことはありません。歯《は》の手入《てい》れである歯《は》みがきと同《おな》じで、何《なに》もしなくては使《つか》っている歯《は》は悪《わる》くなります。一日《にち》のうち夜だけでもリテーナーを使用《しよう》すると、きれいな歯並《はなら》びのままでいられます。

Q11 矯正装置《きょうせいそうち》が目立《めだ》つので、矯正《きょうせい》したくありません。人《ひと》に知《し》られずに矯正《きょうせい》できないでしょうか。

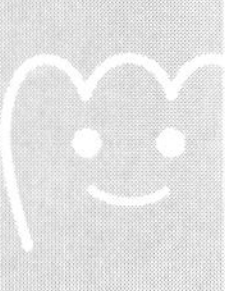

A

最近《さいきん》は目立《めだ》たずにできる矯正装置《きょうせいそうち》も普及《ふきゅう》してきました。いまは矯正装置《きょうせいそうち》も進歩《しんぽ》し、ブラケットは白《しろ》のセラミック製《せい》か、透明《とうめい》のプラスチック製《せい》になっています。ワイヤーも細《ほそ》くなりました。以前《いぜん》のように目立《めだ》つこともなく、つけている違和感《いわかん》もかなり改善《かいぜん》されています。

よく、まったく見《み》えないように裏《うら》から治療《ちりょう》して欲《ほ》しいという人《ひと》がいますが、それができる場合《ばあい》とできない場合《ばあい》があります。例《たと》えば、ガンの治療《ちりょう》でも薬《くすり》や放射線治療《ほうしゃせんちりょう》などで、手術《しゅじゅつ》をしないで治《なお》せるようにもなりましたが、それがすべての場合《ばあい》に当《あ》てはまるわけではありません。その症状《しょうじょう》によって、手術《しゅじゅつ》する場合《ばあい》もあれば、放射線治療《ほうしゃせんちりょう》を行《おこな》う場合《ばあい》もあり、薬《くすり》を投与《とうよ》する場合《ばあい》もあります。矯正《きょうせい》も同《おな》じで、症状《しょうじょう》によって、裏《うら》から治療《ちりょう》する場合《ばあい》、表《おもて》から治療《ちりょう》する場合《ばあい》、そして両方《りょうほう》を併用《へいよう》することもあります。裏《うら》から治《なお》す方法《ほうほう》があるといっても、すべての人《ひと》に適《てき》応《おう》できるわけではありません。（本文《ほんぶん》一二〇ページ参照《さんしょう》）

Q12 虫歯《むしば》があったら、矯正《きょうせい》しながら治《なお》してもらえるのですか。

A

基本的《きほんてき》には、矯正歯科医《きょうせいしかい》は虫歯《むしば》や歯周病《ししゅうびょう》の治療《ちりょう》はしません。歯科《しか》にも専門《せんもん》があり、一般歯科《いっぱんしか》、矯正歯科《きょうせいしか》、小児歯科《しょうにしか》、歯科口腔外科《しかこうくうげか》に分《わ》かれています。虫歯治療《むしばちりょう》は一般《いっぱん》歯科《しか》が専門《せんもん》ですから、矯正中《きょうせいちゅう》に虫歯《むしば》になったら一般歯科医《いっぱんしかい》を紹介《しょうかい》したり、行《い》きつけの歯科医《しかい》で治療《ちりょう》してもらうことになります。虫歯《むしば》がひどくなければ矯正《きょうせい》と平行《へいこう》してできますが、ひどい場合《ばあい》はいったん装置《そうち》をはずし、治《なお》ってから再開《さいかい》します。矯正《きょうせい》を中断《ちゅうだん》すると矯正期間《きょうせいきかん》が長《なが》びきますから、なるべく虫歯《むしば》はつくらないように指導《しどう》しています。

Q13 虫歯《むしば》や歯周病《ししゅうびょう》にかかっていたら、矯正《きょうせい》はできないのですか。

A

できないことはありません。前《まえ》もって歯《は》の治療《ちりょう》をしておく場合《ばあい》と、矯正《きょうせい》が終《お》わってから治療《ちりょう》する場合《ばあい》とがあります。虫歯《むしば》や歯周病《ししゅうびょう》の状態《じょうたい》によりますから、まず矯正《きょうせい》歯科専門《しかせんもん》の先生《せんせい》とよく相談《そうだん》してください。虫歯がかさなってやりづらい時には、先に矯正で歯を起こした方がいい場合《ばあい》や歯周病《ししゅうびょう》の場合《ばあい》でも、むしろ先《さき》に矯正治療《きょうせいちりょう》をしたら歯周病《ししゅうびょう》が治《なお》ったという例《れい》もあります。

Q14 矯正装置《きょうせいそうち》をつけているあいだ、痛《いた》みはあるのですか。

A

痛《いた》みというのは感受性《かんじゅせい》の問題《もんだい》ですから、個人差《こじんさ》があります。ほとんど痛《いた》みを感《かん》じない人《ひと》から、まれに強く痛《いた》がる人《ひと》までさまざまです。私《わたし》が見《み》た感《かん》じでは、日《ひ》ごろの歯磨《はみが》きができていない人《ひと》ほど、痛《いた》みが強《つよ》いようです。しかし痛《いた》みは最初《さいしょ》の数日《すうじつ》だけで、一週《いっしゅう》間《かん》もするとたいてい落《お》ちついてきます。買《か》ったばかりの靴《くつ》をはくと、慣《な》れるまでは足《あし》が痛《いた》いですね。それとよく似《に》ています。

逆《ぎゃく》に、装置《そうち》がはずれてしまうと気持《きも》ちが悪《わる》いという人《ひと》がいます。それくらい、慣《な》れてしまえば何《なん》でもないことです。また、そうでなければ矯正治療《きょうせいちりょう》はここまで世界中《せかいじゅう》に広《ひろ》まらなかったでしょう。

なお、痛《いた》みが出《で》るのは、歯《は》が動《うご》くからです。ですから痛《いた》いといっても、ずきずきするような痛《いた》みではなく、歯《は》が浮《う》いたような感《かん》じの痛《いた》みです。決《けっ》して耐《た》えられないような痛《いた》みではありません。

Q15 治療中《ちりょうちゅう》、日常生活《にちじょうせいかつ》で気《き》をつけなければならないことは、どんなことですか。

A

とにかく歯《は》をよく磨《みが》くことです。指導《しどう》どおり、正《ただ》しくブラッシングすることが大《だい》事《じ》です。私《わたし》は家庭《かてい》でフッ素《そ》イオンスプレーやフッ素・キシリトール入《い》り歯磨《はみが》き剤《ざい》、水《みず》で歯《は》を洗《あら》う洗浄機《せんじょうき》を利用《りよう》するように勧《すす》めています。

食事《しょくじ》は普通《ふつう》にしてかまいません。ただ、おせんべいのような硬《かた》いもの、ガムやあめ、キャンディーのように歯《は》にくっつきやすいものは避《さ》けたほうが無難《ぶなん》です。装置《そうち》が壊《こわ》れてしまうことがあるからです。また虫歯《むしば》を予防《よぼう》するためにも、甘《あま》いものは控《ひか》えてください。それ以外《いがい》は矯正中《きょうせいちゅう》だからとくに制限《せいげん》しなければならないことはありません。

世界中《せかいじゅう》の人が、何十万人《なんまんにん》、何百万人《なんまんにん》と矯正《きょうせい》をしているのですから、矯正《きょうせい》はそれほど大変《たいへん》なことではないのです。

■フッ素イオンスプレー
虫歯《むしば》予防《よぼう》のためのフッ素配《そはい》合液《ごうえき》で、歯みがき後、スプレーするだけで虫歯《むしば》予防《よぼう》できる

Q16 金属《きんぞく》アレルギーでも大丈夫《だいじょうぶ》ですか。

A

最近金属《さいきんきんぞく》アレルギーの人《ひと》でもアレルギーが出《で》ないように、装置《そうち》に工夫《くふう》がこらされるようになってきました。金属《きんぞく》をコーティングしたり、別《べっ》の素材《そざい》を使《つか》ったりしています。ですからそれほど心配《しんぱい》することはありませんが、矯正《きょうせい》をする段階《だんかい》で、矯正医《きょうせいい》に相談《そうだん》されるといいと思《おも》います。

Q17 矯正《きょうせい》しても歯《は》がまた動《うご》いてしまい、矯正《きょうせい》し直《なお》すことがあると聞《き》きましたが……。

A

矯正歯科《きょういせしか》でいう「後戻《あともど》り」という現象《げんしょう》です。「後戻《あともど》り」には二通《とお》りあります。狭《せま》い意味《いみ》では、歯《は》を動《うご》かした直後《ちょくご》、骨《ほね》ができていないためにその方向《ほうこう》に動《うご》くことをいいます。治療後《ちりょうご》に必要《ひつよう》なリテーナーを指示通《しじどお》り使用《しよう》すれば問題《もんだい》ありません。しかし、広義《こうぎ》の「後戻《あともど》り」、つまり保定後《ほていご》におきる「後戻《あともど》り」では、歯並《はなら》びが悪《わる》くなる原因《げんいん》をきちんと治《なお》していないので、せっかく矯正《きょうせい》した歯《は》がもとに戻《もど》ってしまうのです。

原因まで治していないため、再治療《さいちりょう》したら、時間《じかん》もお金《かね》も二倍《ばい》かかることになります。精《せい》神的《しんてき》な負担《ふたん》やストレスも、さらに大《おお》きくなるでしょう。そういうことのないように、最初《さいしょ》から原因《げんいん》をきっちり取《と》り除《のぞ》く矯正《きょうせい》をしたほうがずっとラクです。（本文《ほんぶん》一〇一ページ参照《さんしょう》）

ただし、どんな矯正《きょうせい》でも終わって完全《かんぜん》に止まり続けることはありません。使っているものはこわれていきます。中には新《あら》たな原因《げんいん》によって歯並びが悪くなることもあります。その場合は、再治療《さいちりょう》の必要《ひつよう》があります。

Q18 顎関節《がくかんせつ》の機能検査《きのうけんさ》はどこの矯正歯科《きょうせいしか》でも受《う》けられるのでしょうか。

A

顎関節機能検査《がくかんせつきのうけんさ》を行《おこな》っている矯正医《きょうせいい》は、まだ限《かぎ》られています。検査《けんさ》には「ＳＡＭシステム」と「アキシオグラフ」というコンピュータを使《つか》いますが、そういった機《き》械《かい》を設置《せっち》している矯正医《きょうせいい》が日本《にほん》ではまだ少《すく》ないのです。しかし矯正治療《きょうせいちりょう》に顎関節《がくかんせつ》の機能《きのう》チェックは欠《か》かせないものですから、ぜひ「ＳＡＭシステム」「アキシオグラフ」等《とう》の検査《けんさ》のできる矯正歯科《きょうせいしか》で治療《ちりょう》を受《う》けてください。

Q19 美容外科《びようげか》でも受《う》け口《ぐち》や出《で》っ歯《ば》を治《なお》してくれるそうですが、美容外科《びようげか》とはどう違《ちが》うのでしょうか。

A

目的《もくてき》が違《ちが》います。美容外科《びようげか》は、あくまで美容《びよう》のための整形手術《せいけいしゅじゅつ》ですから、かみ合《あ》わせのことはあまり考《かんが》えずに、簡単《かんたん》にあごの骨《ほね》を切《き》っています。しかし矯正《きょうせい》は、咀《そ》嚼機能《しゃくきのう》を正常《せいじょう》にするために行《おこな》うものです。機能《きのう》を優先《ゆうせん》してかみ合《あ》わせを治《なお》せば、美《うつく》しさはあとからついてきます。つまり、表面《ひょうめん》の美《うつく》しさを目的《もくてき》とすることと、病気《びょうき》の原因《げんいん》を治《なお》した結果《けっか》美《うつく》しくなることの違《ちが》いです。

形《かたち》だけきれいにしたいと思《おも》うなら、美容外科《びようげか》でもいいでしょう。しかし歯《は》やあごは、全身《ぜんしん》の健康《けんこう》に深《ふか》くかかわっています。あとで不定愁訴《ふていしゅうそ》などの後遺症《こういしょう》が出《で》る心配《しんぱい》もありますから、やはりかみ合《あ》わせを考《かんが》えた矯正《きょうせい》が本当《ほんとう》の治療《ちりょう》と言《い》えます。

■咀嚼機能（そしゃくきのう）
物を噛《か》み砕《くだ》く働《はたら》き

Q20 矯正治療《きょうせいちりょう》に保険《ほけん》は使《つか》えますか。

A

一般的には使《つか》えません。学校《がっこう》で視力《しりょく》が悪《わる》いと指摘《してき》されて、メガネやコンタクトで視力矯正《しりょくきょうせい》を行《おこな》う場合《ばあい》に保険《ほけん》がきかないのと同様《どうよう》、歯並《はなら》びの矯正治療《きょうせいちりょう》には保険《ほけん》がききません。ただし、口唇口蓋裂症《こうしんこうがいれつしょう》や手術《しゅじゅつ》を前提《ぜんてい》とした顎変形症《がくへんけいしょう》には、保険《ほけん》がきく場合《ばあい》があります。

Q21 費用《ひよう》は、どれくらいかかるのでしょうか。

A

統一《とういつ》された金額《きんがく》はありません。美容のための矯正は、平均《へいきん》すると一〇〇万円前後《まんえんぜんご》のようですが、矯正医《きょうせいい》の技術《ぎじゅつ》や立地《りっち》、検査内容《けんさないよう》や治療内容度などによって、数《すう》十万《まん》円程度《えんていど》の幅《はば》があります。また、患者《かんじゃ》さんの歯《は》の状態《じょうたい》、患者《かんじゃ》さんがどこまで治療《ちりょう》したいかで、かかる費用《ひよう》も違《ちが》ってきます。私《わたし》はどんな治療《ちりょう》を行《おこな》うにしても、最初《さいしょ》に全《すべ》ての費用《ひよう》を患者《かんじゃ》さんに説明《せつめい》し、相談《そうだん》してから決《き》めていただきます。

とくに、充分《じゅうぶん》な診断《しんだん》ができるまで必要《ひつよう》な検査《けんさ》をしっかりやるか奥歯まで直立して治すかどうかで費用《ひよう》に大《おお》きな差《さ》が出《で》てきます。この検査費用《けんさひよう》や、土台である奥歯の直立を省《はぶ》けば、全《ぜん》体《たい》の費用《ひよう》は安《やす》くできます。しかし、それでは見《み》た目《め》だけで矯正《きょうせい》することになります。私《わたし》は、たとえ費用《ひよう》がかかったとしても、術前術後《じゅつぜんじゅつご》に充分《じゅうぶん》な検査《けんさ》を行《おこな》い、正《ただ》しい診断《しんだん》をして美容目的ではなく、原因から治す治療《ちりょう》を行《おこな》うべきだと思《おも》います。

家づくりと同じで、設計図《せっけいず》をはぶいたり、基礎《きそ》の土台《どだい》をしっかりしなかったり、断熱材《だんねつざい》を入れなかったりと安くつくれば、見た目はきれいにできても住《す》み心地《ごこち》は悪いし、結局《けっきょく》、何年

■口唇口蓋裂症
（こうしんこうがいれつしょう）
口唇裂《こうしんれつ》と口蓋裂《こうがいれつ》の両方の症《しょう》状《じょう》を持つ

■顎変形症（がくへんけいしょう）
先天的《せんてんてき》、後天的《こうてんてき》な顎《あご》の変形に伴《ともな》い、上下の歯の噛《か》み合わせが大きくずれていたり、顔がゆがんでいて、それにより生《しょう》じる機能的障害《きのうてきしょうがい》がある

か先に問題が出て、建《た》てかえるのと同じです。

Q22 小臼歯《しょうきゅうし》を抜《ぬ》かないで矯正《きょうせい》してもらうには、どこの矯正歯科《きょうせいしか》に行《い》ったらいいのでしょうか。

A

抜《ぬ》かないのはもちろん、顎関節機能《がくかんせつきのう》の検査《けんさ》まで必要《ひつよう》です。私《わたし》のような考《かんが》えで治療《ちりょう》している矯正医《きょうせいい》は、ほかにも何人《なんにん》かいらっしゃいますが、まだ非常《ひじょう》に少数《しょうすう》です。小臼歯《しょうきゅうし》を抜《ぬ》かない方針《ほうしん》で矯正《きょうせい》するのか、顎《あご》の機能検査《きのうけんさ》をしているのか、申《もう》し込《こ》む前《まえ》に尋《たず》ねるとよいでしょう。

私《わたし》も講演会《こうえんかい》や研修会《けんしゅうかい》でこの治療《ちりょう》を広《ひろ》めようと努力《どりょく》しており、少《すこ》しずつ賛同《さんどう》する矯正医《きょうせいい》が増《ふ》えてきました。また、21矯正研究会《きょうせいけんきゅうかい》という全国各地《ぜんこくかくち》から先生方《せんせいがた》が集《あつ》まっているスタディグループに属《ぞく》している先生方《せんせいがた》もいっしょに勉強《べんきょう》し、広《ひろ》めています。患者《かんじゃ》さんの健康《けんこう》を考《かんが》えれば、大事《だいじ》な小臼歯《しょうきゅうし》を抜《ぬ》いたり、拡大だけしてきれいにする矯正《きょうせい》がよいとは、とても思《おも》えません。歯科医《しかい》だって、みんなそう思《おも》っているはずです。きっと何年《なんねん》か後《ご》には、この治療《ちりょう》が主流《しゅりゅう》になると、私《わたし》は確信《かくしん》しています。

あとがき

本書を最後《さいご》までお読みいただいて、矯正治療《きょうせいちりょう》の実際《じっさい》について初《はじ》めてお知りになった方も多いと思います。また、以前《いぜん》、矯正《きょうせい》を受けたことがある人なら、本書に書かれた治療法《ちりょうほう》が、そのとき受けた治療《ちりょう》といかに違《ちが》うかに驚《おどろ》かれたかも知れません。

繰《く》り返《かえ》しになりますが、なぜ歯並《はなら》びが悪くなっているかという原因《げんいん》を調べ、その原因《げんいん》を除去《じょきょ》する根本治療《ちりょう》によって、健全《けんぜん》な歯を抜《ぬ》かずに、歯並《はなら》びをきれいに治《なお》すことができるのです。読者の皆様にはこれをしっかり覚《おぼ》えておいていただきたいと思います。

最近《さいきん》、医療《いりょう》の現場《げんば》では「インフォームドコンセント（事前の説明《せつめい》と同意）」の重要性《じゅうようせい》が叫《さけ》ばれています。これを矯正《きょうせい》歯科の現場《げんば》で見ると、どうでしょう。治療内容《ちりょうないよう》の説明《せつめい》は、もちろんされているでしょう。しかし、それは本文でも述《の》べたように、小臼歯《しょうきゅうし》を抜《ぬ》く「便宜抜去《べんぎばっきょ》」が前提《ぜんてい》となっていて、前提《ぜんてい》そのものの説明《せつめい》はあまり行われません。もし、かりに、健全《けんぜん》な歯を抜《ぬ》かないでもきれいに矯正《きょうせい》できること、そして、それが見た目の美しさだけではなく、全身に影響《えいきょう》を及《およ》ぼす口腔内《こうくうない》を根本的《こんぽんてき》に治《なお》す治療法《ちりょうほう》であることを知っていれば、あえて歯を抜《ぬ》く治療《ちりょう》に同意する患者《かんじゃ》さんがいるでしょうか。答えは自ずと明らかでしょう。

顎《あご》の精密《せいみつ》な機能検査《きのうけんさ》を行って、健全《けんぜん》な歯を抜《ぬ》かず、奥歯の原因から根本的に治すマルチループを使う治療法《ちりょうほう》をとっている矯正医《きょうせいい》はまだまだ数は多くはありません。しかし、これから患者《かんじゃ》さんに理解《りかい》され、支持《しじ》されて、増《ふ》えていくものと私《わたし》は確信《かくしん》しています。本書が、それに少しでも役に立てば、矯正医《きょうせいい》のひとりとして、これ以上の喜《よろこ》びはありません。

しかし、残念《ざんねん》なことは、本書で紹介《しょうかい》したものと同じ内容《ないよう》の治療《ちりょう》と思わせながら、違《ちが》う治療《ちりょう》法《ほう》だったという相談を時々受けることです。このようなトラブルを避《さ》けるためには、できるだけ慎重《しんちょう》に病・医院等を選《えら》ばれたり、また当院に連絡《れんらく》されたりなどして、事前の情報収集《じょうほうしゅうしゅう》が大切です。

つまり、安易《あんい》に近いから、安いから、取《と》り外《はず》しができて簡単《かんたん》だからといってすぐに治療《ちりょう》してしまうのは考えものです。なぜなら何回も治療《ちりょう》することになるからです。

矯正治療《きょうせいちりょう》は、家づくりと同じ所があります。「いい家がほしい」と思うのはだれでも同じです。しかし、「安い・簡単《かんたん》・早くできる」のキャッチフレーズでつい家を建《た》ててしまい、あとで泣《な》いてしまう方も多いと思います。しっかりした調査《ちょうさ》もなく、手抜《てぬ》き工事《こうじ》で、数年《すうねん》も経《た》たないうちに簡単《かんたん》にくずれてしまえば、それこそもっと高いものになってしまいます。

手を抜《ぬ》かず、多少《たしょう》お金がかかってもしっかりとした家づくりをしておくことが、長い目でみて納得《なっとく》でき、安心《あんしん》でリーズナブルな結果《けっか》になるわけです。

矯正《きょうせい》もいっしょです。安い簡単《かんたん》ではなく、本質的《ほんしつてき》にどこまで治《なお》すのか生体《せいたい》の機能《きのう》を考えているか、また数多《かずおお》くの症例《しょうれい》を完成《かんせい》している専門医《せんもんい》なのかなどをよく考え、慎重《しんちょう》に選《えら》んでほしいです。体もある時から突然《とつぜん》に変調《へんちょう》を訴《うった》えてくることもあります。その時によい噛《か》み合わせであれば少なくとも歯からの問題《もんだい》が出てくることは防《ふせ》げます。

家を建《た》てることほど矯正《きょうせい》は費用《ひよう》がかかりませんが、それでも少し高くてもある程度《ていど》の費用《ひよう》をかけ、ちょっと難しい装置を使いこなす努力《どりょく》をしていただいて、よりよい矯正治療《きょうせいちりょう》をすることをおすすめしたいと思います。

そして、人間《にんげん》として健康《けんこう》であり、日々向上《ひびこうじょう》できる体を目指《めざ》してほしいと思います。

私《わたし》は、アメリカのグリーンフィールド先生、タフツ大学・キム教授《きょうじゅ》やウィーン大学・スラバチェック教授《きょうじゅ》、そして神奈川《かながわ》歯科大学・佐藤貞雄《さとうさだお》教授《きょうじゅ》の研究に出会い、以来《いらい》、多くの諸先《しょ》生、諸先輩《しょせんぱい》方のご指導《しどう》をいただきながら、この治療法《ちりょうほう》を実践《じっせん》してきました。また、本書の執《しっ》筆《ぴつ》に当たっても、多くの先生方およびスタッフの方々に惜《お》しみないご協力《きょうりょく》をいただきました。深く感謝《かんしゃ》すると同時に、この場をお借《か》りして厚《あつ》くお礼申し上げます。

最後《さいご》に、母と本書の執筆《しっぴつ》にあたって、温かく見守ってくれた妻《つま》と子に感謝《かんしゃ》します。

著《ちょ》者《しゃ》

◉著者略歴

岸本雅吉（きしもと・まさよし）

岡山県立津山高等学校卒業。1985年、愛知学院大学歯学部大学院修了。1990〜99年、松本歯科大学非常勤講師（歯科矯正学）。医療法人メディア理事長。

現在、愛知学院大学歯学部非常勤助教（口腔病理学）として後輩に教育指導を続けながら、東京都中央区銀座に「銀座コア歯科・矯正クリニック」、名古屋駅の名鉄百貨店メンズ館2Fに「名駅メルサ歯科・矯正クリニック」、さらに愛知県刈谷市で「きしもと刈谷矯正歯科」を開院し、臨床に従事している。

日本矯正歯科学会会員（認定医）、近畿東海矯正歯科学会会員、日本口蓋裂学会会員、日本歯科医師会会員、東京都歯科医師会会員、愛知県歯科医師会会員、刈谷市歯科医師会会員、日本顎咬合学会会員。

各種学会等で学術発表を精力的に行い、論文は「発育中のラット下顎頭におよぼすシクロホスファミッドの影響」「対症療法の矯正治療から原因除去の矯正治療へ」ほか多数ある。

著書に（社）日本PTA全国協議会の推薦図書で、改訂新版『抜かずに治す「歯並び」』（現代書林）、改訂新版『抜かずに治す「矯正歯科」』（現代書林）、『子どもと大人の「歯の矯正」なるほどブック』（海苑社）、『抜かずに治す「歯並び」なっとくBOOK』（海苑社）などがある。

また、翻訳本に『機能咬合のリコンストラクション』（クインテッセンス出版）がある。

●読者の皆様へ

小社の出版物をご購読いただき、誠にありがとうございます。

本書をお読みになっていかがでしたでしょうか。ぜひ、ご意見・ご質問等をお寄せください。また、これからも皆様のニーズに応える有益な情報に溢れる書籍を出版していきたいと思いますので、出版ご希望のテーマや著者、企画提案などもあわせて、下記の小社編集部あてにご連絡いただければ幸いです。

現代書林　編集部

学校検診《がっこうけんしん》の歯列《しれつ》・咬合《こうごう》・顎関節《がくかんせつ》の指摘《してき》はここにあった！

改訂新版《かいていしんぱん》・抜《ぬ》かずに治《なお》す「歯並《はなら》び」

コンピュータを駆使《くし》した最新《さいしん》の歯列矯正《しれつきょうせい》

1988年 7 月19日　初版第 1 刷
2004年 4 月11日　改訂新版第 1 刷
2016年 8 月19日　第 6 刷

著者 ―――――― 岸本雅吉《きしもとまさよし》
発行者 ―――――― 坂本桂一
発行所 ―――――― 現代書林
〒162-0053　東京都新宿区原町3-61　桂ビル
TEL／代表　03(3205)8384
振替00140-7-42905
http://www.gendaishorin.co.jp/
カバーデザイン ――― 矢野徳子＋島津デザイン事務所

印刷・製本：広研印刷㈱
乱丁・落丁本はお取り替えいたします。
定価はカバーに表示してあります。

ISBN978-4-7745-0565-7　C0047